桃的医药文献研究

王文凯 刘景亮 王思瑾 / 著

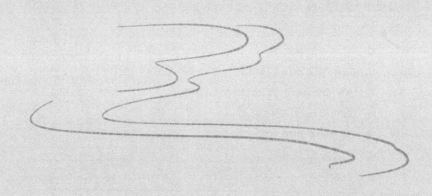

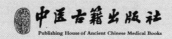

中医古籍出版社

Publishing House of Ancient Chinese Medical Books

图书在版编目（CIP）数据

桃的医药文献研究 / 王文凯，刘景亮，王思璀著 .
—北京：中医古籍出版社，2023.8

ISBN 978-7-5152-2557-9

Ⅰ.①桃… Ⅱ.①王… ②刘… ③王… Ⅲ.①桃—中
医典籍—研究 Ⅳ.① R2-5

中国版本图书馆 CIP 数据核字（2022）第 143801 号

桃的医药文献研究

王文凯 刘景亮 王思璀 著

责任编辑 张 磊
封面设计 艺点锦秀
出版发行 中医古籍出版社
社　　址 北京市东城区东直门内南小街 16 号（100700）
电　　话 010-64089446（总编室） 010-64002949（发行部）
网　　址 www.zhongyiguji.com.cn
印　　刷 廊坊市靓彩印刷有限公司
开　　本 710mm×1000mm 1/16
印　　张 21.25 彩插 0.25
字　　数 362 千字
版　　次 2023 年 8 月第 1 版 2023 年 8 月第 1 次印刷
书　　号 ISBN 978-7-5152-2557-9
定　　价 86.00 元

序

中医药学深深植根于我国古代医疗实践，更与古老的中国传统文化息息相关。作为人类文化宝库中独具特色的思想财富和经验累积，中医药学的实践价值、思想内涵、独特理念正日益受到全球性的广泛关注。中国医学史研究也已经进入了更加多元化、立体化的阶段。人们已普遍承认，中医药学是中国优秀传统文化最宝贵的结晶之一。

在传统文化的发展过程中，文化载体的实用性往往是文化认同与延传的前提，而伴随着对实用性功能的深度关注，人们对其所依托的文化的理解也就更加全面。

数千年前的人类文化遗址中已有桃的身影。桃，作为兼具食、药价值的水果，在中医药中有很独特的地位，桃与桃木，又是中国医药文化史中具有鲜明特色的文化意象。聪明的中国人在饮食生活中不断认知桃的食用、营养、药用乃至美容保健价值，也不断认识、选择、驯化、栽培、改良桃的不同类群和各地特有品种，特别是全面探索了作为药物的桃仁、桃花、桃叶、桃茎白皮的种种不同功效。桃与桃树的文化意涵在历史的发展进程中也经历了一个不断引申、扩展、整合与变异的过程。

本书是作者在其博士学位论文基础上完成的。利用较大数量文献资料，对桃与桃树的有关药用记载进行了系统的整理挖掘，进而探讨了中国特有的桃文化与传统文化的深刻渊源，展现了桃从饮食、医药到桃文化精神寄托的互动和关联。

当今，无论是医疗文化史还是饮食文化史，都在逐渐成为学界内外关注日深的研究领域，本书应当成为对新的研究动向的某种呼应。如此说来，对研究的深度、广度要求当然更高。作为初闯新领域的青年学子的这部新作，必然要不断面对各种挑战。80多年前，历史学家陈寅恪曾说，凡解释一字，即是作一部文化史。就本书的研究对象而言，何尝不可作如此之说呢？但是，谈何容易？

不过，有现在这样一个好的开端，相信作者一定会持续努力，深入研究，拓宽视野，提升境界，创出一片新天地。

程 伟

2022年4月

前　言

中医自古以来素有"药食同源"之说，又称"医食同源"，是指中药与食物是同一起源，认为人们日常生活中的许多食品既是食物也是药物，而食物和药物都同样能够防治疾病。"空腹食之为食物，患者食之为药物"，也就是说同样的食物，肚子饿了吃下去就是食物，生病了吃下去就是药物，两者之间很难有严格的区分。人们对"药食同源"有两方面的理解，一是中药与食物的产生途径相同，即中药的产生与食物的产生一样来源于我们祖先千万年的生活实践，"吃"是积累食物知识和中药知识的同一途径；二是中药与食物的来源相同，是指中药与食物一样来源于自然界中的动植物，而且很多中药与食物很难截然分开，可以说身兼两职。

桃就是这样一种兼具食、药价值的水果。中国是桃的故乡，拥有四千多年栽培历史，资源丰富。早在原始采集生活时期，桃在满足食用物欲需求的同时，先民们还认识到桃的营养、美容保健与药用价值，产生了一种无以复加的爱慕之情。这种爱激励人们从对桃不断认识、选择、驯化，精心栽培、改良使之形成了不同的类群和各地特有品种，到全面探索桃树不同部位及其衍生物对疾病治疗的作用与效果。作为药物，桃仁、桃花、桃叶、桃茎白皮等药效得到了医家的认可，其用药历史更可追溯到两汉。我国第一部本草学专著《神农本草经》卷三载有"桃核仁"专篇，论述了桃仁的性味与主治，并记载了桃花、桃枭、桃毛、桃蠹等药用内容。在后世的文献中不乏桃的配伍用药记载，而记载最为翔实的是《本草纲目》，书中详细总结论述了与桃相关药物的药性、功用及方剂，如桃实、桃仁、桃毛、桃枭、桃花、桃叶、桃茎白皮与桃胶，另外还阐述了桃木制品桃符、桃橛和桃附属物桃寄生、桃蠹。历代医家通过对桃类药物本草理论与临证用药经验的认识、积累和发展，揭示出它们药用功效显著，治疗病种广泛，涉及内、外、妇、儿、五官等各科疾病，为维系人类健康与繁衍发挥了重要作用。

桃不仅以其食用价值刺激了中国古人的美好幻想，也以其药用价值赢得了人们的信任、敬仰甚至神秘崇拜，以致桃实、桃叶、桃花、桃木都被神圣化了，与人类的生死、繁衍、情爱、庇护、长寿……紧密结合在一起，勾勒出桃与人的生命息息相关的画面。经过数千年的积累与演化，形成了中华民族集体记忆和心理向往的文化沉积，创造了精深的、奇秀的、富有生命内涵的桃文化。其涉及植物、农学、饮食、医药、宗教礼仪、民间习俗、文学艺术等方方面面，并且相互交织融合在一起，以多维角度渗透到我国人们生活中，如文学中流传着的"东方朔偷桃""麻姑献桃""王母娘娘蟠桃会"……动人故事，"桃李满天下""世外桃园""人面桃花""桃红柳绿""桃夭李艳"……美妙比拟，表达了人们对"桃"寄予了神奇向往与憧憬，对美好生活、平安健康、吉祥长寿的愿景与追求。桃文化丰富多彩、独树一帜，与杏文化、橘文化、桑文化、茶文化、松文化、梅文化等共同凝聚成为特色鲜明的中华树木文化，并成为我国传统文化的重要组成部分。

本研究获得中央支持地方高校改革发展资金青年骨干人才项目"创新驱动战略下中医药高校图书馆新型智库信息服务策略研究"（编号：2021ZYQGSK001）资助。本书得到诸多专家、学者和相关人士的帮助，在团队成员共同努力下完成。全书参考了大量的古今文献，资料翔实，内容丰富。其中，王文凯撰写了第一章、第三章，约11万字；刘景亮撰写了前言、第四章（第一节至第三节）、第五章、第六章，约 6 万字；王思璀撰写了第二章、第四章（第四节至第十一节）、第七章，约 6 万字。以上三人均隶属于黑龙江中医药大学。

由于著者时间与能力所限，在编写过程中难免存在疏漏与不妥之处，敬请专家、读者指正！

目 录

第一章　桃的医药文献研究对象与学术价值

第一节　研究对象

◎ **桃**　蔷薇科李亚科桃属植物，落叶小乔木。本书研究的桃是一个集合概念，包含许多具有特定内涵的子集，既包括自然状态下的桃实、桃仁、桃花、桃枝、桃叶、桃根、桃茎白皮、桃胶、桃枭、桃毛，也包括加工后的桃木制品桃符、桃橛与桃的附属物桃寄生、桃蠹等。

◎ **桃类药物**　是指在中医药学基本理论指导下，用来防治疾病的桃树不同部位及其衍生物的原料药材，包括广泛应用于中医养生和临证治疗实践的桃仁，一般应用的桃花、桃叶、桃枝等，较少应用的桃胶、桃毛、桃枭等，以及桃的附属物桃寄生、桃蠹，桃木制品桃符、桃橛。因上述药物种类较多，故将它们统称为"桃类药物"，以方便对其展开分析与论述。

◎ **文化**　有广义和狭义之分。从广义上来讲，文化是指人类在社会历史实践过程中所创造的物质财富和精神财富的总和。从狭义上来讲，文化是指在一定物质资料生产方式基础上精神财富的总和。文化既是一种社会现象，又是一种历史现象。每一个社会都有与其相适应的文化，并随着社会物质生产的发展而发展。作为意识形态的文化，是一定社会的政治和经济的反映，又给予一定社会的政治和经济以巨大的反作用。

◎ **桃文化**　这里是广义的文化概念，既指人们对桃植物学、农学、饮食学、医药学等方面特征的认识、归纳与总结，又指人们借助桃的生物特性表达某种情感、理想、愿望与精神，以及社会风尚赋予的文化内涵与意义。其广泛涉及饮食、中医药、宗教礼仪、民间习俗、文学艺术等领域，并相互交织融合在一起，是中华民族集体记忆与心理深层所形成的积淀。

◎ **生命观** 通常是指人类对生命现象长期观察、实践与思考所形成的观点，反映社会的文明程度和人类对自身的认识程度。生命观伴随着神秘感一路发展，不同时代、不同视角、不同文化背景的人对生命的认识存在着差异。本研究下的生命观特指桃文化中蕴含的生命观点和内涵，与人的生命息息相关的元素，呈现出了孕育生命、庇护生命与延续生命三方面核心内容，凝聚了中华民族生命意识、精神寄托与审美情感。

第二节　学术研究价值

我国现存最早的古代本草专书《神农本草经》载有桃（核）仁、桃花、桃枭、桃毛、桃蠹的药性相关内容，后经发展，桃仁成为中医常用药材，而桃树的花、枝、根、茎白皮等仅有部分简略记载，直到明代《本草纲目》，才对桃类药物进行了系统整理。本研究的学术研究价值主要表现为以下三方面。

其一，有助于深化桃类药物的药用理论认识。本研究以桃类药物为着力点，系统收集、梳理历代医学典籍中的有关内容，从整体上掌握不同历史阶段桃类药物的药性及功效主治的认识演变，并对桃类药物的用药沿革进行系统的阐述。这不仅有利于更好地掌握中医常见用药桃仁，更有助于了解桃花、桃叶、桃枝、桃根、桃茎白皮、桃胶等不常见桃类药物的药用历史演进过程与发展脉络，明晰优质药材的选择，为现代桃类药物本草学研究、临床组方用药应用研究提供有效的文献依据，以促进桃类药物的药用理论及应用研究向更深层次的发展。

其二，有利于掌握含有桃仁的古代方剂的主治病证及用药配伍规律。桃仁是活血祛瘀的常用药物，被历代医家所重视和广泛应用。本研究搜集秦汉时期至清末历代医药古籍文献中有关桃仁方剂的记载，对其进行数据规范化、标准化处理后进行录入，完成数据库构建，利用现代化数理统计方法及关联规则、网络图谱等数据挖掘技术对桃仁古代复方进行分析，以期掌握桃仁用药规律与主治病证之间的关系，呈现药物关联度与核心配伍组合，不仅可以为桃仁的临床遣方用药提供参考与启示，还能为方剂的药理、药化实验研究提供线索与思路。

其三，拓宽了桃文化及其发展应用的研究思路。本研究从桃树"易植而子繁"农学栽培与植物特征入手，分析桃的食用之美、药用之效等物质文化基础，论述桃的食用价值激发出我国古代民众的美好幻想和情感，药用价值赢得了古代人们的信任、敬仰甚至是神秘崇拜，进而从孕育生命、庇护生命与延续生命三方面揭示桃文化生命观的产生及演化过程。本研究有助于人们充分认识桃文化的历史意义和现实价值，并深入挖掘和弘扬桃文化的有益内容，探索桃文化旅游开发的应用模式，实现经济、文化、自然、社会之间可持续发展，铸造中华桃文化新的辉煌。

第三节　研究内容和方法

一、研究内容

本研究围绕着桃在植物学、农学、饮食学、医药学等物质文化领域以及宗教礼仪、风俗信仰、文学艺术等精神文化领域的多方面内容展开研究和论述。桃的精神文化是基于一定物质基础在人文领域发展和衍生的体现。本书的具体研究内容有以下方面。

第一，基于植物学、考古学、农学等的史料记载与相关报道，对桃的起源传播、栽培发展及利用沿革进行考察与探讨。先通过对植物学、考古学、历史文献学的相关资料研究，厘清西方学者关于"桃源于波斯"观点的谬误，证实中国是桃的故乡；再从国内、国外两方面的文献记载分析桃传播的路线和时间；之后对植物学、农学等古代文献资料进行梳理，完成桃的发展与利用沿革考察，明确桃的产地和品种及栽培、加工使用的历史，进而为后文桃文化研究明晰背景并奠定基础。

第二，首先在搜集、整理我国历代古医籍中关于桃仁的文献记载的基础上，考证桃仁的名称、产地和品质、炮制方法，着重对桃仁的性味、毒性、归经、升降浮沉及功用的历史演变进行研究，并阐述桃仁用药沿革，明确其演化进程与认识发展脉络；基于桃仁传统药物学理论进行现代药物活性成分研究，揭示桃仁药效作用的物质基础；全面系统地收集秦汉到明清时期桃仁组方用药方剂，并运用数理统计和数据挖掘分析技术探寻含有桃仁方剂的来源时期分布、药物数量、主治疾病、剂型、常用药对、核心配伍组合等，以期揭示桃仁在方剂中的用药规律。

第三，系统爬梳历代中医药学典籍中关于桃实、桃花、桃枝、桃叶、桃根、桃茎白皮、桃胶、桃枭、桃毛、桃符、桃橛、桃寄生、桃蠹的相关记载，全面考察各桃类药物的名称、药性及功效主治的认识演变过程，并选取大型综合方书中相关方剂应用进行举例，以阐明桃类药物用药治疗病证的发展变化进程。

第四，全面阐释桃文化的各种内涵、意象与文化现象。以桃文化的物质基础为切入点，从农学种植、饮食与医药的视域揭示它们对桃文化及其生命观产生所发挥的作用与影响，对生育、保护与延续生命三方面核心内容进行论述，探寻桃崇拜与信仰的生成与流变，并结合现实探索桃文化在观光旅游中的应用，践行"绿水青山就是金山银山"的绿色发展理念，发扬和传承桃文化精神文明价值并赋予新时代的文化属性与内涵。

二、研究方法

一是文献调查法与内容分析法。本研究以"考镜源流，辨章学术"为原则，综合运用文献调查法、内容分析法，全面系统地搜集、查阅与桃相关的中医药古籍及相关专著、学位论文、期刊论文和数据库等文献，在分类整理所收集资料的基础上，去粗取精、去伪存真，筛选适用于本研究的材料，并对其进行客观、系统、量化分析。

二是比较分析法。本研究通过对不同历史时期桃类药物本草和用药应用的发展进行纵向对比，分析整理出各种桃类药物较为清晰的演化脉络和各阶段的特征，系统总结桃类药物四气五味、归经、毒性等药性与功效主治认识演化及相关用药历史发展进程。

三是软件分析法。本研究收集整理秦汉至清末时期含桃仁方剂，对其进行规范化、标准化、数据化处理，然后利用数理统计和数据挖掘技术进行计算机自动化分析，揭示含有桃仁方剂的来源时期分布、药味数量、主治疾病、剂型、常用配伍中药等概况信息，分析含桃仁药对的关联规律与核心配伍组合，呈现桃仁在古代方剂中的用药规律与主治病证间的关系。

第四节　相关学术回顾

梳理与本研究相关的国内外报道和研究成果中发现，桃的栽培利用历史悠久，不仅具有医药实用性，在社会科学领域，桃文化也是一个经久不衰的文化现象。本节将对国内外有关桃的起源与发展、医药探索、桃文化的研究成果进行考察，以明确目前桃研究中存在的不足，为本研究的写作提供研究方向与论证支持。

一、国内研究现状

（一）桃的起源、发展与栽培历史

1. 桃的起源

关于桃的起源，目前学界存在"波斯说"与"中国说"之争。国内学者基本都认为桃原产于中国，并向外传播。段盛烺等（1983）对西藏进行了为期两年（1981—1982）的地理考察，在昌都地区横断山脉南段发现了西藏桃（光核桃）野生种，证明了桃起源于中国[1]。罗桂环（2001）基于湖南临澧胡家屋场、浙江河姆渡与河南新密莪沟北岗新石器遗址、江苏海安青墩遗址、河北藁城台西商代遗址的桃核遗存考古发现，以及我国古代早期历史文献记载，考证了桃起源于中国[2]。俞为洁（2010）通过对河北三河市孟各庄，河南驻马店杨庄，湖南澧县八十垱，浙江萧山跨湖桥、湖州钱山漾、杭州水田畈，上海青浦崧泽，广东石峡遗址下层，广西钦州独料，云南宾川白羊村等史前遗址桃遗存进行发现鉴定，揭示了桃起源于中国的事实[3]。

2. 桃的传播

贾敬贤等（2006）认为桃原产于中国西藏东部、四川西部、云南西北部等山区谷地，于汉武帝时期经丝绸之路传播至波斯乃至西亚各国，又从波斯传至欧洲

---

［1］段盛烺，宗学普，刘效义．西藏果树资源考察初报［J］．园艺学报，1983（4）：217–224.

［2］罗桂环．关于桃的栽培起源及其发展［J］．农业考古，2001（3）：200–203.

［3］俞为洁．中国史前植物考古——史前人文植物散论［M］．北京：社会科学文献出版社，2010：27.

地中海国家[1]，亚洲印度、日本的桃也是由中国引入。田稼等（1994）认为公元前2世纪桃由张骞通西域传到波斯，由波斯传到亚美尼亚，继而被引种到希腊、意大利、法国、西班牙等地中海沿岸国家。法国（530）从意大利引种，13世纪英国、德国、比利时、荷兰等从法国引入桃，而西班牙于11世纪直接从波斯引种，后西班牙人（1530）将之带往墨西哥，进而桃在美洲大陆传播开来[2]。

3. 桃的栽培及利用

盛诚桂等（1957）探讨了我国古代桃树的繁殖与栽培技术、生物学特性、桃树的品种与变种，以及桃在饮食与医药上的利用[3]。孙云蔚（1962）考察了我国桃的栽培历史与现状、种类与分布、生物学特征与环境条件的关系，概述了桃的栽培技术[4]。汪祖华等（2001）系统地总结了从史前到建国后桃的演变历史，古代桃的繁殖与栽培技术，桃资源国内外交流，以及桃的地理分布与产区分布概况[5]。游修龄等（1995）梳理了我国古代文献中与桃的栽培相关的记载，认为古代早期栽培的桃多为晚熟品种，且基本上都为普通桃，在栽培方法上宋代之前多为实生繁殖法，宋代及之后采用嫁接法繁殖，并记述了桃加工为桃干、果醋等应用及在药用方面的利用价值[6]。董玉琛等（2008）探索了观赏性桃树的栽培起源演化、性状遗传、品种分类及种质资源等[7]。

（二）桃类药物的研究

1. 桃仁的医药研究

（1）药性、功用等相关研究。李军伟等（2011）考证分析桃仁"四性"，提

［1］贾敬贤，贾定贤，任庆棉.中国作物及其野生近缘植物（果树卷）［M］.北京：中国农业出版社，2006：174.

［2］田稼，郑殿升，常汝镇，等.中国作物遗传资源［M］.北京：中国农业出版社，1994：815-816.

［3］盛诚桂，王业遴.中国桃树栽培史［J］.南京农学院学报，1957，6（2）：213-230.

［4］孙云蔚.果树栽培学［M］.西安：陕西人民出版社，1962：455.

［5］汪祖华，庄恩及.中国果树志（桃卷）［M］.北京：中国林业出版社，2001：17-66.

［6］游修龄，董恺忱，陈文华，等.中国农业百科全书（农业历史卷）［M］.北京：农业出版社，1995：314-315.

［7］董玉琛，刘旭.中国作物及其野生近缘植物（花卉卷）［M］.北京：中国农业出版社，2008：269.

出桃仁偏于凉性的观点[1]。李晶尧（2012）比较了历代桃仁的药性、主治病证，简要考察了桃仁现代药化与临床应用现状[2]。覃俏峰（2014）对比分析了桃仁古今功用，发现当前桃仁应用仅限传统经典方，新的开拓与扩展有限[3]。吕文海等（1993）考察了桃仁炮制应用历史过程，并针对当前桃仁药用规格混乱的现状进行了分析，认为医家并不看重桃仁炮制，它仅为药业的传承，并提出生用桃仁的建议[4]。

（2）组方用药研究。王洪（2006）收录了457首桃仁的古代处方，从配伍环境、剂量、毒性、炮制等因素对桃仁复方中的影响进行研究，并对桃仁作为君药或臣药的方剂配伍进行探讨研究，分析了几种常见桃仁药对配伍的机制[5]。贾磊等（2011）基于王清任《医林改错》选取33首桃仁复方建立数据库，利用数据挖掘系统中的关联规则研究桃仁与其他药物之间的相互关联，找出与桃仁配伍常用的药对及药群规律[6]。王洪蓓等（2015）选取古今含桃仁方剂，建立数据库，统计方剂中桃仁的使用剂量（最高、最低、平均剂量）、最常用量（上限、下限）等情况，并结合文献分析历代桃仁的用量特点[7]。郭玲玲等（2017）收录整理142首含桃仁、大黄药对的方剂，建立数据库，分类统计分析配伍环境、常用配比、炮制品种、剂型等要素对复方功效的影响及其基本规律[8]。

（3）现代药理与活性成分研究。徐国钧等（1997）进行"桃仁类专题研究"，考察桃仁化学成分与药理作用现状，调研桃仁药品来源，并对其进行分类学和显微实验的鉴定[9]。颜永刚（2008）对34个不同产地、不同品种的桃仁样品的有效

［1］李军伟，宋咏梅.桃仁四性考辨［J］.山东中医药大学学报，2011，35（5）：426-427.

［2］李晶尧.桃仁的药用史简述［D］.哈尔滨：黑龙江中医药大学，2012.

［3］覃俏峰.桃仁功效的古今文献研究［J］.中国药业，2014（16）：100-102.

［4］吕文海，王作明.桃仁炮制药用研究［J］.中药材，1993（8）：29-32.

［5］王洪.控制桃仁在复方中功效发挥的多因素研究［D］.成都：成都中医药大学，2006.

［6］贾磊，陈德兴，文小平.基于关联规则的王清任桃仁用药配伍挖掘［J］.上海中医药大学学报，2011，25（4）：86-88.

［7］王洪蓓，张林，傅延龄.桃仁历代临床用量分析［J］.中医杂志，2015（1）：68-71.

［8］郭玲玲，颜永刚，王红艳.桃仁 – 大黄药对在中药方剂中发挥功效的相关因素分析［J］.中国药房，2017（23）：3188-3191.

［9］徐国钧，徐珞珊.常用中药材品种整理和质量研究 南方协作组 第二册［M］.福州：福建科学技术出版社，1997：813-822.

成分进行实验提取、分离、鉴定，进行物质基础质量研究，并建立桃仁品种、品质及药效的数据模型进行相关性分析[1]。颜永刚等（2011）对30批不同产地和品种的桃仁样品进行化学成分分析，测定苦杏仁苷的含量，建立脂肪酸成分的指纹图谱，构造数学模型，分析不同品种桃仁对其药效的影响[2]。陈晓燕（2014）运用化学方法，结合多种色谱技术和波谱技术，对桃仁、桑叶的化学成分进行提取、分离，并实现其提取物生物活性的药理作用分析研究[3]。刘立等（2011）建立方剂数据库，通过数据挖掘得出当归-桃仁药对共现频率为1237次，选取药对剂量比例累计数排在前十的比例，基于高效液相色谱（HPLC）法测定当归-桃仁药对所选比例两味或单味中药煎液中阿魏酸、绿原酸、咖啡酸、苦杏仁苷等成分含量的变化，分析不同配比的作用特点[4]。

（4）动物实验研究。刘彦琴（2007）从实验研究角度证实，将加味桃仁承气汤给予因内毒素致伤凝血与肺脏功能损伤的大鼠，起到了预防和治疗作用，并基于这种作用进行药物机制研究[5]。吴悦等（2018）通过药化技术提取、制备不同浓度的桃仁提取液，给药并观察家兔离体小肠收缩运动的变化，结果表明桃仁提取液对家兔小肠收缩运动有促进作用[6]。

2. 桃类其他药物的研究

（1）药性与组方用药研究。

①桃花。马建忠等（2013）考察了桃花的性味、毒性、功效主治等药性记载及其方剂配伍应用的概况，并对桃花的现代研究与临床应用现状进行探讨，认为

［1］颜永刚. 桃仁质量研究［D］. 成都：成都中医药大学，2008.

［2］颜永刚，裴瑾，杨新杰. 中药桃仁的品种、品质与药效相关性分析研究［J］. 成都医学院学报，2011，6（4）：296-298.

［3］陈晓燕. 桃仁、桑叶化学成分及生物活性研究［D］. 北京：北京协和医学院，2014.

［4］刘立，段金廒，唐于平. 当归-桃仁药对配伍特点及其效应物质基础研究［J］. 中华中医药杂志，2011，26（10）：2415-2420.

［5］刘彦琴. 加味桃仁承气汤对内毒素性大鼠DIC及肺损伤的研究［D］. 沈阳：辽宁中医药大学，2007.

［6］吴悦，钟雯雅，倪陆桥. 桃仁提取液对家兔小肠收缩运动影响的研究［J］. 浙江中医杂志，2018，53（3）：178-180.

桃花应用开发有限，仅为中医经典方剂的使用[1]。

②桃叶。杨德全等（1998）基于桃叶祛风除湿、行瘀利肠的功效，使用桃叶合剂进行灌肠治疗 72 例慢性非特异性溃疡性结肠炎病人，取得良好疗效[2]。强志鹏（2013）探讨了桃叶的性味归经、功能主治相关内容，并对其除湿祛风、抗过敏、杀虫止痒、抗菌消炎、消肿止痛、通利大便等现代临床药用研究进行论述，从经济学角度说明桃叶药用开发的优势[3]。谢双峥（2013）探索了桃叶熏洗在古代外科、内科疾病上的应用及现代治疗阴道炎、局部麻木无汗方面的使用[4]。

③桃枝。周景春等（2016）考察了桃枝的基源，药物鉴定标准，性味、归经、功效主治，以及用法用量情况[5]。

④桃胶。洪郁之（1999）通过临床实验表明，桃胶对 30 名糖尿病 II 型病人的餐后胰岛素、血糖及 C 肽具有改善效果[6]。张璇（2011）考察了桃胶的性状、产地、采收加工及工业应用的国内外现状[7]。潘文昭（2012）考察了桃胶的药性与其在治疗尿路结石、血尿、糖尿病方面的应用[8]。

（2）现代药理与活性成分及其他实验研究。

①桃花。李万里等（2013）研究不同剂量桃花多酚对抑郁小鼠干预作用及其对脑海马五羟色胺、去甲肾上腺素水平的影响程度，实验结果表明，剂量越高，

［1］马建忠，张有成，徐小东.桃花的药用价值研究［J］.中医学报，2013，28（7）：1020-1022.

［2］杨德全，强志明.桃叶合剂灌肠治疗溃疡性结肠炎 72 例［J］.甘肃中医学院学报，1998（1）：29.

［3］强志鹏，时吉萍，谢光.桃叶药用临床研究及其开发前景［J］.甘肃中医学院学报，1994（3）：47.

［4］谢双峥，党思捷.桃叶熏洗法的古代文献研究与现代临床应用［J］.江西中医药，2013，44（9）：43-44.

［5］周景春，朱福典.活血通络的桃枝［J］.首都食品与医药，2016，23（5）：62.

［6］洪郁之，朱丽萍，徐玉萍.桃树胶缓解餐后高血糖效应观察［J］.中国糖尿病杂志，1999（5）：54-55.

［7］张璇.桃树胶研究进展［J］.粮食与食品工业，2011，18（1）：29-31，36.

［8］潘文昭.桃树胶的药用［J］.农村新技术，2012（4）：43.

桃花多酚防治抑郁症效果越好[1]。殷丹等（2013）采用性状、显微方法对中药桃花进行基础研究，重点对桃花质量进行分析，完成其化学成分的鉴定，实验得出桃花包含黄酮、鞣质、生物碱、多糖等化学成分的结论[2]。韩伟（2015）采用4种溶剂提取桃花的有效成分，并使用各提取物进行大鼠胃排空率及小肠推进比的实验，研究探寻其促进胃肠运动的机制[3]。崔璐璐（2017）通过薄层色谱法鉴别11批桃花中药材，测定桃花中药材中异槲皮苷、金丝桃苷、芦丁的含量，并进行桃花指纹图谱的研究，实现桃花中药材质量评价[4]。罗晓等（2018）通过GC-MS技术分离、鉴定山桃花的挥发油化学成分，得到棕榈酸（35.83%）、正二十四烷（20.75%）、正二十一烷（13.81%）、棕榈酸甲酯（2.29%）、肉豆蔻酸（1.06%）等15种主要成分[5]。梁萱等（2018）基于体外化学模拟法，以桃花提取物为研究对象进行抗氧化活性研究，实验结果表明，桃花提取物的抗氧化活性与还原性活性来源于绿原酸，并与绿原酸含量具有效量关系[6]。

②桃叶。黄仲杰（1999）利用普鲁士蓝法进行豚鼠动物实验检验，证明桃叶含有的氰甙溶于水可以产生毒性，引起人头痛、头晕、恶心、呕吐等症状[7]。陈雪峰（2011）认为黄酮类成分是桃叶的活性物质之一，具有抗氧化性、维护血通透性及完整性的功效[8]。王乾震（2015）调查了桃叶在医药和农业领域的应用情况，并对桃叶所含黄酮类、奎宁酸、番茄红素、氰甙等化学成分的药理作用进行阐释，然后对通过四种方法获取的桃叶提取物对淡色库蚊Ⅲ龄蚊幼的毒杀活性进

［1］李万里，杜志敏，耿明江.桃花多酚对抑郁小鼠海马单胺递质改变及干预作用［J］.中国公共卫生，2013，29（3）：371-373.

［2］殷丹，朱莹光，雷超.桃花的生药学研究［J］.亚太传统医药，2013，9（10）：34-36.

［3］韩伟.桃花提取物对大鼠胃肠运动的影响及其机制研究［D］.兰州：兰州大学，2015.

［4］崔璐璐.桃花的质量控制方法研究［D］.石家庄：河北医科大学，2017.

［5］罗晓，于新连，刘孟奇.山桃花挥发油的化学成分分析［J］.中国食品添加剂，2019，30（6）：114-116.

［6］梁萱，李嘉会，梁永锋.桃花中绿原酸抗氧化活性的研究［J］.中国现代中药，2018，20（6）：697-701.

［7］黄仲杰，吴何坚.桃叶中毒的检验［J］.法医学杂志，1999（3）：160.

［8］陈雪峰，吕小丽，徐敏强.桃叶中总黄酮的提取工艺研究［J］.食品科技，2011，36（2）：207-211.

行测定[1]。刘丽萍（2016）通过 4 种不同的干燥方法处理制备桃叶提取物，并实验提取物对枯草芽孢杆菌、金黄色葡萄球菌及大肠杆菌的效果，结果表明桃叶提取物对抑制细菌增长具有显著作用[2]。张燕等（2016）采用浸液法和三角瓶熏蒸法获得 3 种不同的桃叶提取液，并对这 3 种提取液进行淡色库蚊Ⅲ龄幼虫及雌成蚊的毒杀活性实验，证明可起到一定的效果，该实验可为桃叶制备植物源杀虫剂之应用提供参考[3]。

③桃枝。郝俊杰等（2010）采用气相色谱 – 质谱联用法对干燥、新鲜的桃与山桃枝条的挥发油成分进行分析与鉴定，干、鲜桃枝条各检测出 29、19 种化学成分，而干、鲜山桃枝条分别鉴定出 43、45 种化学成分[4]。杨立勇等（2014）通过 3 种化学成分鉴定方法进行桃枝定性实验，发现桃枝含有挥发油、油脂、黄酮、甾体、鞣质、糖类与有机酸等化学成分[5]。高磊（2017）考察了国内外桃枝的化学成分与生物活性作用的研究现状，并通过实验对桃胶的化学物质进行分离、纯化与结构鉴定[6]。

④桃胶。郭呈金等（1998）从桃胶的外观性状、显微特征进行分析，并通过胀度测定与紫外吸收光谱进行桃胶的药理鉴定，实验结果表明棕色、白色桃胶的理化性质不同[7]。徐燕等（2008）通过 3 种方法对自然桃胶进行提取、分离以获得桃胶多糖，并对其行理化研究，实验结果表明桃胶多糖主要含有阿拉伯糖与

［1］王乾震. 桃叶不同提取物的杀蚊活性和趋避效果比较［D］. 咸阳：西北农林科技大学，2015.

［2］刘丽萍，朱金瑶. 桃叶提取物的抑菌活性［J］. 湖北农业科学，2016，55（21）：5543–5544.

［3］张燕，彭霞，何建国. 桃叶提取物对淡色库蚊的毒杀活性初筛［J］. 中华卫生杀虫药械，2016，22（4）：338–339.

［4］郝俊杰，王祥培，李雨生. 桃枝挥发油化学成分的 GC–MS 分析［J］. 中国实验方剂学杂志，2010，16（16）：45–48.

［5］杨立勇，李欣灿，罗楷. 桃枝的化学成分定性研究［J］. 贵阳中医学院学报，2014，36（2）：9–11.

［6］高磊. 独子藤种子和桃枝化学成分及其生物活性研究［D］. 北京：中国科学院大学（中国科学院上海药物研究所），2017.

［7］郭呈金，刘瑞贵. 桃胶的生药学鉴定［J］. 时珍国药研究，1998（3）：51.

半乳糖，还有少量的葡萄糖、鼠李糖及甘露糖等[1]。丁婷（2010）考察了桃胶的化学成分与药理作用，阐释了桃胶多糖治疗 2 型糖尿病的功效与调节糖代谢紊乱、胰岛素抵抗的机制，并通过小鼠实验研究证明桃胶的药理学作用[2]。向燕茹等（2019）考察了天然桃胶的形成过程、生成加工分类、物理性质、化学成分结构及药理作用与应用情况[3]。

（三）桃文化的国内研究

1. 综合研究

学者王焰安撰写的《桃文化研究》（2003）是为数不多的桃文化专题研究著作。该书收录了王焰安系列研究论文《咏桃诗词初探》《桃文化衍生试论——以先秦、秦汉、魏晋南北朝为例》《中国桃文化衍生试论——以唐宋元明清为例》《试论桃花诗词具象之组合》《试论少数民族民间文化中的桃文化》，厘定了桃文化的本质与范畴，追溯了桃文化起源、发展、继承与衍生的过程，着重从植物、医用、信仰、文学、艺术方面进行桃文化内涵的剖析和探讨，较为系统全面地总结了桃文化的研究成果[4]。

中一（1988）认为桃文化包括物质和精神两个方面的内容，其设计了由桃的生态习性、经济生产、民俗信仰、文学艺术与外延派生几方面组成的桃文化表，并以桃的生态习性与民俗信仰为主线分类概述桃树适应性强、分布广、色香味美且有医药价值，桃红柳绿是春色的象征，桃木桃核加工与信仰审美的内容[5]。罗漫（1989）纵向概述了起源于夸父逐日神话的桃、桃花在中国文化的发展演变过程，横向探讨了桃、桃花的食用价值与医药价值，以展现其在文化、生活中扮演的角色与地位[6]。王卫东（1999）论述了桃为上古春祭的社木、女性指称、

[1] 徐燕，朱科学，钱海峰.桃胶多糖的提取分离及组成性质研究［J］.食品工业科技，2008（1）：66-68，71.

[2] 丁婷.桃胶药理学作用的实验研究［D］.广州：南方医科大学，2010.

[3] 向燕茹，李祖顿，陈建伟.原桃胶的性质、加工及组分研究与食品、医药应用概况［J］.食品工业科技，2019，40（19）：321-325.

[4] 王焰安.桃文化研究［M］.北京：中国档案出版社，2003.

[5] 中一.桃与文化［J］.民俗研究，1988（2）：28-31.

[6] 罗漫.桃、桃花与中国文化［J］.中国社会科学，1989（4）：145-156.

驱鬼的器物、长寿象征的内涵与文化现象[1]。渠红岩（2009）论述了桃的原始分布、早期栽培及果实利用是桃文化产生的物质基础，在丰富发展过程中桃木从一般武器成为辟邪的工具，桃花的物候表征作用与文学意义也初步形成[2]。李珍珍（2017）查阅相关文献资料，概述桃文化从史前到现代的历史发展过程，总结分析各阶段的文化特色及内涵，分析桃的应用与开发价值，探索建设桃文化主题观光园景的原则、形式与方案等[3]。

2. 意象研究

潘莉（2000）论述了从桃木到桃花的意象内涵和文化观念之间的关系，并认为桃"易植而子繁"，有极强的繁殖能力，这是古人桃崇拜和生殖崇拜的根源[4]。洪涛（2001）从桃花世俗意象、神话传说意象、传奇意象、诗歌意象等方面探讨了桃花意象原型的内涵及其发展演变过程[5]。高林广（2004）对唐诗中出现的桃树、桃花、桃实的意蕴进行了分析和解读，认为唐诗中的桃意象主要有以下意义：比喻美丽的女子、春天的象征、故园之思、驱鬼避邪、骄横小人的比喻[6]。渠红岩（2008）阐述了文学作品中桃花意象的产生、发展与演变过程，并阐发了文学作品中桃花的形象特征、意义与文化意蕴及思想内涵[7]。赵忠（2017）叙述了从先秦到宋代桃花文献作品中的桃花身影，并从桃花象征美丽女性、桃花流水与桃花源三方面进行传统意象分析[8]。马悦（2017）梳理阐述了桃在季节物语、爱情婚姻、个体生命、道德人格、生命繁衍、青春易逝、长寿安宁、理想国度方

［1］王卫东. 桃文化新论－桃文化与上古巫文化［J］. 云南民族学院学报（哲学社会科学版），1999（4）：67–71.

［2］渠红岩. 先秦时期"桃"的文化形态及原型意义［J］. 中国文化研究，2009（1）：162–169.

［3］李珍珍. 桃文化及其在观光园中的景观应用［D］. 郑州：河南农业大学，2017.

［4］潘莉. 古籍中的桃意象［J］. 文史杂志，2000（4）：38–40.

［5］洪涛. 中国古典文学中的桃花意象［J］. 古典文学知识，2001（2）：123–128.

［6］高林广. 唐诗中的"桃"意象及其文化意义［J］. 汉字文化，2004（3）：30–34.

［7］渠红岩. 中国古代文学桃花题材与意象研究［D］. 南京：南京师范大学，2008.

［8］赵忠. 桃花题材和意象在我国古代文学的特定涵义研究［J］. 天津中德应用技术大学学报，2017（4）：120–122.

面的意象与情感表达[1]。

3. 民俗现象研究

孙毓祥（1986）论说了桃木驱鬼除祟的原因及发展演变过程，认为桃符是古代先民灵物崇拜的一种表现[2]。张开焱（1995）揭示了神话传说、风俗中对桃崇拜的根本原因，认为桃树是朝霞神化的意象，肇分阴界与阳界、黑夜与光明、死亡与生命的标志，于是桃就具有了主生、死两种作用，主生功能表现为长寿，主死功能表现为辟邪[3]。王雪（2005）从性别的视角揭示桃与女性、生命的联系，具体从生育、庇护和长寿三方面探寻研究与桃相关的民俗信仰[4]。毕旭玲（2006）考证了桃可驱鬼辟邪的源流，认为桃这一功能是原始先民灵力崇拜的产物，作为灵力载体桃，从最初形式桃杖发展演变出桃的枝、叶、根、核等均具有驱鬼辟邪功能的庞杂灵物系统[5]。陈发喜（2006）在语义上阐释了桃符的内涵，明确桃符文化的源流，考证桃符的产生、发展过程，揭示了巫术或神秘活动都是以生活中的真实事物为基础原型的[6]。陈西平（2009）概述分析了与桃果、桃木、桃花相关民间俗信的历史形成原因与演变过程，洞悉中华民族在这方面的文化心理，揭示了桃文化内涵的丰富性和复杂性[7]。

二、国外研究现状

（一）桃的起源、发展与栽培历史

1. 桃的起源

Knight 等人（1862）认为桃不是起源于中国，而是由扁桃驯化、演变而来

［1］马悦.中国古代文学作品中"桃"意象的审美意蕴探析［J］.长春师范大学报，2017，36（1）：118-120.

［2］孙毓祥.桃符探源［J］.社会科学辑刊，1986（6）：87-91.

［3］张开焱.崇桃风俗与桃之神性［J］.烟台师范学院学报（哲学社会科学版），1995（3）：20-23.

［4］王雪.桃崇拜中的母性意识探析［D］.北京：中央民族大学，2005.

［5］毕旭玲.桃的驱鬼辟邪功能探源［J］.中文自学指导，2006（5）：59-64.

［6］陈发喜.桃符文化阐释——以土家族某些风俗为例［J］.湖北民族学院学报（哲学社会科学版），2006，24（3）：10-12.

［7］陈西平.桃文化与山东桃民俗［J］.安徽农业大学学报（社会科学版），2009，18（4）：136-142.

的[1]。瑞士植物学家 A De Candolle（1855）认为桃原产于中国，西亚的桃引种于中国[2]。进化论奠基人达尔文（1865）也认为桃原产于中国而不是波斯[3]。美国学者 C O Hesse（1980）赞同桃源于中国的观点[4]。美国营养学家 Ensminger M E 等（1988）认为桃原产于中国，桃是从中国传到波斯（伊朗），然后逐渐扩大到欧洲，再由欧洲人带到美洲的[5]。

2. 桃的传播与栽培利用史

意大利学者 Pliny（1855）多次提及桃是经由希腊和波斯引入的一种果树，并详细描述了桃的 6 个变种，认为桃有益于健康，桃叶可以预防脑淤血，桃核可以镇痛，治疗头痛[6]。法国的 André Leroy（1897）记述了公元 40 年波斯将桃作为礼物进献给埃及的事件，并描述了在法国桃品种迅速发展概况，即从 1628 年 27 个品种发展到 1876 年 355 个品种，并记载了桃用于墙垣遮挡的用途[7]。西班牙人 Molina（1571）认为美洲的桃栽培始于里奥格兰南部地区[8]。美国人 Downing（1866）认为桃从墨西哥传播到了现在美国的新墨西哥州、亚利桑那州和加利福尼亚州等，17 世界末桃已广泛种植于纽约，到 1866 年美国已有 136 个桃品种，并开始用人工杂交的方法获得新的品种[9]。

（二）桃类药物的国外研究

1. 桃类药物的药性、功用与方剂用药研究

日本小泉荣次郎（1914）考察了通经剂"桃仁"的基原、形态、效能、处

［1］韩振海等. 落叶果树种质资源学［M］. 北京：中国农业出版社，1995：268.

［2］A De Candolle. 农艺植物考源［M］. 俞德浚，蔡希陶，编译. 上海：商务印书馆，1940：83.

［3］查尔斯·达尔文. 物种起源［M］. 沈阳：辽宁人民出版社，2017：86.

［4］赫西. 桃、李、杏、樱桃育种进展［M］. 沈德绪，译. 北京：农业出版社，1980：4.

［5］Ensminger A H，Ensminger M E，Konlande J E，etal. 美国《食物与营养百科全书》选辑 1：食物与营养［M］. 王淮洲，王淮球，王模善，等，译. 北京：农业出版社，1988：269.

［6］HEDRICK U P The Peaches of New York［M］. New York：J B Lyon Company Printers，1917：78.

［7］ANDREL Dictionnaire de pomologie［M］. Dans les principales libraires agricoles et horticoles，2013：383.

［8］亨德里克·威廉·房龙. 地理的故事［M］. 王希发，译. 北京：北京出版社，2008：291.

［9］DOWNING C. The fruits and fruit trees of America［M］. New York：Wiley，1866：72.

方、用法用量的内容[1];他(1933)还探索了泻下药"白桃花"的异名、基原、功效与相关方剂等信息,提出桃花入药当选白桃花,其药效佳[2]。日本一色直太郎(1955)描述了桃仁颜色、形态等特征,提出桃仁与梅仁、杏仁的区分鉴别点[3]。矢数道明(1983)总结了桃仁用药应用,其可用于阴部炎症、冻疮、肝斑症、虹膜炎、巩膜炎、动脉粥样硬化、肾脏疼痛、郁病、酒刺、月经困难症、更年期障碍、湿疹、便秘、结肠炎、直肠炎、痢疾等,多用桃核承气汤、桂枝茯苓丸、大黄牡丹皮汤等经典方[4]。日本刘米达夫等(1929)在探索桃花药效时发现,白桃花作泻剂(一日量1g,煎剂)的有效成分是名为侃弗罗尔(Kampferol,$C_{15}H_{10}O_6$)的黄色结晶性物质,而红色花较之白色花的成分含量少,药效也差;种子谓之桃仁,在汉方上与杏仁同为镇咳药;桃叶中含有丹宁质,夏李浸于浴汤中有治汗疱之效[5]。日本难波恒雄(2001)概述了桃仁等桃类药物的基原、产地、成分、药理作用、性味、功效,并对处方应用进行举例[6]。

2.桃类药物现代药理与活性成分及其他实验研究

Hao等(2018)通过小鼠动脉粥样硬化损伤实验研究表明,桃仁油脂可以降低总胆固醇、甘油三酯、低密度脂蛋白胆固醇水平,升高血清高密度脂蛋白胆固醇水平,能够有效抑制动脉粥样硬化斑块的形成[7]。Cassiem等(2019)研究发现,桃仁提取物苦杏仁苷对结直肠恶性肿瘤细胞具有抑制和体外抗增殖的作

[1]小泉荣次郎.汉药实验谈[M].上海:医学书局,1914:176.

[2]小泉荣次郎.新本州纲目(前编)[M].上海:医学书局,1933:272.

[3]一色直太郎.汉药良劣鉴别法[M].北京:人民卫生出版社,1955:19.

[4]矢数道明,矢数圭堂.汉方辨证治疗学[M].张问渠,刘智壶,编译.北京:科学技术文献出版社,1983:50–139.

[5]北京鲁迅博物馆.鲁迅译文全集(第7卷)[M].福州:福建教育出版社,2008:384.

[6]难波恒雄.和汉药百科图鉴1[M].钟国跃,译.北京:中国医药科技出版社,2001:235.

[7]HAO E,PANG G,DU Z. Peach kernel oil downregulates expression of tissue factor and reduces atherosclerosis in ApoE knockout mice[J].International Journal of Molecular Sciences,2018,20(2):1–13.

用[1]。Hernández-Corroto 等研究发现，桃仁释放肽对氧化损伤和癌细胞（HeLa，PC-3、HT-29）增殖具有多重保护作用，其水解提取物能够抑制羟基自由基的形成，清除自由基，还原氧化化合物和抑制过氧化脂质[2]。Kim 等（2013）研究发现，桃仁甲醇提取物可以抑制人体肥大细胞释放组胺的过程，活性引导的甲醇提取物的分馏产生 3 种氰基糖苷和其他酚类化合物，并评估它们的抗过敏和抗炎活性机制[3]。

Kwak CS 等（2018）报道了桃花乙醇、乙酸乙酯、正丁醇提取物具有有效的抗氧化活性和衰减紫外线诱导的基质金属蛋白酶（MMP）在人体皮肤细胞中的表达，并研究了 PPF 提取物对小鼠模型中 UV 诱导的光老化的保护活性[4]。Shirosaki 等（2012）通过研究表明，桃叶的粗提取物可通过抑制小鼠小肠中葡萄糖的吸收来抑制餐后血糖的升高[5]。Wu 等（2017）通过动物实验发现口服桃胶多糖可降低小鼠血清中甘油三酯、低密度脂蛋白胆固醇、空腹血糖、血浆胰岛素、C 肽和糖化血红蛋白（HbAlc）的水平，增高 KKAy 小鼠的胰岛素敏感性指数，桃胶多糖具有显著的降血糖作用，可作为预防高脂血症和高血糖的药物[6]。

［1］CASSIEM W，DE KOCK M．The anti-proliferative effect of apricot and peach kernel extracts on human colon cancer cells in vitro［J］．BMC Complementary and Alternative Medicine，2019，19（1）：19-32.

［2］HERNÁNDEZ-CORROTO E，MARINA M L，MC GARCÍA. Multiple protective effect of peptides released from Olea europaea and Prunus persica seeds against oxidative damage and cancer cell proliferation［J］．Food Research International，2018：458-467.

［3］KIM G J，CHOI H G，KIM J H，et al. Anti-allergic inflammatory effects of cyanogenic and phenolic glycosides from the seed of Prunus persica［J］．Natural Product Communications，2013，8（12）：1739-1740.

［4］Kwak C S，Yang J，Shin C-Y，et al. Topical or oral treatment of peach flower extract attenuates UV-induced epidermal thickening, matrix metalloproteinase-13 expression and pro-inflammatory cytokine production in hairless mice skin［J］．Nutrition Research and Practice，2018，12（1）：29-40.

［5］SHIROSAKI M，KOYAMA T，YAZAWA K．Suppressive effect of peach leaf extract on glucose absorption from the small intestine of mice［J］．Journal of the Agricultural Chemical Society of Japan，2012，76（1）：89-94.

［6］WU S，LU M，WANG S．Hypoglycaemic and hypolipidaemic properties of peach gum polysaccharides［J］．Biotech，2017，7（3）：166.

（三）桃文化的国外研究

1. 综合研究方面

日本学者中西进（2007）对日本的桃文化进行了研究，其研究内容主要涵盖三方面：首先以纪实的形式描写了苏我马子生前居住于蓬莱岛，死后安息于桃原，暗寓桃源乡，论及了"桃花源诗并记"与理想世界，并对日本典籍《日本书纪》《古事记》《延喜式》《枕草子》中关于桃的物候期、驱逐邪物等内容进行探讨；然后对桃树驱邪避魔力量之源进行分析，基于世界各国文献记载考察"巨树"功能，认为桃树是生命之树，桃符咒力来源于此；最后描绘勾勒了树下美人图，并赏析了"万叶集"中关于桃与美人诗歌美景[1]。

2. 桃的意象与民俗

一是桃能生人或有助生人。日本角田序生（1942）以夏目漱石小说"三四郎"中桃在果物中最具仙人气质为例，分析论述了桃与性器崇拜之间的关系[2]。滑川道夫（1981）概述了日本童话故事"桃太郎"在历史上的两种"桃能（助）生人"方式，一种为桃子切开或裂开，跳出小男孩，称之为"果生型"；另一种为老奶奶和老爷爷一起吃掉桃子返老还春，生下"桃太郎"，称之为"回春型"，并论述"回春型"转向"果生型"对儿童教育的意义[3]。

二是桃可驱鬼辟邪。日本吉田敦彦（2013）记述了伊邪那岐冒险前往黄泉国与死去妻子伊邪那美相会，希望将妻子带回人界，结果希望落空，遇见可怕骇人、阴森恐怖的景象，拔腿就跑，雷神们率领黄泉军追赶伊邪那岐……从桃树摘下桃子投掷击退了追兵的故事[4]。山中裕（1984）描写了日本的宫廷傩仪，在"内襄式"十二月大傩云："闹司二人各持桃弓、苇矢，本工寮作备之……中务省率侍从内舍人、大舍人等，各持桃弓、苇矢……"又如"西宫记"曰："戌刻，王卿着座……阴阳寮于门坛上，以桃弓、苇矢付司，入折柜"[5]，阐明桃弓已经成为宫廷傩仪逐鬼的必要法器。

[1] 中西进.《万叶集》与中国文化 [M].刘雨珍，勾艳军，译.北京：中华书局，2007：283-309.

[2] 角田序生.桃与雷除 [J].民俗文化，1942，3（4）.

[3] 滑川道夫.桃太郎像的演变 [M].东京：东京书房，1981：21-24.

[4] 吉田敦彦.日本神话的考古学 [M].西安：陕西师范大学出版社，2013：24-26.

[5] 山中裕.平安朝的年中行事 [M].东京：一条书房，1984：264-267.

韩国权锡焕（2006）描述了桃花女与鼻荆郎的故事：舍轮王死后，其魂与桃花娘生子，名曰鼻荆。鼻荆郎具有统领、驱使、处置众鬼的本领，被人们视为驱鬼之神。时人作词曰："圣帝魂生子，鼻荆郎室亭。飞驰诸鬼众，此处莫停留！"[1]乡俗贴此词，以辟鬼。文末简析认为它既是爱情故事，也是风俗传说，更讲述了一种驱鬼风俗的起源，鼻荆郎神奇本领源于桃花女的具有"桃花"意义的特殊身份，是朝鲜民族"桃花具有神奇功能"意识的一种转化表现。

三是神秘桃之灵力。越南汉喃研究院院长郑克孟等（2010）记述了"桃花梦记"的故事，其取材于唐传奇元稹《会真记》，但情节颇有不同。写元生与歌伎兰娘结为连理，一日兰娘梦见桃花告知自己是翠翘后身，元生是金童转世，因情债未还，此生得以团圆十五年云云[2]。它按照越南民众的审美心理增加了转世还债的细节，再以"桃花梦"为题更符合越南百姓的文化心理。

三、国内外研究现状分析

国内有关"桃的起源、发展与栽培历史"的研究成果比较丰富，涉及桃的来源、传播、栽培与利用等方面，某些学者从农学史视角详细考察、讨论了桃的品种演变与栽培技术，为相关研究提供了有益参考与借鉴。国内关于"桃类药物"的研究主要包括其药性、功用、组方用药、现代药理与活性成分以及其他实验研究等方面。其中，桃仁在药性、功用研究方面涉及的医药典籍范围方面具有一定的局限性，再者在组方用药数据挖掘分析方面收集的复方数量明显不足，直接影响相关分析结果；而桃花、桃叶、桃枝、桃胶等在药性与组方用药相关研究报道不多，可借鉴的基础研究薄弱；至于桃茎白皮、桃根、桃毛、桃枭等桃类药物更是少有人报道。国内过往"桃文化"的研究，涉及综合研究、意象研究与民俗现象研究等方面，其研究成果大多为桃的自然属性、象征意义、文学与艺术等领域，研究视角主要以桃文化历史、桃的崇拜以及桃的诗词、神话等文学作品中桃的美好象征意境为多数，而少有以食、药视角对桃文化进行探讨与论述。目前仅查到王焰安的《桃文化研究》一书，其中涉及桃的医治部分内容，这为本研究中

---

[1] 权锡焕.韩国古典文学精华［M］.长沙：岳麓书社，2006：10–11.

[2] 孙逊，郑克孟，陈益源.越南汉文小说集成 5［M］.上海：上海古籍出版社，2010：193–213.

的桃文化生命观提供了基础素材。

国外学者关于"桃的起源、发展与栽培历史"研究，更多从桃的栽培与利用角度展开研究，而在"桃类药物"研究方面，日本对桃仁药性与方剂用药进行相关探索，其中方剂用药主要为经典名方。桃类其他药物涉及不多，日本相关记载桃花用药主要是指白桃花，为泻下剂；而现代药理与活性成分研究相对丰富，主要为桃仁、桃花、桃叶、桃胶等桃类药物。国外桃文化研究，主要是受中国文化影响较多的日本、朝鲜、韩国、越南等国的研究成果，它们在中国桃文化的基础上创造出符合自己民族特色与审美的新的桃文化。

对比分析国内外相关研究成果，一是涉及桃仁药性研究的医药典籍范围不够广泛，桃仁应用仅限于经典方剂，相关配伍理论分析探索受限复方数量，不能较真实、整体地反映桃仁历史用药规律；二是桃类其他药物研究成果多为现代药理及活性成分研究，且主要为桃花、桃叶、桃枝、桃胶等药物，其药性与组方用药探索较少，缺少桃类药物本草学及历史学的系统研究，犹如无源之水，必然导致现代药理、药化实验研究事倍功半；三是在桃文化研究方面，多为宗教礼仪、民间习俗、文学艺术等精神文化领域成果，缺少农业种植、饮食、药用等物质文化视角的研究，而桃的物质文化和精神文明互动关系研究缺乏。基于此，本著作将针对上述问题一一展开论述与分析。

第二章　桃的起源与发展演变

桃是蔷薇科李亚科桃属植物，落叶小乔木，原产于中国，世界之桃品最初由中国传播开来。桃起源于我国黄河流域，现今陕西、甘肃的高原地带及西藏南部地区仍有野生桃林分布。桃树作为我国最古老、最普通的果树之一，据考古发现，早在 4000 多年前，桃已被古代先民认识、选择、驯化与利用，后经过长期精心栽培和改良，逐渐形成了不同类群和各地特有品种。本章将探寻桃的起源，厘清桃在世界范围的传播过程与途径，归纳、总结桃的栽培发展沿革及其利用历史，以明晰桃的起源与发展演变的基本概况。

第一节　桃的起源与传播

一、桃起源于波斯还是中国

关于桃的起源，在 19 世纪中叶之前一直存在分歧，主要集中于两种观点，一种是认为桃起源于中国，另一种是认为桃起源于波斯，即现在的伊朗。西方学者认为桃起源于波斯的理由有三：其一，欧洲资料记载，公元前 330 年亚历山大将桃从波斯或小亚细亚带到希腊，后经法国，传到比利时、荷兰、德国与英国诸国；其二，桃在欧洲各国的名称为 Peach（英语）、Pecher（法语）、Pfirsich（德语）、Pesea（意大利语）、Pêssego（葡萄牙语）、Persigo（西班牙语），甚至桃的拉丁学

名 *Prunus persica*（L.）Batsch. 都是由"Persic（波斯果）"推演出来的，而在梵语、希伯来语等早期语言中无任何有关桃的中国元素内容的记载；其三，中国并未发现野生桃种。鉴于这 3 个理由，西方学者提出桃来源于波斯的观点，更有人认为中国的桃树也引种于波斯。

但是，一些生物学家、考古学家和历史学家通过专业研究得出结论，认为中国才是桃的故乡，纠正了某些学者"桃起源于波斯"的错误认识。

（一）桃的生物学研究与中国野生桃种的发现

随着桃的生物学研究的深入及中国野生桃种的发现，学界关于桃来源于波斯的论断有了改变。19 世纪中后期，国外一些植物学专家、学者经研究发现，桃源于中国。桃原产于中国的观点较早受到瑞士植物学家德康多尔（A De Candolle）的支持。1855 年德康多尔率先表明桃源于东方中华大地，西亚的桃引种于中国，之后又根据文献、地理分布及语言的视角，深入阐明中国的桃栽培历史最长、最为久远，其种植历史要早于希腊、罗马以及梵语民族千年以上，希腊等地各桃的变种也几乎全产自中国[1]。进化论奠基人达尔文（C R Darwin）在《物种起源》一书中指出，桃最早不是从波斯传播出来的，而是来自中国，欧洲桃都带有中国桃的血缘；在发表的《动物和植物在家养下的变异》中提出最早的桃是源自中国，并传播开来的，而应该不是源于波斯。达尔文还通过英国、法国的桃树特性与中国蟠桃、水蜜桃、重瓣花桃等品种的桃树特性进行对比分析研究，结果显示，欧洲桃为中国桃的亲缘后代[2]。1975 年，美国学者赫西（C O Hesse）在出版的《桃、李、杏、樱桃育种进展》中表明，桃源于中国[3]。1985 年伊朗学者扎林库伯博士在论述张骞出使西域时言道："这时候，苜蓿、葡萄从波斯传入中国并且开始种植，同时，杏和桃的种子传入波斯，并且种植。"[4]据此可知，波斯人自己有着明确的记载，确实桃是由中国传入波斯的。

此外，中国野生桃种的发现进一步否定了西方学者所谓桃来源于波斯的论断。瑞士植物学家德康多尔在《农艺植物考源》中记载了 1855 年罗伊尔

［1］A De Candolle. 农艺植物考源［M］. 俞德浚，蔡希陶，编译. 上海：商务印书馆，1940：83.

［2］汪祖华，庄恩及. 中国果树志（桃卷）［M］. 北京：中国林业出版社，2001：9.

［3］赫西. 桃、李、杏、樱桃育种进展［M］. 沈德绪，译. 北京：中国农业出版社，1980：4.

［4］阿卜杜·侯赛因·扎林库伯. 波史帝国史［M］. 上海：复旦大学出版社，2011：242.

（Royle）关于喜马拉雅山南麓产野桃之地方甚多的发现。美国派遣来华考察团中植物学家梅耶尔（F N Meyer）于 1915 年在我国陕西、甘肃、西藏等地发现桃野生种；另一位美国人 J.S.Bailey 在我国河南南部黄河水系与长江水系分水岭发现野生桃，后又在云南西部低山地发现野生桃。苏联植物育种与遗传学家瓦维洛夫于 1935 年发表的《栽培植物起源中心》及后来茹考夫斯基于 1974 年发表的《育种的世界植物基因资源》，均报道了在中国发现野生桃种及近缘野生桃种，且类型繁多的事实，经研究考证表明中国西部是桃的起源中心。我国植物专家在桃的起源研究上也有建树，研究人员宗学普、周建涛等先后于 1987、1994 年在西藏、四川等地发现多种类型光核桃野生种，再次证明了桃起源于中国的事实。

（二）中国桃遗存的考古发现

从考古发现来看，桃是中国的史前遗址最常见的果类遗存之一。据统计我国在 20 多处遗址中发现过桃遗存，如河北藁城台西村、武安磁山、三河市孟各庄、河南新密莪沟北岗、驻马店杨庄，湖南澧县八十垱、临澧胡家屋场，浙江萧山跨湖桥、余姚河姆渡、湖州钱山漾、杭州水田畈、诸暨尖山湾、海宁坟桥港、宁波慈湖，上海青浦崧泽、江苏海安青墩、吴江梅埝，广东石峡遗址下层，广西钦州独料，云南昆明市北郊、宾川白羊村、剑川海门口等遗址[1]，均出土过桃核遗存。

从鉴定结果看，2010 年 8 月在昆明北郊客运站附近发现的"昆明桃"，是世界上发现的最早的桃核化石，据考证迄今约有 260 万年历史[2]，证明了上古之桃源自中国，推进了桃的演化历史。浙江余姚市河姆渡遗址中发掘出的桃核迄今约有 7000 年历史[3]，可推测当时野生桃已被广泛采集、利用，成为原始氏族社会一种食品来源。跨湖桥遗址出土的桃核迄今约有 5000 年历史，为新石器时代至殷商时期，出土的桃遗存多为野生桃或刚处于驯化阶段，品种以毛桃为主[4]。崧泽遗址下层（马家浜文化晚期）出土的桃核遗存表面凹纹清楚、形状略呈扁卵形，

---

[1] 俞为洁.中国史前植物考古——史前人文植物散论［M］.北京：社会科学文献出版社，2010：27.

[2] 张勇.昆明发现迄今世界上最早桃核化石［N］.光明日报，2015-12-03（006）.

[3] 俞为洁，徐耀良.河姆渡文化植物遗存的研究［J］.东南文化，2000（7）：24.

[4] 浙江省文物考古研究所，萧山博物馆.跨湖桥［M］.北京：文物出版社，2004：271.

比现在一般品种要小，有可能是野生种[1]。青墩遗址第 6 层出土的一些桃核，经过鉴定可能是桃的原始种，即一般所说的野毛桃[2]。钱山漾遗址出土的桃核较多，长约 2.1 cm，直径约 1.5 cm，大部分尚未炭化，质地坚硬，经鉴定为毛桃[3]。胡家屋场遗址出土的则是山桃[4]。

尤其是在河北藁城台西村商代遗址考古出土的 6 枚桃仁和 2 枚保存完整的桃核（2.0 cm×1.2 cm，1.6 cm×1.0 cm），经现代鉴定考证，其大小、形状、绉纹、沟孔及槽棱等与当今的栽培桃核十分相似[3]。这一发现证明中国栽培桃树约有 4000 年的历史。台西村商代遗址中发掘出药用桃仁，联系同址出土的医疗器具砭镰，可以推测出当时社会的医药事业已有一定程度的发展。

（三）中国关于桃的早期文字与历史文献记载

依据目前可见的文献资料，在甲骨文和金文中尚未发现"桃"字形的记载[6]。现存较早的"桃"字记载为考古出土的春秋战国时期的楚系简帛[7]。《说文解字·木部》的小篆[8]与《睡虎地秦简》[9]中"桃"字字形，基本上与现代桃字楷书差别不大。具体字形如图 2-1 所示。桃较早的含义仅指明桃的类属。如辞书之祖《尔雅·释木》记载了两种桃，曰："旄，冬桃。櫇桃，山桃。"晋代郭璞注曰："旄桃，子冬熟。山桃，实如桃而不结核。"关于桃，汉代许慎在《说文解字·木部》释其名云："桃，果也。从木，兆声。徒刀切。"桃的本义是树名，即桃树。汉代《神农本草经桃核仁》引《玉篇》云："桃，毛果也。"明代李时珍《本草纲目》进一步对桃释义曰："桃性早花，易植而子繁，故字从木、兆。十亿曰兆，言其多也。或云从兆谐声也。"古人之所以用"兆"字做"桃"字的声符，

［1］上海市文物保管委员会.崧泽——新石器时代遗址发掘报告［M］.北京：文物出版社，1987：129.

［2］纪仲庆.江苏海安青墩遗址［J］.考古学报，1983（2）：190.

［3］吴兴钱山漾遗址第一、二次发掘报告［J］.考古学报，1960（2）：88.

［4］王文建，张春龙.湖南临澧县胡家屋场新石器时代遗址［J］.考古学报，1993（2）：197.

［3］渠红岩.先秦时期"桃"的文化形态及原型意义［J］.中国文化研究，2009（1）：162-169.

［6］黄思贤，魏明扬.汉字中的自然之美［M］.上海：文汇出版社，2015：220.

［7］滕壬生.楚系简帛文字编（增订本）［M］.武汉：湖北教育出版社，2008：539.

［8］许慎.说文解字（下）［M］.北京：中国华侨出版社，2012：458.

［9］张守中.睡虎地秦简文字编［M］.北京：文物出版社，1994：83.

不仅是因为"十亿曰兆，言其多也"，还可能因为"兆"有预兆之义，即春天桃花的多少，预兆着果实的长势和多少。

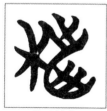 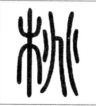 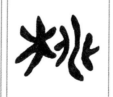 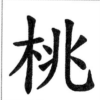

楚系简帛　　　　　说文解字　　　　　秦系简牍　　　　　楷书

图 2-1　"桃"的字源演变

关于桃的文献记载首见于我国古代第一部诗歌总集《诗经》，距今有 2500～3000 年的历史，早于欧洲古罗马维吉尔（Virgil，前 70—前 19）有关记载 1000 年左右。《尔雅·释木》关于旄、榹桃的品种记载也比古罗马博物学者老普林尼（Pliny the Elder，23—79）《自然史》中 7 个桃品种的相关记载早 1000 多年。

先秦时期《诗经》中关于桃的记载有 5 处，分别为《诗经·国风·周南·桃夭》（"桃之夭夭，灼灼其华……桃之夭夭，有蕡其实……"），《诗经·国风·召南·何彼秾矣》（"何彼秾矣，华如桃李"），《诗经·国风·魏风·园有桃》（"园有桃，其实之殽"），《诗经·国风·卫风·木瓜》（"投我以木桃，报之以琼瑶"），《诗经·大雅·抑》（"投我以桃，报之以李"）。其中"园有桃，其实之殽"表明园子中已经种有桃，而"有蕡其实"用来描写桃的果实圆而大，可见当时桃已经被驯化成功，为人工种植，且果实大而多。

先秦时期《山海经》是一部富于神话传说的地理著作，记载了丰富的自然地理要素与人文地理内容。其中，关于桃的记载有 16 处，明确描写地点分布的有 6 处，分别是《山海经·西山经》（"不周之山……爰有嘉果，其实如桃"），《山海经·北山经》（"边春之山，多葱、葵、韭、桃、李"），《山海经·东山经》（"岐山，其木多桃李"），《山海经·中山经》（"灵山……其木多桃、李、梅、杏"），《山海经·中山经》（"卑山，其上多桃、李、苴、梓"），《山海经·中山经》（"夸父之山……其北有林焉，名曰桃林，是广员三百里，其中多马"）。其中《夸父山》记载的三百里桃林，可能是有关大面积原始桃林的较早记载。

其他早期古代文献关于桃的记载，还有《周礼·天官·笾人》，载"馈食之笾，其实枣、栗、桃、干藤、榛实"，桃为祭祀用品之一。《史记·老子韩非列传》载"与君游果园，弥子食桃而甘，不尽而奉君"，表明当时味美之桃为珍贵之物。《夏小正》载"正月，梅、杏、柂桃则华。柂桃，山桃也"。《礼记·月令》载"仲春之月，桃始华"，《逸周书·时训解》载"惊蛰之日，桃始华"，当时的人们已经认识到桃树开花的节令不同。《尔雅·正义》载"柂桃也者，山桃也，煮以为豆实也"，表明人们已经摸索出桃的加工方法。《黄帝内经》载"五果枣甘，李酸，栗咸，杏苦，桃辛""五谷为养，五果为助"，还记载了桃的"味"与"助"的作用。《神农本草经》记载："桃核仁，味苦，平。主瘀血、血闭、瘕邪，杀小虫。桃花：杀注恶鬼，令人好颜色。桃枭：微温。主杀百鬼精物。桃毛：主下血瘕寒热，积寒无子。桃蠹：杀鬼邪恶不祥。生川谷。"医家已经认识到桃仁、桃花、桃枭等的药用作用。

桃树作为我国具有悠久历史的一种果树，除上述早期典籍外，还有一些古籍中也有相关记载，例如《尚书》《孟子》《墨子》《韩非子》《管子》《荀子》《春秋》《吕氏春秋》《淮南子》《国语》《战国策》，此外考古发现的一些帛书、竹简中也有桃的相关记述。这些早期文献关于桃的记载内容丰富、涉猎广泛，涵盖桃的生长面积、地域分布、驯化栽培及相关技术等多个方面。如《尚书》记载武王克商后放牛马于桃林之野，表明桃树生长面积广泛。《左传·宣公》载，赵穿攻灵公于桃园，暗示桃已经人工栽培。《管子·地员》强调土壤对桃树栽培的影响，曰："五沃之土，若在丘在山，在陵在冈。若在陬，陵之阳，其左其右，宜彼群木……其桃其李，其秀生茎起。"

总之，随着桃生物学特性的深入研究、中国野生桃种与大量桃考古遗存的发现，以及中国关于桃的早期文字与历史文献记载考察，证明了桃源于中国这个事实，否定了某些西方学者关于"桃起源于波斯"的论断。中国是桃的故乡，现在为世界所公认，再无争议。

二、桃的传播

桃源于中国，并向世界传播的过程中，国内外相关资料显示桃引种的传播路线是无疑问的，但在传播时间上存在一定争议。

其一，国内相关资料普遍认为，约公元前2世纪汉武帝时期（前140—前88）张骞出使西域，同时桃顺着古丝绸之路从甘肃、新疆一带经中亚传入波斯，之后又从波斯传至亚美尼亚，随后传播到希腊、罗马，最后传至法国、西班牙和葡萄牙等地中海沿岸国家，9世纪桃的栽培在欧洲逐渐增多，16世纪传入美洲[1][2]。

530年桃从意大利引种到法国，有资料显示，至17世纪初期，法国已培育发展到12个桃品种；13世纪初期，桃从法国引种到英国，有资料显示，至1629年，英国已经培育发展到21个桃和油桃品种；大约在13世纪，桃又从法国引种到荷兰、比利时、德国等[3]。唯独西班牙的桃是在11世纪由阿拉伯人从波斯和小亚细亚引种的，经过良好的培植及改良，形成了有独特生态型的西班牙系品种群。随着哥伦布发现美洲新大陆，1530年桃由西班牙移民引种至北美墨西哥，1565年又引种至美国佛罗里达州[4]。美国东部的桃是由英法移民引种的，南美洲东海岸的桃是由葡萄牙人引种的。

在亚洲，印度的桃是约在647年从中国引入的，印度梵文称桃为"Cinani"，意指"秦地持来"，其中的"秦地"无疑是指"中国"，至今这个名称仍然在使用[5]。日本的桃也是从中国引入的，日本有关桃的记载始于弥生时代（约前300—前250），至今在宫崎、山口两地仍能发现野生桃。到江户时代，日本桃的栽培已经很普遍，但是果形偏小、品质欠佳。明治维新初期，日本又先后引种了上海水蜜与天津水蜜等优良桃品种，淘汰了原有小果型品种[6]。

其二，国外相关资料显示，美国水果研究员斯柯赞（R Scorza）等在"Peaches（Prunus）"一文中引用英国农业专家罗奇（F A Roach）的资料，表明公元前约1400年埃及人已把桃作为"安乐之神"的贡品[7]。公元前330年，亚历

［1］中国农学会遗传资源学会．中国作物遗传资源［M］．北京：中国农业出版社，1994：815-816.

［2］杨新国．桃 Prunus Persica（L）Bastch 种质资源的鉴定及亲缘关系的 RAPD 分析［D］．咸阳：西北农林科技大学，2001.

［3］郭金英．桃 Prunus Persica（L）Bastch 种质资源亲缘关系的 RAPD 分析［D］．咸阳：西北农林科技大学，2002.

［4］孙萍．RAPD 技术在甘肃桃遗传多样性与种质资源分析中的应用［D］．兰州：甘肃农业大学，2005.

［5］董源．中国植物之最［M］．北京：中国旅游出版社，1987：188.

［6］星川清亲．栽培植物の起源と伝播［M］．福冈：二宫书店，1978：23.

［7］SCORZA R，OKIE W R. Peaches（Prunus）［J］. Acta Horticulturae，1991（290）：177-234.

山大将桃从波斯或小亚细亚带到希腊，后经法国传到比利时、荷兰、德国与英国诸国[1]。英国植物学家、历史学家 Haw 经考证认为，桃经波斯传至欧洲可以追溯至公元前 4 世纪，后传至希腊再传遍欧洲，然后随着欧洲殖民地扩张移民，桃被引种至全球各地[2]。

美国学者 Hedrick 在 1917 年出版的 "*The peaches of New York*" 中记载了桃在欧洲传播的历程[3]。公元前 332 年，希腊出现了有关桃的记载，称之为"波斯水果"，当时的人以为从波斯传来的就误认为波斯是桃的原产地；64 年，希腊医生狄奥斯科里迪斯（Dioscorides）首先发现桃有药用价值。意大利文献记载，古罗马诗人、政治家维吉尔（Publius Vergilius Maro）最早谈及桃；40 年，古罗马作家科卢梅拉（Lucius Junius Moderatus Columella）著有《论农业》一书，记载了波斯把桃作为贡品进献给埃及。法国有关桃的最早记载与意大利科卢梅拉的记载相同，第 2 次记载是 530 年，第 3 次是 784 年，第 4 次记载了不同种类的桃，第 5 次是 860 年。英国有关桃的文献记载不早于 1216 年，认为是由希腊传入。16 世纪，西班牙人最早把桃引入美洲墨西哥，后传入今天的美国新墨西哥州、亚利桑那州及加利福尼亚州等，然后往东向密西西比河地区传播，1866 年美国已有 136 个桃品种。南美洲也有大量栽培桃树，达尔文就记载了阿根廷巴拉那河河口密植桃树，且太平洋海岸发现了野生桃。

对比国内外关于桃传播时间的文献记载，不难发现二者在桃从我国传播至欧洲及非洲的时间上存在较大出入。国内资料多显示公元前 2 世纪汉武帝时期通过丝绸之路将桃向外引种传播，而国外资料表明在公元前 330 年，亚历山大已将桃从波斯或小亚细亚带到希腊及欧洲各国，更有公元前 1400 年左右埃及人向"安乐之神"敬献桃品的记载，它在时间上相当于我国的殷商时期（约前 1600—前 1046），说明早在张骞出使西域之前，桃已经随着人口迁移、民间的贸易往来传入亚洲、非洲及欧洲各地。

---

［1］植物杂志编辑部花卉园艺学习班. 花卉园艺技术［M］.北京：植物杂志社，1985：8.

［2］HAW S G. Chinese flowering plums and cherries［J］.The Garden，1987.112（5）：224.

［3］HEDRICK U P，HOWE G H，TAYLOR O M，et al. The peaches of New York.［J］. State of New York & Department of Agriculture Annual Report，1916：2.

第二节　桃的栽培发展与利用沿革

河北藁城台西村商代遗址桃核遗存的考古中发现，中国桃树有 4000 多年的栽培历史，后经长期精心栽培和改良，逐渐形成不同类群和各地特有品种，并随着桃栽培规模不断地发展扩大，桃的利用价值也被逐渐挖掘出来。下文将系统地搜集、整理我国古代文献中有关桃的记载，考证桃的产地和品种发展史及桃的栽培和利用沿革。先以表格形式概要呈现桃产地和品种的古文献记载（见表 2-1），然后再从史学角度对相关内容进行分析归纳。

表 2-1　桃产地和品种的古代文献记载

序号	年代	文献出处	产地	品种（文献摘要）
1	西周至春秋	《诗经》	陕西中部	桃之夭夭，灼灼其华……有蕡其实（《诗经·国风·周南》）
			西安以南	何彼秾矣，华如桃李（《诗经·国风·召南》）
			山西西南	园有桃，其实之殽（《诗经·国风·魏风》）
			陕西中部	投我以桃，报之以李（《诗经·国风·大雅·抑》）
			河南北部及河北南部	投我以木桃，报之以琼瑶（《诗经·国风·卫风·木瓜》）
2	先秦至战国	《山海经》	昆仑山	不周之山……爱有嘉果，其实如桃（《山海经·西山经》）
			陕西	边春之山，多葱、葵、韭、桃、李（《山海经·北山经》）
			河南	岐山，其木多桃李（《山海经·东山经》）
			河南	灵山……其木多桃、李、梅、杏（《山海经·中山经》）
			河南	卑山，其上多桃、李、苴、梓（《山海经·中山经》）
			河南	夸父之山……其北有林焉，名曰桃林，是广员三百里，其中多马（《山海经·中山经》）
3	战国	《夏小正》	黄河中下游	正月，梅、杏、柂桃则华。柂桃，山桃也。六月煮桃，以为豆实

序号	年代	文献出处	产地	品种（文献摘要）
4	两汉	《尔雅·释木》	黄河中下游	旄，冬桃；榹桃，山桃
5		《南都赋》	河南南阳	乃有樱梅、山柿、侯桃、梨、栗
6		《说文解字》	河南郾城	桺，冬桃
7		《楚辞·七谏·初放》	湖北	斩伐橘柚，列树苦桃
8	晋	《西京杂记》	陕西西安	秦桃、榹桃、细核桃、金城桃、绮叶桃、紫文桃、霜桃
9		《桃赋》	河南洛阳	亦有冬桃，冷侔冰霜
10		《蜀都赋》	四川成都	榹桃函列
11		《邺中记》	河北	石虎苑中有勾鼻桃，重二斤
12	南北朝	《齐民要术》	黄河中下游	柰桃
13	唐	《开元天宝遗事》	洛阳西安	御苑新有千叶桃花
14		《旧唐书》	新疆北部	金桃，大如鹅卵，康国所献地
15		《洽闻记》	甘肃、青海、四川	吐谷浑有桃，大如一石瓮
16		《酉阳杂俎》	河南、山东淄博	王母桃，洛阳华林园内有之，十月熟。史论在齐州时，出猎，至一县界……僧不及隐，言近有人施二桃……大如饭碗
17	宋	《洛阳花木记》	河南洛阳	小桃、十月桃、冬桃、蟠桃、千叶桃、缠桃、二色桃、合欢二色桃、千叶绯桃、大御桃、金桃、银桃、白桃、昆仑桃、愬利核桃、胭脂桃、白御桃、早桃、油桃、人桃、蜜桃、平顶桃、胖桃、紫叶大桃、礼桃、方桃、邠州桃、圃田桃、红穰利核桃、光桃

序号	年代	文献出处	产地	品种（文献摘要）
18	宋	《东京梦华录》	河南商丘	南京金桃
19		《本草衍义》	山西太原	太原有金桃，色深黄
20		《梦粱录》	浙江杭州	桃有金桃、银桃、水蜜桃、红穰桃、细叶桃、红饼子桃
21		《三山志》	福建福州	有红桃、白合桃，晚者为十月桃
22		《清异录》	河北	邺中环桃特异
23	元	《析津志辑佚》	北京	络丝桃、麦熟桃、大拳桃、山红桃、鹦嘴桃、御桃、九月桃、冬桃
24		《农书》	山东、江西、安徽	早熟者谓之络丝桃，晚熟者谓之雁过红
25	明	《永乐大典》	北京	乡桃：拳桃、冬桃、山桃、麦熟桃、鹦哥嘴桃。果之品：络丝桃、麦桃、大拳桃、山红桃、鹦嘴桃、御桃、九月桃、冬桃
26		《农政全书》	上海	水蜜桃，独上海有之，而顾尚宝西园所出尤佳，其味亚于生荔枝
27		《学圃杂疏》	江苏太仓	金桃、蜜桃、灰桃……碧桃、人面桃、绯桃……寿星桃矮而华，能结大桃，殊不中食（花疏）。桃有金桃、银桃、水蜜桃、灰桃、匾桃（果疏）
28		《群芳谱》	河南	昆仑桃，一名王母桃，一名仙人桃，一名冬桃，出洛中。……油桃……出汴中
29		《滇南本草》	云南	独滇中生大黄桃，乃西竺种也……尖嘴桃……金弹子……毛桃
30	清	《燕京杂记》	北京	红桃、白银桃、小桃、蟠桃、合桃、洒红桃、霜下桃、肃宁八月桃
		《豳风广义》	湖北、湖南、江苏、安徽	黄壤宜桃
		《水蜜桃谱》	上海	水蜜桃

一、先秦至秦末时期——桃的栽培驯化时期

如表 2-1 所示，先秦时期关于桃产地和品种记载的古文献有《诗经》《山海经》《夏小正》等，以上典籍有关桃的记载合计共 12 处，桃的产地多为陕西、山西、河南、河北及其他黄河中下游地区。其中，《诗经·国风·魏风》载"园有桃，其实之殽"，表明当时的魏国已经开始栽培桃树。在桃的利用上，《夏小正》曰："六月煮桃，以为豆实"。这里的"煮桃"，夏纬瑛先生考证认为此桃不是野生的山桃，而是家桃，"煮之以为桃脯"，可见当时人们已将桃进行熟食加工。此外，《礼记·内则》载"桃诸、梅诸，卵盐"，东汉郑玄注桃诸、梅诸为桃干、梅干，表明古人已经认识到桃的储藏方法。《吕氏春秋·慎大览·下贤》记载"桃李之垂于行者，莫之援也"，说明当时人们已经在道路两旁种植桃树，美化环境。

在桃的栽培上，当时人们已经认识到必须根据果树的不同特征选择相适宜的地形与土壤。《管子·地员》较早论述了栽培与土壤的关系，"凡草土之道，各有谷造，或高或下，各有草土"，并认为息土、五沃土、五位土最宜种植果木，指出"五沃之土……宜彼群木……其梅其杏，其桃其李，其秀生茎起"，而"沃土之次，曰五位……五位之土……皆宜竹箭、枣……桃……"该书将土地特性与作物种植紧密结合起来，要求人们按照土地适宜性原则发展生产，标志着桃的驯化已基本完成，实现了野生桃向栽培树木的转变。

二、两汉至隋唐时期——桃的栽培推广普及时期

这一时期的《尔雅·释木》《南都赋》《说文解字》《楚辞·七谏·初放》《西京杂记》《桃赋》《蜀都赋》《邺中记》《齐民要术》《开元天宝遗事》《旧唐书》《洽闻记》《西阳杂俎》等古文献记载了桃的产地和品种，详见表 2-1。这时桃的产地已从陕西、河南、河北及其他黄河中下游地区扩展到中部湖北和四川，西北部甘肃、青海与新疆等地区。至于桃的品种，汉代《尔雅·释木》记载旄（冬桃）和榹（山桃）2 个品种桃，东晋郭璞注曰："旄桃，子冬熟。山桃，实如桃而不解核。"《尔雅·释木》又载"桃李丑核""桃曰胆之"，北宋邢昺疏："桃李之类，皆子中有核人……桃曰胆之者，桃多毛，拭去之，令色青滑如胆者也。或曰胆谓苦，桃有苦如胆者，择去之。"说明桃核之中有仁，以及当时在桃的使用时需去毛或去除味苦者的要求。《西京杂记》载汉武帝修建上林苑，群臣进献奇花

异果，其中有秦桃、櫑桃、细核桃、金城桃、绮叶桃、紫文桃、霜桃等，反映出当时的桃已有不少变异，形成了不同特性的品种。又如隋代杜台卿《玉烛宝典》中载"桅桃，山桃也……仲春始雨水，桃始华……"；五代刘昫等撰的《旧唐书·西戎列传》中载"贞观十一年西域康居入贡金桃"，康居为新疆北境；北宋王溥所撰《唐会要》中对黄肉桃做了描述，"大如鹅卵，其色如金，亦呼金桃"，这是对黄桃的早期记载。唐代韩愈的"百叶双桃晚更红"，彦谦的"烈火绯桃照地春"，郎士元的"疑有碧桃千树花"等诗句，从侧面反映了桃除了食用还有供观赏的碧桃变异出现。

在桃的栽培上，先民们已经掌握桃树的种植、移栽方法，认识了桃的生物学特性，解决了桃树"变老"的问题。《齐民要术》是我国6世纪的一部完整的、系统的农学著作，其"种桃柰"篇记载了桃树的种法与移栽法："桃，柰桃，欲种法：熟时合肉全埋粪地中，至春既生，移栽实地。栽法：以锹合土掘移之。又法：桃熟时，于墙南阳中暖处，深宽为坑，选取好桃数十枚，擘取核，即内牛粪中，头向上，取好烂粪和土厚覆之，令厚尺余。至春桃始动时，徐徐拨去粪土，皆应生芽，合取核种之，万不失一。其余以熟粪粪之，则益桃味。"[1]该书也记载了桃树七八年后变老的处理方法："候其子细，便附土斫去，栟上生者，复为少桃，如此亦无穷也。"唐代柳宗元《种树郭橐驼传》记载了桃的种植方法，"桃李银杏栽，带子向上者个个生，向下者少。桃树过春以刀疏斫之，则穰出而不蛀"；也记载了嫁接方法，"桃树接李枝则红而甘……柿树接桃枝则为金桃，李树接桃枝则为桃李……梅树接桃则脆，桃树接杏则大"。唐代郑常《洽闻记》记载了桃的移植方法，"季龙作虾蟆车，四箱广一丈，深一丈，合土栽中植之，则无不生也"。

在桃的利用上，当时人们除认识到桃的熟食加工外，还探索出以桃为原料制作饮料和果醋的方法。《尔雅·正义》曰："桃也者，柂桃也。柂桃也者，山桃也，煮以为豆实也。"表明当时人们已经认识到桃的熟食加工方法和储藏的注意事项。刘熙《释名·释饮食》载"桃滥，水渍而藏之，其味滥滥然酢也"[2]，即用桃干和水制作饮料。南北朝时期贾思勰《齐民要术·种桃柰》记载了用桃制作醋

---

[1] 贾思勰.齐民要术[M].李立雄，蔡梦麒，点校.北京：团结出版社，1996：132.

[2] 朱星.古汉语概论[M].天津：天津人民出版社，1959：444.

的方法："桃酢法：桃烂自零者，收取，内之于瓮中，以物盖口。七日之后，既烂，漉去皮核，密封闭之。三七日酢成，香美可食。"

三、宋元时期——桃的栽培发展稳定时期

宋元时期，关于桃的产地和品种记载的古文献有《洛阳花木记》《东京梦华录》《本草衍义》《梦粱录》《三山志》《清异录》《析津志辑佚》《农书》等。此时桃的产地已从河南、河北、山西、四川等，发展到北京、浙江、安徽和福建等区域，详见表2-1。例如宋代周师厚《洛阳花木记·桃之别三十》记述了30个桃品种，如小桃、十月桃、冬桃、千叶桃、大御桃、金桃、银桃、白桃、昆仑桃、胭脂桃、紫叶大桃、礼桃、圃田桃、光桃等，还有变种蟠桃、油桃，都是最早记载。宋代寇宗奭在《本草衍义》"桃核仁"篇言："桃品亦多。京畿有白桃，小于众桃，不益脾。有赤点斑而光如涂油。山中一种，正是《月令》中桃始华者，但花多子少，不堪啖，惟堪取仁。唐《文选》谓山桃发红萼者是矣。又太原有金桃，色深黄。西京有昆仑桃，肉深紫红色。"此外，苏颂《本草图经》云："京东、陕西出者尤大而美。大都佳果多是圃人以他木接根上栽之，遂至肥美，殊失本性。此等药中不可用之，当以一生者为佳……然亦多杂接实之核，为不堪也。"上文表明在宋代桃树嫁接已非常普遍，而且嫁接的桃仁入药不可用。

在桃的栽培上，当时人们不仅学会了桃的种植方法，还掌握了桃的嫁接技术。宋代石曼卿《海州事诗》记载了桃的种植方法："戏将核桃裹红泥，石间散掷如风雨。坐令空山作锦绣，绮天照海光无数。"宋代开始，嫁接技术已在民间普及，如温革《分门琐碎录》和吴怿《种艺必用》记载了桃树接李、李接桃枝、梅接桃树、桃树接杏的嫁接组合[1][2]；赵希鹄《调燮类编》记载了李接桃、梅接桃两种嫁接组合[3]。元代司农司《农桑辑要》记载了劈接、插接、压接、搭接的嫁接方法[4]；王祯《农书》记载了枝接、身接、根接、皮接、压接和搭接的嫁接方法[5]。

[1] 温革，化振红.《分门琐碎录》校注 [M].成都：巴蜀书社，2009：154.

[2] 吴怿.种艺必用 [M].北京：农业出版社，1963：27.

[3] 赵希鹄.调燮类编 [M].北京：中华书局，1985：81.

[4] 司农司.农桑辑要 [M].北京：农业出版社，1982：185.

[5] 王祯.农书 [M].北京：中华书局，1956：89.

在桃的利用上，宋代创新了桃的制作方法——蟠桃饭，林洪《山家清供》记载："采山桃用米泔煮熟，漉置水中，去核，候饭涌向煮顷之，如罨饭法。"此外，还出现了桃果蜜饯、桃条、桃圈等脯类桃干零食制作与加工品，如孟元老《西湖老人繁胜录》列南宋蜜饯制品有蜜金桔、蜜木瓜、蜜林檎、蜜金桃等。

四、明清时期——桃的栽培发展繁荣时期

明时期，《永乐大典》《农政全书》《学圃杂疏》《群芳谱》《滇南本草》等古文献记载了桃的产地与品种。该时期桃的产地进一步得到发展，从北京、河南等主要桃产区，扩展到江苏、云南和上海等地。关于桃的品种，明代王世懋《学圃杂疏·果疏》记载了当时江苏太仓有金桃、蜜桃、灰桃、碧桃、人面桃、绯桃、寿星桃、金桃、银桃、水蜜桃、匾桃等桃品种。明代李时珍《本草纲目》记载："桃品甚多……其花有红、紫、白、千叶、二色之殊，其实有红桃、绯桃、碧桃、缃桃、白桃、乌桃、金桃、银桃、胭脂桃，皆以色名者也。有绵桃、油桃、御桃、方桃、匾桃、偏核桃，皆以形名者也。有五月早桃、十月冬桃、秋桃、霜桃，皆以时名者也。并可供食。"现今的一些地方桃品种以类似李时珍的分类法命名。此外，李时珍认为："惟山中毛桃，即《尔雅》所谓榹桃者，小而多毛，核粘味恶。其仁充满多脂，可入药用，盖外不足者内有余也。"清代褚华《水蜜桃谱》记述"水蜜桃前明时出顾氏名世露香园中……其种不知所自来，或云自燕，或云自汴"，据此推测，水蜜桃可能是北方某品种的桃核在上海播种而产生的。

在桃的栽培上，该时期继承了前人关于桃的农学种植认识和经验，并进一步发展。明代王象晋《群芳谱》是一本非常重要的类书，该书不仅记载了昆仑桃、油桃等桃品种及其产地，还对桃的栽培和选育种有深刻的认识及实践，并记载了前书中未见的栽培方法，解决了桃易老之难题，其《果谱·种桃》篇曰："凡种桃，浅则出，深则不生，故其根浅，不耐旱而易枯。近得老圃所传云：于初结实，次年斫去，其树复生，又斫又生，但觉生虱即斫，令复长，则其根入地深而盘结固，百年犹结实如初。"明代徐光启《农政全书》载桃树接李、李树接桃枝、梅接桃树、桃树接杏的嫁接方法[1]。清代吴其濬《植物名实图考》载李接桃枝的

---

[1] 徐光启.农政全书 [M].北京：中华书局，1956：353.

嫁接方法[1]。

在桃的利用上，人们探索出蜜煎桃实的方法，如明代朱权《臞仙神隐》载蜜煎杏桃法："桃一百枚，去皮核，切作片子，先以蜜熬，去酸水，然后另用蜜煎，捞出，晒干收之。"人们还认识到以桃为原料制作果脯和醋及水蜜桃的养生作用，王士雄《随息居饮食谱·果食类》记载："（桃）可作脯，制酱造醋……别有一种水蜜桃，熟时吸食，味如甘露，生津涤热。"

通过桃的发展与利用沿革考证发现，随着农学栽植和培育技术的发展，桃的品种也不断多样化，产地由原来的黄河流域发展至全国大部分地区。现代，中国桃在植物学上已经发展为桃、光核桃、甘肃桃、新疆桃、山桃和陕甘山桃6个种800多个品种，约占世界桃品种的1/4[2]，按生态分布形成了东北高寒桃区、华北平原桃区、西北高旱桃区、青藏高原桃区、云贵高原桃区、长江流域桃区、华南亚热带桃区7个生态区，按照品种形成了南方品种群、北方品种群、油桃品种群、蟠桃品种群与黄桃品种群5个品种群[3]。至于桃的利用及其制品，也从古代的熟食、果干果脯、蜜熬、饮料、果醋等发展演变为现代的桃汁、桃酒、桃酱、桃脯、桃罐头等产品，一定程度上丰富了食品种类。

第三节　桃的植物分类与形态

一、桃的植物分类

在植物学上，中国桃可分为桃、甘肃桃、山桃、陕甘山桃、光核桃与新疆桃6个种。根据学者俞德浚"桃亚属植物分种检索表"[4]，它们的形态特征如下。

［1］吴其濬.植物名实图考［M］.北京：商务印书馆，1957：486.

［2］贾敬贤，贾定贤，任庆棉.中国作物及其野生近缘植物（果树卷）［M］.北京：中国农业出版社，2006：175.

［3］王力荣，朱更瑞，方伟超，等.中国桃遗传资源［M］.北京：中国农业出版社，2012：2.

［4］俞德浚.中国果树分类学［M］.北京：中国农业出版社，1979：27.

1. 果实成熟为肉质, 不开裂

　2. 侧脉在叶片边缘结合成为网状

　　3. 核表面有深沟纹或孔纹

　　　4. 萼筒和萼片外被绒毛

　　　　5. 冬芽外被密毛; 叶片椭圆针形或倒卵披针形, 叶缘锯齿较密; 花柱
　　　　　与雄蕊等长或稍短; 核表面有沟纹或点纹 ·················· 1. 桃

　　　　5.5 冬芽无毛; 叶片卵圆披针形, 叶缘锯齿较稀; 花柱长于蕊; 核面有
　　　　　沟纹, 无点纹 ···························· 2. 甘肃桃

　　　4.4 萼筒与萼片外面无毛

　　　　6. 叶基部广楔形, 锯齿细锐; 核球形 ··············· 3. 山桃

　　　　6.6 叶片基部圆形, 锯齿圆钝; 核椭圆形 ············· 4. 陕甘山桃

　　　3.3 核表面平滑有浅沟; 叶片椭圆披针形, 锯齿圆
　　　　　······························· 5. 光核桃 (西藏桃)

　2.2 侧脉直出在叶缘, 呈弧形上升, 不结合成网状; 核表面有平行的沟纹
　　　······························· 6. 新疆桃

二、桃的植物形态

1. 桃

落叶小乔木, 高达 8 m。树皮暗红色, 具多数皮孔, 老时粗糙。冬芽有细柔毛。叶互生, 在短枝上呈簇生状, 叶片长圆状披针形, 中部最阔, 长 8 ~ 15 cm, 宽 2 ~ 3.5 cm, 先端长尖, 基部阔楔形, 边缘具细锯齿, 两面无毛; 叶柄长 0.7 ~ 1.2 cm, 具腺点。花通常单生, 直径约 2.5 ~ 3.5 cm, 具短梗; 萼片 5, 基部合生成短萼筒, 红色, 外面有绒毛, 花瓣 5, 倒卵形, 粉红色; 雄蕊多数, 着生于萼筒边缘; 子房 1 室, 花柱细长, 柱头小, 圆头状。核果近球形, 直径 5 ~ 7 cm, 有短绒毛, 果肉白色或黄色; 核极硬, 有不规则的凹点及深沟。种子 1, 扁长卵形。花期 4 月, 先叶开放, 果熟期 6 ~ 7 月[1]。

2. 甘肃桃

中型乔木, 树高 2.5 ~ 4.0 m, 高者可达 8 m。树干粗糙, 灰褐色, 新梢绿

---

[1] 杨振伟. 酒泉中药材 [M]. 兰州: 甘肃文化出版社, 2014: 228.

色，向阳面紫红色。冬芽小，无毛。叶片卵圆披针形，长 5 ～ 12 cm 左右，宽 1.5 ～ 3.5 cm，叶缘细锯齿，叶尖极尖，基部尖形或楔形，叶面深绿色，无毛，叶背色较浅，叶脉基部有柔毛，叶柄无毛；蜜腺数量 0，叶柄长度 0.5 ～ 1 cm。花型蔷薇型，花瓣 5，也有重瓣类型，花冠小，直径 2 ～ 3 cm，花色白或粉色，有花粉，萼筒内壁淡黄色。果实圆形，果顶圆平，缝合线中，两半部对称，茸毛；果皮易剥离，果肉白色，离核，核形近圆，核面有倾斜沟纹，无点纹；种仁有甜、苦之分。花期 3 ～ 4 月，果熟期 8 月[1]。

3. 山桃

又名山毛桃、野桃、花桃。落叶小乔木，高 5 ～ 9 m。叶互生，托叶早落，叶柄长 1.5 ～ 3 cm，叶片卵状披针形，长 4 ～ 8 cm，宽 2 ～ 3.5 cm，中部以上渐尖，近基部最宽，基部呈广楔形或圆形，边缘具细锯齿，花单生，萼片 5，多无毛；花瓣 5，阔倒卵形，粉红色至白色。核果近圆形，黄绿色，表面黄褐色柔毛，果肉离核；核小，坚硬，表面有网状凹纹。种子 1，棕红色。花期 3 ～ 4 月，果熟期 6 ～ 7 月[2]。

4. 陕甘山桃

陕甘山桃与山桃极为近似，或可作为山桃的变种。本种树体开张形，高度介于山桃和甘肃桃之间。叶片较山桃狭小，卵圆披针形，长 6 ～ 7.5 cm，先端急尖或渐尖，基部圆形，边缘锯齿稍钝。花蔷薇型，单瓣花，花瓣内卷，花色粉红，花粉可育，花药颜色橙红。果形圆，果皮底色绿白，果实不着色；果肉肉质硬溶，离核，核纹介于山桃和甘肃桃之间。花期 3 月，果熟期 8 月[3]。

5. 光核桃

别名西藏桃。乔木，高达 10 m，枝条细长，无毛，绿色，老时褐灰色。叶片披针形，长 5 ～ 10 cm，先端长渐尖，基部圆形，叶缘有圆钝锯齿，先端近全缘，下面中脉被长柔毛；叶柄长 8 ～ 15 mm，有 2 ～ 4 腺。花单生或 2 朵，直径 2 ～ 2.5 cm，有短花柄；萼片卵圆形，边缘微具长柔毛；花瓣倒卵形，先端圆钝，淡红色。果实近球形，直径约 3 cm，肉质，外面密被绒毛；核卵圆形，扁

［1］贾敬贤，贾定贤，任庆棉.中国作物及其野生近缘植物（果树卷）［M］.北京：中国农业出版社，2006：180.

［2］赵亦成，蒋纪洋.淄博本草［M］.北京：中国中医药出版社，1995：191.

［3］王力荣，朱更瑞，方伟超，等.中国桃遗传资源［M］.北京：中国农业出版社，2012：54.

平，光滑。花期4月，果熟期8～9月[1]。

6. 新疆桃

别名大宛桃。乔木，高达8 m；树皮暗红褐色，鳞片状，具多数突出的皮孔，枝条光滑，有光泽，绿色，向阳面淡红色，冬芽密被短柔毛，2～3簇生于叶腋间。叶片披针形，长8～15 cm，宽2.5～3 cm，先端渐尖，基部圆形，上面暗绿色，无毛，下面色较淡，脉腋具稀疏柔毛，叶缘有锯齿，锯齿上有腺。花单生，直径3～4.5 cm，近无柄，先于叶开放；萼筒钟状，外面绿色，具淡红色斑点，萼片卵形或椭圆形，外面被短柔毛；花瓣近圆形，子房被柔毛；果实扁球形或近球形，长3.7～5.8 cm，外被短柔毛。果肉离核，核球形、扁球形或广椭圆形。花期4月，果熟期8月[2]。

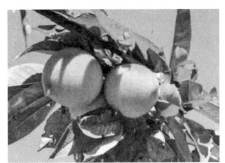

图2-2　桃

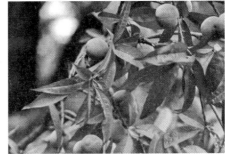

图2-3　甘肃桃

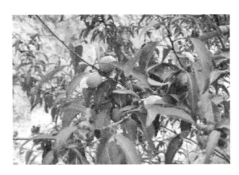

图2-4　山桃

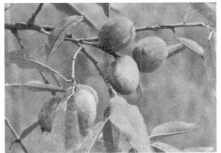

图2-5　陕甘山桃

［1］俞德浚.中国果树分类学［M］.北京：中国农业出版社，1979：32.

［2］张秀英.桃花［M］.上海：上海科学技术出版社，2000：53.

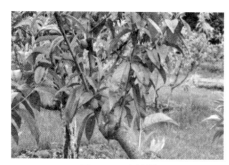
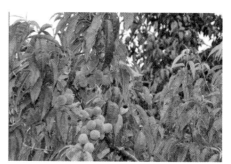

图 2-6　光核桃　　　　　　　　　图 2-7　新疆桃

三、桃的品种群和产地

中国北起吉林，南到广东，西自新疆、西藏，东至滨海各省和台湾，各地都有桃的栽培。桃的主产区有甘肃的宁县、张掖，宁夏的灵武，辽宁的大连，河北的深州，河南的周口、郑州，山东的肥城，江苏的连云港、南通、无锡，浙江的奉化、金华，以及北京、上海等地。桃品种很多，全世界约有 3000 种，中国约有 800 种，依其生态条件分为 5 个品种群。

1. 北方品种群

主要分布在黄河流域及西北、东北地区等，以甘肃、陕西、河北、山西、山东、河南等栽培最多。树冠较直立，果实带尖顶，肉质较硬、致密，较耐储运，有较强的抗寒和抗旱特性，但不耐暖湿气候，移至南方栽培往往生育不良，抗病性差，产量低。按肉质又可分为 3 个亚群，即蜜桃亚群、脆桃亚群、面桃亚群。

2. 南方品种群

主要分布在长江流域，以江苏、浙江、云南等栽培最多。适于温暖多雨气候，有些品种也适于北方栽培。树冠较开张，复花芽多，果顶平圆或微凹，耐寒、耐旱性较差。按肉质又可分为 2 个亚群，即水蜜桃亚群、硬肉桃亚群。

3. 黄肉桃品种群

主要分布在西北、西南等地区，华北、华东地区也有栽培。树势旺盛，树冠较直立，果实圆形或长圆形，皮和肉均呈金黄色，肉紧密，适合加工制成罐头。如早甘、黄粘核等。

4. 蟠桃品种群

江苏、浙江一带栽培较多。树冠开张，复花芽多，果扁圆形，多白肉，柔软多汁。如白芒蟠桃、撒花红蟠桃等。此外，西北地区也有栽培，并有黄肉蟠桃。

5. 油桃品种群

主要分布在新疆、甘肃等。果皮光滑无毛，肉紧密，多黄肉，离核或半离核。如甘肃的紫胭桃、新疆的李光桃等。

综上，本章对桃的起源进行了考证。19 世纪中期之前的相当长一段时间内，由于缺乏生物学、历史学和考古资料，又未对桃的起源做深入研究，当时存在"波斯说"与"中国说"之争。19 世纪中叶后，一些学者根据实地考察、考古学研究及历史文献考证，澄清了这一历史事实，证明了桃原产于中国，并向世界传播。在桃的传播路线上，国内外相关史料表明桃由中国传入波斯，又从波斯传至希腊、罗马，最后传至地中海沿岸欧洲各国。在桃的传播时间上，国内外相关文献记载有一定差别，但可以肯定的是不晚于公元前 2 世纪（汉武帝时期），当时桃已随人口迁移向外传播。中国桃树栽培历史悠久，考古表明其距今至少有 4000 年历史。纵览桃的栽培发展与利用历史，随着桃栽培技术的不断改良与发展，桃的品种、栽培规模与分布范围也在不断地发展与扩大，桃的观赏、食用、药用等价值也逐渐被挖掘出来，切实满足了人们的需要，深受人们的认可与喜爱。

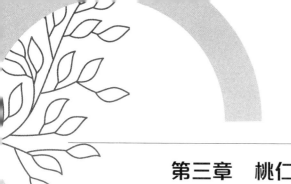

第三章　桃仁的医药文献研究

桃仁又名桃核仁，是蔷薇科植物桃 *Prunus persica*（L.）Batsch. 或山桃 *Prunus davidiana*（Carr.）Franch. 的干燥成熟种子。每于夏、秋季果实成熟后采收，除去果肉和核壳，取出种子，晒干。桃仁呈扁长卵形，一端尖，中间膨大，外表黄棕色或红棕色；而山桃仁呈类卵圆形，较小而肥厚。二者都以颗粒饱满、均匀、完整者质量为佳。现代桃仁用药主要取材于野生和栽培桃或山桃的成熟种子，野生的（毛）桃仁和山桃仁均可入药，栽培的桃仁中本生者可作为药用，嫁接培植者不可作为药用，且本生桃仁以山东产的质量为上品。本研究在广泛搜集与桃仁有关的医药文献基础上，共参阅百余种本草、方书、医案等典籍，对桃仁的名称、产地与品质、炮制方法、药性及功效主治认识的演变进行考证，并对桃仁古代方剂配伍用药规律、化学成分与现代药理作用进行归纳分析。

第一节　桃仁的名称

在本草典籍中，桃仁的异名称谓较多，有桃核仁、桃核人、桃人、毛桃仁、光桃仁等。归结其原因，为语言文字演化、地域品种差异等赋予了桃仁不同的称谓。

一、桃核仁

"桃核仁"最早见于《神农本草经》[1]，列于下品。汉代以后，较多医学典籍继续沿用"桃核仁"的名称，例如《本草经集注》《新修本草》《本草图经》《本草衍义》《证类本草》《本草发挥》《神农本草经疏》《本草品汇精要》《本草蒙筌》《本草乘雅半偈》等。该称谓在方书等医学典籍中也有记载，如《备急千金要方》《普济方》《伤寒论条辨》，但提及的次数不多。

二、桃仁

"桃仁"是"桃核仁"的简化写法，该名称始载于《雷公炮炙论·桃仁》，南朝以后，"桃仁"的称谓被多数医籍广泛使用，如《汤液本草》《本草纲目》《本草征要》《本草易读》《雷公炮制药性解》《本草正》《本草通玄》《本草汇言》《要药分剂》《本经逢原》《本草从新》等。唐宋以后，方书类等医学典籍多以"桃仁"称谓进行记载。

三、其他称谓

除"桃核仁""桃仁"以外，某些医书还记载有其他称谓。如"桃核"（《名医别录》）[2]是对"桃核仁"的简称；"桃核人"（《备急千金要方·食治》）[3]、"桃人"（《刘涓子鬼遗方》）[4]的"人"是"仁"的通假字；"毛桃仁"（《外台秘要》《普济方》）强调入药桃仁的品种为"毛桃之种仁"方才有效；"光桃仁"（《幼幼集成》）[5]强调桃仁入药炮制方式为去皮。此外，方剂中依据炮制方式不同而命名的有"熟桃仁""炒桃仁""𤋲桃仁""炙桃仁""蜜桃仁""桃仁泥""桃仁霜"等[6]。

另外，现代《中药正别名集》载桃仁的别名有山桃仁（《中药材手册》）、大

［1］吴普.神农本草经［M］.南宁：广西科学技术出版社，2016：155.

［2］陶弘景.名医别录［M］.尚志钧，辑校.北京：人民卫生出版社，1986：306.

［3］孙思邈.备急千金要方［M］.太原：山西科学技术出版社，2010：763.

［4］龚庆宣.刘涓子鬼遗方［M］.北京：人民卫生出版社，1986：10.

［5］陈复正.幼幼集成［M］.上海：上海科学技术出版社，1962：21.

［6］曾宪策.临床常用中药400种［M］.重庆：重庆出版社，2012：326.

仁（《中药正别名》）、单桃仁（《中药处方名辨义》）[1]；《中药名大典》载桃仁的别名有脱桃仁、大桃仁、白桃仁、红桃仁、榹桃仁、山毛桃仁、野桃仁、花桃仁等[2]。

第二节　桃仁产地与品质考证

桃原产于我国，种类繁多，具有悠久的栽培历史。桃仁作为桃的种子，并非所有品种的种仁入药效果都佳。南北朝时期《本草经集注·果部药物》记载："桃生太山川谷……今处处有，京口者亦好，当取解核种之为佳。又有山龙桃，其人不堪用，世用桃仁作酪乃言冷。"[3]宋代《本草图经·果部》曰："桃核人并花、实等，生泰山，今处处皆有之。京东、陕西出者尤大而美。大都佳果多是圃人以他木接根上栽之，遂至肥美，殊失本性。此等药中不可用之，当以本生者为佳。"[4]宋代《本草衍义》记载："山中一种，正是月令桃始华者，但花多子少，不堪啖，惟堪取仁……入药惟以山中自生者为正。"[5]明代《本草纲目·果部》记载："惟山中毛桃，即《尔雅》所谓榹桃者，小而多毛，核粘味恶。其仁充满多脂，可入药用，盖外不足者内有余也。"[6]

根据以上本草文献记载分析可见：其一，古代桃仁用药有野生和栽培两种，"桃生太山川谷""生泰山"者应为野生，"今处处有，京口者亦好"表明桃已由野生转到种植。其二，自生桃之仁可入药。《本草图经》中"今处处皆有之……大都佳果多是圃人以他木接根上栽之，遂至肥美，殊失本性。此等药中不可用之，当以自生者为佳"，表明嫁接种植的桃核仁不可入药，自生种植的桃核仁可入药。这不仅与《中华人民共和国药典》（以下简称《中国药典》）（2015版）中

［1］韩维恒.中药正别名集［M］.长沙：湖南科学技术出版社，2005：274.

［2］刘道清.中药名大典 正名 别名 商品名 处方名［M］.郑州：中原农民出版社，1994：360.

［3］陶弘景.本草经集注［M］.北京：人民卫生出版社，1994：472.

［4］苏颂.本草图经［M］.合肥：安徽科学技术出版社，1994：551.

［5］寇宗奭.本草衍义［M］.北京：人民卫生出版社，1990：137.

［6］李时珍.本草纲目［M］.北京：中国文联出版社，2016：592.

关于桃仁的记载一致，也与目前桃仁药材商品的使用习惯相符合。其三，"山桃"的仁可入药。《本草衍义》《本草纲目》所描写的"山中一种""惟山中毛桃"的特性"花多子少，不堪啖""小而多毛，核粘味恶，其仁充满多脂"与当代《中国药典》（2015 版）中关于山桃的记载一致。

桃仁药材在现代全国大部分省区均有产出，《中药志》（人卫版）记载：桃仁主产于四川三合、叙永、宜宾，云南昭通、文山，陕西延安、渭南，山东安丘、泰安，北京密云、怀柔，河北承德，山西黎城、壶关，河南洛阳、开封、新乡等地，产量大，供应全国，并有出口；山桃仁产于河北、河南、山东、山西、陕西、四川等地，多为野生，产量小，多与桃仁混装销售[1]。在道地药材中以"北药"桃仁为上品，具体包括河北、山东和山西出产的桃仁，"北药"桃仁中又以山东桃仁的质量为最佳[2]。

《中国药典》（2015 年版）对桃仁性状标准描述为：呈扁长卵形，长 1.2 ～ 1.8 cm，宽 0.8 ～ 1.2 cm，厚 0.2 ～ 0.4 cm；表面黄棕色至红棕色，密布颗粒状突起。一端尖，中间膨大，另端钝圆稍偏斜，边缘较薄。山桃仁呈类卵圆形，较小而肥厚，长约 0.9 cm，宽约 0.7 cm，厚约 0.5 cm[3]。桃仁和山桃仁的外形对比如图 3-1 所示。桃仁与山桃仁以颗粒饱满、均匀、完整者为佳。颜永刚通过药化实验对 34 个桃仁的品种、品质和药效进行相关性分析，得出结论：相同产地、品种的桃仁和山桃仁，新品的药效好于陈年的，山桃仁的药效好于桃仁，主产地所产的药效好于非主产地的，例如，主产地陕西延安的山桃仁药效＞非主产地新疆的山桃仁药效＞主产地甘肃兰州的桃仁药效＞非主产地江西的桃仁药效[4]。

［1］中国医学科学院药物研究所，等.中药志：第 3 册［M］.北京：人民卫生出版社，1961：91.

［2］侯士良.中药八百种详解［M］.郑州：河南科学技术出版社，2009：539.

［3］国家药典委员会.中华人民共和国药典：一部［M］.北京：中国医药科技出版社，2015：277.

［4］颜永刚.桃仁质量研究［D］.成都：成都中医药大学，2008.

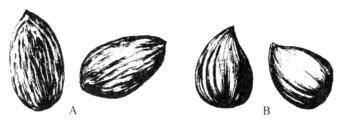

图 3-1　桃仁的外形

A. 桃仁；B. 山桃仁

第三节　桃仁的炮制

梳理历代医药典籍中关于桃仁用药炮制方法的记载，主要有：汉代《金匮玉函经》桃仁去皮尖和熬法；南北朝时期《雷公炮炙论》用白术乌豆制、酒蒸；唐代《经效产宝》有去皮尖烧熟研加膏，《食疗本草》用酒煮；宋代《太平圣惠方》有去皮尖麸炒、炒焦，《圣济总录》有黑豆汤浸炒，《太平惠民和剂局方》有童便浸，《博济方》有面炒，《类编朱氏集验方》有盐炒等；元代《世医得效方》有焙法；明代《普济方》有吴茱萸炒、蛤壳粉炒、酒制、炒微黄、炙令微黑，《本草纲目》有烧存性，《医学入门》有盐水炒、黄连水炒法，《奇效良方》有水洗去毒等法；清代《医宗金鉴》有童便酒炒，《本草逢原》有干漆炒等法。可见从汉代到清代，桃仁的炮制方法由少到多、由简到精。

其中《本草纲目》集前人之大成，将桃仁的功用和炮制的关系总结为："桃仁行血，宜连皮尖生用；润燥活血，宜汤浸去皮尖炒黄用，或麦麸同炒，或烧存性，各随本方。"处方中常用的炮制品为桃仁、燀桃仁、炒桃仁、麸炒桃仁，此外还有桃仁霜、熟桃仁、桃仁泥、炙桃仁、蜜桃仁等。

其一，桃仁。医学典籍《金匮玉函经》载桃仁炮制方法为"去皮尖"，《肘后备急方》为"去皮捣"。现代炮制法是：取原药材，除去杂质及残留的外壳，簸去灰屑。用时捣碎。桃仁呈扁长卵形，表面黄棕色至红棕色，密布颗粒状突起；一端尖，中部膨大，另端钝圆稍偏斜，边缘较薄；尖端一侧有短线形种脐，圆端有颜色略深不甚明显的合点，自合点处散出多数维管束，种皮薄，富油性[1]。气

[1] 林余霖. 国家药典中药识别图鉴［M］. 福州：福建科学技术出版社，2016：368.

微，味微苦。生品活血祛瘀力胜。桃仁如图 3-2 所示。

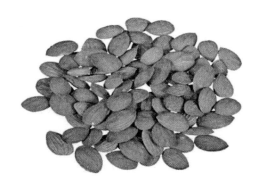

图 3-2 桃仁

　　其二，燁桃仁。古代医药文献《本草经集注》描述燁桃仁炮制方法为"汤软，挞去皮"，《太平圣惠方》为"汤浸去皮尖、双仁"。现代炮制法是：取净桃仁置沸水中，加热至种皮微鼓起，捞出，在凉水中稍浸泡，取出，搓开种皮与种仁，干燥，去种皮。用时捣碎桃仁，利于有效成分的溶出。炮制后燁桃仁形如桃仁，无种皮，表面乳白色，有细纵纹。燁桃仁一般去皮尖，除去非药用部位，使有效成分易于煎出，以提高药效。以降气止咳、消痈除痰为主。燁桃仁如图 3-3 所示。

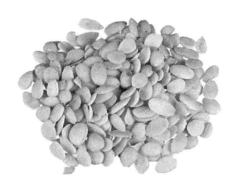

图 3-3 燁桃仁

　　其三，炒桃仁。医学典籍《刘涓子鬼遗方》记载炒桃仁的炮制方法为"去皮炒切之"，《普济本事方》为"去皮尖微炒"。现代炮制法是：取燁桃仁置锅内，用文火加热，炒至微黄色，取出放凉。用时捣碎。炮制后炒桃仁形如桃仁，表面微黄色，略有焦斑。炒桃仁偏于和血润燥，多用于肠燥便秘、心腹胀痛等。炒桃仁如图 3-4 所示。

其四，麸炒桃仁。古代医学文献《太平圣惠方》描述麸炒桃仁的炮制方法为"汤浸去皮尖、双仁，麸炒微黄"。现代炮制法是：每桃仁100 kg，用麸皮 12 kg，先将麸皮撒入锅内，待麸皮冒烟时，倒入燀桃仁，用文火炒至表面呈黄色，取出，筛去麸皮，放凉。炮制后麸炒桃仁形如桃仁，表面黄色。

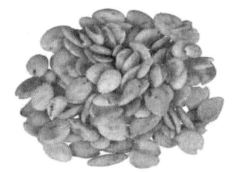

图 3-4　炒桃仁

桃仁、炒桃仁、麸炒桃仁需要置于干燥的容器中密封保存，阴凉干燥处存放，防蛀。另外，桃仁霜为捣碎桃仁，用纸吸附以除去部分脂肪油后入药者；熟桃仁为桃仁在沸水中烫 20 分钟后取出，晾干入药者；光桃仁为桃仁净选，泡后搓去种皮者；桃仁泥又名破桃仁，为生桃仁捣泥入药者；炙桃仁为桃仁用甘草水浸泡，略煮，去皮晾干，然后入药者；蜜桃仁为光桃仁蜜炙后入药者[1]。

第四节　桃仁药性的认识演变

一、桃仁的性味及毒性

笔者在梳理历代本草典籍过程中发现，典籍中关于桃仁性味和毒性的内容多混为一体，现将其一并汇总并进行论述分析，具体如表 3-1 所示。所谓四性（气），是指药物的寒、热、温、凉的药性，反映了药物对人体寒热病理变化的作用性质。五味是指辛、甘、酸、苦、咸五种味，此外还有淡味和涩味，它是药物的作用标志，表明不同药物的味有不同的作用。毒性是指药物对人体的损害性。

---

[1] 刘道清.中药名大典 正名 别名 商品名 处方名［M］.郑州：中原农民出版社，1994：361.

（一）桃仁的四性（气）五味

两汉时期《神农本草经·桃核仁》最早对桃仁的性味进行了概述，云："味苦，平。"

南北朝时期，随着生产力和医学实践的发展，药物种类日益增多，医家用药经验不断丰富，中药理论认识不断提高。梁代陶弘景《名医别录》是继《神农本草经》之后又一部有医学文献价值的本草学著作，该书记载桃仁五味为"味甘"，没有四性的记载。又载"七月采，取仁，阴干"，表明其采摘时节和制作方法。之后，陶弘景在《神农本草经》与《名医别录》基础上编撰成《本草经集注》，该书较完善地描述了桃仁的性味，曰："味苦、甘，平。"

隋唐时期，社会稳定，经济繁荣，文明高度发达，临证医学与药用经验进一步发展积累，中外交流促进新的药物种类不断增加，药物新的用法也被不断发现。唐代官修药典《新修本草》以《本草经集注》为蓝本，有关桃仁的性味记载并无变化。

唐代孙思邈著《备急千金要方》《千金翼方》（两书简称为《千金方》），后书为前书的续编。《千金方》是盛唐先进医学水平的标志。虽然《千金方》并不是本草专著，但它作为综合医书在《备急千金要方》中设立"食治方"，其中第二十六卷"果实第二"记载了果类药物的性味、毒性、功效主治等药性相关内容。《备急千金要方·食治方·果实第二》载"桃仁，味苦、甘、辛，平"，与《本草经集注》相比，增加了辛味。

唐代孟诜《食疗本草》不仅是一部内容充实的古代食物疗法和营养学专书，也是一部很有临床价值的经验方集。《食疗本草》卷上载桃仁四气曰"温"[1]，无五味记载。

五代韩保昇撰《蜀本草》，全名为《蜀重广英公本草》，该书是对《新修本草》的首次校补。《蜀本草·果部》载桃仁性味为"味苦、甘，平"[2]，与《新修本草》所载相关内容一致。

宋代经济繁荣，社会科技进步，政府重视医药事业，完善医政设施，强化医事管理，设立校正医书局，并官修了《开宝本草》《嘉祐本草》等。该时期，民

---

［1］孟诜.食疗本草［M］.北京：人民卫生出版社，1984：46

［2］韩保昇.蜀本草［M］.合肥：安徽科学技术出版社，2005：479.

间个人本草著作也有发展，唐慎微《经史证类备急本草》是本草学史上又一次重要的总结。在该书的基础上，宋政府稍加修订以国家药典形式先后颁行了《经史证类大观本草》《政和新修经史证类备用本草》《绍兴校定经史证类备急本草》《重修政和经史证类备用本草》等。向前追溯，从《重修政和经史证类备用本草》到《经史证类备急本草》，再到《开宝本草》，《开宝本草》以唐代《新修本草》与《蜀本草》为参考基础，因此宋时期关于桃仁性味的记载基本没有新的观点，仍为"味苦、甘，平"。

金元时期关于桃仁的性味记载与前代本草基本相同，但也有新的认识。贾铭《饮食须知·果类》载"桃仁，味甘、苦，性平"，沿袭前人的观点。李杲《珍珠囊补遗药性赋·主治指掌》对于桃仁药性的描述为"桃仁，味苦、甘、平，性寒"，首次提出桃仁性寒说。王好古《汤液本草·果部》认为桃仁"气温，味苦、甘，性平，苦重于甘"，不仅较全面地总结了前人对桃仁性味的认识，更重要的是比较了苦、甘两味的程度，为后世桃仁用药提供了较好的依据。

明清时期对于桃仁性味的认识与前人基本一致，少有新的观点。该时期关于桃仁性味的认识主要分为三种。其一，桃仁"味甘、苦，性平"。支持此观点的本草著作数量较多，如缪希雍《神农本草经疏》、兰茂《滇南本草》、刘文泰《本草品汇精要》、陈嘉谟《本草蒙筌》、李时珍《本草纲目》、薛己《本草约言》、李中梓《本草征要》与《雷公炮制药性解》、沈金鳌《要药分剂》、陈士铎《本草新编》、汪昂《本草备要》、张璐《本经逢原》、叶桂《本草经解》、吴仪洛《本草从新》、陈修园《神农本草经读》、徐大椿《神农本草经百种录》、张志聪《本草崇原》、蒋介繁《本草择要纲目》、严洁《得配本草》、姚澜《本草分经》、张秉成《本草便读》、闵钺《本草详节》等。一些医家还对"味"的程度进行了描述，如《本草备要》《本草分经》中"苦，平，微甘"。其二，桃仁"性温"或"性寒"。明清时期一些医家继承了孟诜《食疗本草》、王好古《汤液本草》中桃仁"性温"说，支持此观点的有李中梓《本草通玄》、倪朱谟《本草汇言》、黄宫绣《本草求真》、杨时泰《本草述钩元》等；另一些医家沿袭了李杲《珍珠囊补遗药性赋》中"性寒"说，支持此认识的有李汤卿《心印绀珠经》、杜文燮《药鉴》、贾所学《药品化义》等。其三，桃仁"味辛"。明清时期某些医家沿用了《备急千金要方》中桃仁"味辛"的相关记载，如张介宾《景岳全书·本草正》、汪昂《本草易读》、李中梓《本草通玄》、黄宫绣《本草求真》、杨时泰《本草述钩元》、陈其瑞《本草撮要》等。

总之，两汉时期《神农本草经》首载桃仁性味"味苦，平"，后经南北朝时期陶弘景《名医别录》补充，《本草经集注》将桃仁的性味总结为"味苦、甘，平"，此观点为后世多数医药学家所沿用。又有一些医家对桃仁性味有了新的认识，如唐代孙思邈《备急千金要方·食治方》提出了桃仁"味辛"的观点，孟诜《食疗本草》提出桃仁"性温"说，到金元时期李杲《珍珠囊补遗药性赋》提出"性寒"说，但这些观点并没有广泛流行。到明清时期，对桃仁性味的认识仍然以"味苦、甘，平"为主，但"味辛""性温""性寒"的观点已被一些医家所接受和赞同。

（二）桃仁的毒性

从两汉到清代，大多数本草古籍文献都记载桃仁药性为无毒。但唐代孟诜《食疗本草·食鉴本草·果》载"双仁者杀人，不可与同食"。金代李杲《珍珠囊补遗药性赋·果品部》曰"如桃杏双仁者，有毒能杀人"。元代贾铭《饮食须知·果类》有关桃仁的记载为"双仁者有毒，宜去之"。明代李时珍《本草纲目·果部·桃》曰"双仁者有毒，不可食"。清代张璐《本经逢原·果部》桃仁篇载"双仁者有毒，勿用"。这里的"双仁"指桃仁与杏仁。

现代《中华本草》（国家中医药管理局，1999 年版）、《中药大辞典》（南京中医药大学，第 2 版）、《中国中草药图典》（广东科学技术出版社，2011 年版）、《实用中药学》（中国中医药出版社，2006 年版）等都认为桃仁有小毒。现代发生过桃仁食用过量导致中毒的报道，如桃仁急性中毒 2 例[1]。通过现代药理研究进一步证实，桃仁确有一定毒性：桃仁主要含苦杏仁苷、各种油脂、糖类、蛋白质等活性成分，其中苦杏仁苷与桃仁毒性相关。当桃仁用量过大时，苦杏仁苷在苦杏仁酶等作用下分解为剧毒物质氢氰酸（HCN），可引起氰中毒，抑制细胞呼吸，导致组织缺氧，严重者造成死亡。现代临床规定桃仁用量为 6 ～ 10 g，以防过量引起中毒，且孕妇、血虚血燥及津液亏虚者慎服[2]。

[1] 赵玉英，范玉义. 桃仁急性中毒 2 例［J］. 山东中医杂志，1995，14（8）：356–357.
[2] 陈仁寿，吴昌国，等. 毒性本草类纂［M］. 北京：人民军医出版社，2012：1004.

表 3-1 桃仁性味及毒性的本草古籍文献记载

序号	年代	出处	四性（气）、五味及毒性
1	汉	《神农本草经》	味苦，平
2	梁	《名医别录》	味甘，无毒
3		《本草经集注》	味苦、甘，平，无毒
4	唐	《新修本草》	味苦、甘，平，无毒
5		《备急千金要方·食治方》	味苦、甘、辛，平，无毒
6		《食疗本草》	温
7	五代	《蜀本草》	味苦、甘，平，无毒
8	宋	《开宝本草》	味苦、甘，平，无毒
9		《嘉祐本草》	味苦、甘，平，无毒
10		《经史证类大观本草》	味苦、甘，平，无毒
11		《政和新修经史证类备用本草》	味苦、甘，平，无毒
12		《绍兴校定经史证类备急本草》	味苦、甘，平，无毒
13		《重修政和经史证类备用本草》	味苦、甘，平，无毒
14	元	《饮食须知·果类》	味甘、苦，性平
15		《珍珠囊补遗药性赋》	味苦、甘，平，性寒，无毒
16		《汤液本草》	气温，味苦、甘，性平，无毒
17		《心印绀珠经》	味苦、甘，平，性寒
18	明	《神农本草经疏》	味苦、甘，平，无毒
19		《滇南本草》	味苦、甘，平，无毒
20		《本草品汇精要》	味苦、甘，性平泄缓
21		《本草蒙筌》	味苦、甘，气平，无毒
22		《本草纲目》	苦、甘，平，无毒

续表

序号	年代	出处	四性（气）、五味及毒性
23		《景岳全书·本草正》	味苦、辛、微甘，气平
24		《本草约言》	味苦、甘，气平，无毒
25		《本草乘雅半偈》	苦平，无毒
26		《本草征要》	味苦、甘，性平，无毒
27		《本草易读》	甘、苦、辛，平，无毒
28		《雷公炮制药性解》	味苦、甘，性平，无毒
29		《药鉴》	气寒，味苦带甘
30		《本草通玄》	甘、辛，微温，苦重于甘
31		《药品化义》	味苦重、微甘，性寒
32		《本草汇言》	味苦、微甘，气温，无毒
33		《要药分剂》	味苦、甘，性平，无毒
34		《本草新编》	味苦、甘，气平，无毒
35		《本草备要》	苦，平，微甘
36		《本经逢原》	苦、甘，平，无毒
37		《本草经解》	气平，味苦、甘，无毒
38		《本草从新》	苦，平，微甘
39		《神农本草经读》	气味苦、甘，平，无毒
40	清	《神农本草经百种录》	味苦、甘，平
41		《本草崇原》	气味苦、甘，平，无毒
42		《本草求真》	辛、苦、甘，温
43		《本草述钩元》	气味苦、辛、甘，温
44		《本草撮要》	味苦、甘、辛
45		《本草择要纲目》	苦、甘，平，无毒
46		《得配本草》	甘、苦，平
47		《本草分经》	苦，平，微甘

序号	年代	出处	四性（气）、五味及毒性
48		《本草便读》	味苦兼甘，性平而润
49		《神农本草经赞》	味苦，平
50		《本草详节》	味苦、甘，气平

二、桃仁的归经

归经是药性的重要组成部分，是指药物对人体的作用范围。归经理论可追溯至《素问》的"五入"与《灵枢》的"五走"，后发展到宋元时期，由张元素、李杲、王好古等著名医家大致提出归经概念，直至清代沈金鳌《要药分剂》才明确"归经"这一称谓[1]。

元代王好古《汤液本草·果部》较早提出桃仁的归经，云"入手、足厥阴经"，表明桃仁入心包经和肝经。

明代本草著作关于桃仁的归经记载繁杂多样，但大多数著作赞同《汤液本草》关于桃仁入手厥阴心包经和足厥阴肝经的观点。如缪希雍《神农本草经疏·果部三品》记载桃仁归经，曰"入手、足阴经"；刘文泰《本草品汇精要·果部下品·果之木》载"（入）手厥阴经、足厥阴经"；陈嘉谟《本草蒙筌·果部》曰"入手厥阴包络，及足厥阴肝经"；李时珍《本草纲目·果部》载"手、足厥阴经血分药也"；杜文燮《药鉴》卷二载"入手厥阴胞络及足厥阴肝经"等。

当然也有一些医家对于桃仁的归经提出了新的观点，如李中梓《本草征要·通治部分·理血药·破血逐瘀》与《雷公炮制药性解·果部》认为桃仁"入肝、大肠二经"，除前人提及的桃仁入肝经，李中梓创见性地提出桃仁入大肠经。

清代药物学发展继承了前人对桃仁归经的认识，多数医家认为桃仁入心包经与肝经。例如，沈金鳌《要药分剂·泻剂下》记载桃仁归经，曰"入肝、心包二经"；陈士铎《本草新编》载"入手足厥阴经"；汪昂《本草备要·果部》曰"厥阴（心包、肝）血分药"；黄宫绣《本草求真·上编·血剂·下血》载"入心包、

---

[1] 吉阳，宋秀珍."归经"理论渊源初探 [J].吉林中医药，1999（1）：2-3.

肝，为厥阴心包、肝血分主药"。杨时泰在赞同桃仁"入心包经和肝经"观点的同时，还在其著作《本草述钩元·果部》中进行了论理与释义："入手足厥阴血分……所云入手足厥阴者，因包络为化血之原，肝为纳血之脏，肝气下降，入心而生血。手厥阴受之以行其化。足厥阴又即受之以归于经也，抑司气之剂多矣。何独桃仁若是？盖他药之司气者，未能由气而致血之用，即入血诸味，亦多未能致气于血以为用也。"[1]

另外，闵钺《本草详节·果部》认为桃仁是"心包、肝、大肠经血分药"，综合了桃仁"入心包经与肝经"主流观点与明代李中梓关于桃仁"入肝、大肠二经"的认识。

更重要的是，清代一些医家及其本草著作对于桃仁的归经有了新的见解。如张秉成《本草便读·果部·果类》载桃仁归经，曰"专入肝经，兼入肺与大肠"，提出前代所未见的"入肺经"。尤其是叶桂《本草经解·果部》载"桃仁……禀天秋收之金气，入手太阴肺经……得地中南火土之味，入手少阴心经、足太阴脾经"，即认为桃仁入肺经、心经和脾经，这个认识非常有创造性，为后世医家用药提供了广阔思路和借鉴。

总而言之，历代多数医家及药物学文献认为桃仁入心包经、肝经，其次是大肠经、肺经、心经、脾经等，基本符合现代中医对桃仁归经的认识。

表 3-2　桃仁归经的本草古籍文献记载

序号	年代	出处	归经
1	元	《汤液本草》	入手、足厥阴经
2		《神农本草经疏》	入手、足厥阴经
3		《本草品汇精要》	手厥阴经、足厥阴经
4		《本草蒙筌》	入手厥阴包络，及足厥阴肝经
5	明	《本草纲目》	手、足厥阴经血分药也
6		《景岳全书·本草正》	入手、足厥阴经
7		《本草约言》	入手、足厥阴经
8		《本草征要》	入肝、大肠二经

---

[1] 杨时泰.本草述钩元［M］.上海：科技卫生出版社，1958：416.

序号	年代	出处	归经
9		《本草易读》	入厥阴肝
10		《雷公炮制药性解》	入肝、大肠二经
11		《药鉴》	入手厥阴胞络及足厥阴肝经
12		《本草通玄》	厥阴血分药
13		《本草汇言》	入手足厥阴经血分
14		《要药分剂》	入肝、心包二经
15		《本草新编》	入手足厥阴经
16		《本草备要》	厥阴（心包、肝）血分药
17		《本经逢原》	入手足厥阴血分
18		《本草经解》	入手太阴肺经、手少阴心经、足太阴脾经
19		《本草求真》	入心包、肝，为厥阴心包、肝血分主药
20	清	《本草述钩元》	入手足厥阴血分
21		《本草撮要》	入手足厥阴经血分
22		《本草择要纲目》	入手足厥阴经血分
23		《得配本草》	入手足厥阴经血分
24		《药性切用》	入厥阴经
25		《本草便读》	专入肝经，兼入肺与大肠
26		《本草详节》	心包、肝、大肠经血分药

三、桃仁的升降浮沉

中药的升降浮沉是指中药对机体的作用趋势。其中，升为提升、上升，降为降逆、下降，浮为外行发散，沉为内行泻利。金元时期，李杲《珍珠囊补遗药性赋·主治指掌》对桃仁的升降浮沉进行记载："桃仁，味苦、甘、平，性寒，无毒，降也，阴也。"李杲认为桃仁是"沉降"的。

梳理明代本草典籍中关于桃仁升降浮沉的发展演变时发现，众多医家也认为桃仁是"沉降"的。例如，缪希雍《神农本草经疏·果部三品》载桃仁升降浮沉，曰："气薄味厚，阳中之阴，降也。"李时珍《本草纲目·果部》引李杲，曰："桃仁苦重于甘，气薄味厚，沉而降，阴中之阳。"李中梓《本草征要·通治部分·理血药·破血逐瘀》曰："苦重于甘，气薄味厚，沉而下降。"杜文燮《药鉴·新刻药鉴》曰："气寒，味苦带甘，气薄味厚，降也，阴也。"倪朱谟《本草汇言·果部·果类》曰："气薄味厚沉而降，阴中之阳，入手足厥阴经血分。"但是，也有医家认为桃仁是可升可降之药。薛己《本草约言·药性本草约言·果部》云："桃仁味苦、甘，气平，无毒，阴中之阳，可升可降，入手足厥阴经。"

　　清代医家关于桃仁升降浮沉的认识基本是一致的，认为桃仁是"沉降"的。沈金鳌《要药分剂·泻剂下》载桃仁升降浮沉，曰："禀火土之气以生，降也，阴中阳也。"叶桂《本草经解·果部》记载："气味降多于升，阴也。"黄宫绣《本草求真·上编·血剂·下血》认为："苦重甘微，气薄味厚，沉而下降，故泻多补少。"杨时泰《本草述钩元·果部》曰："气薄味厚，阳中之降，阴也。"蒋介繁《本草择要纲目·寒性药品》记载："沉而降，阴中之阳，入手足厥阴经血分。"闵钺《本草详节·果部》认为："气薄味厚，沉而降，阴中之阳。"

　　另外，炮制对桃仁的升降浮沉有重要影响。桃仁之苦以散结、破滞血，甘以和血、生新血。凡行血，桃仁宜连皮尖生用；活血，桃仁宜汤浸去皮尖，炒用。通过汤浸、去皮炒的炮制方法，改变了桃仁的升降浮沉作用。

　　总之，关于桃仁升降浮沉的认识，历代医家基本都持"沉降"的观点。正如清代陈修园在《神农本草经读·下品》中关于桃仁性味与升降浮沉关系的论述，很好地说明了桃仁"沉降"之理："桃仁气平为金气，味苦为大味，味甘为上味。所以泻多而补少者，以气平主降，味苦主泄，甘味之少，不能与之为敌也。"此外，还要注意到炮制也可以对桃仁的升降浮沉趋势产生一定的影响。

第五节　桃仁功效主治的认识演变

　　古文献中对桃仁功效与主治的记载较为丰富。如《神农本草经·下经》提出了桃仁具有活血化瘀之功效，云"桃仁，味苦、平，主瘀血，血闭瘕痕，邪气，杀小虫"。南北朝陶弘景《本草经集注·卷七·果菜米谷有名无实·果部药物·下》提出桃仁具有降咳逆上气、消心下坚等作用，曰："桃核仁主治瘀血，闭瘕邪气，杀小虫。主咳嗽上气，消心下坚，除卒暴击血，破癥瘕，通月水，止痛。"唐代孟诜《食疗本草》卷上言"杀三虫，止心痛"。元代王好古《汤液本草·果部》记载："桃仁治大便血结、血秘、血燥，通润大便。"元代朱丹溪《本草衍义补遗》云："又去血中之坚，及通月经，老人虚秘。"明代李梴《医学入门·本草》曰："兼主上气咳嗽，喘急，胸膈痞满，止疝痛、腰疼，杀虫及尸疰邪祟。又小儿癫疝，妇人阴痒，捣泥敷之。"明代李时珍《本草纲目·果部》言："主血滞风痹，骨蒸，肝疟寒热，鬼疰疼痛，产后血病。"

《中华本草》（国家中医药管理局，1999 年版）记载："活血祛瘀，润肠通便。主治痛经，血滞经闭，产后瘀滞腹痛，癥瘕结块，跌打损伤，瘀血肿痛，肺痈，肠痈，肠燥便秘。"《中国药典》（2015 年版）记载："活血祛瘀，润肠通便，止咳平喘。用于经闭痛经，癥瘕痞块，跌扑损伤，肠燥便秘，咳嗽气喘。"《中药大辞典》（南京中医药大学，第 2 版）记载："破血行瘀，润燥滑肠。主治经闭，癥瘕，热病蓄血，风痹，疟疾，跌打损伤，瘀血肿痛，血燥便秘。"通过比较分析古代文献与现代工具书，桃仁的主要功效为活血祛瘀、润肠通便。至于止咳平喘、杀虫的功效，一些古代医家认为可以归入到活血祛瘀功效之内，具体原因将在下文解释。

本节将对桃仁活血祛瘀、润肠通便功效对应的主治病证进行考证，首先将具有一定代表性的古医籍进行系统收集与梳理，然后对桃仁用药沿革历史进行概述整理，在此基础上，明晰其功效对应主治病证变化和发展脉络，以期为桃仁的临床应用提供文献线索和参考，同时为"桃仁古代方剂配伍用药规律的研究"奠定基础。

一、活血祛瘀

为揭示桃仁活血祛瘀功效对应主治病证的发展演变，本研究搜集整理了从两汉到清代比较有影响、有代表性的本草和医学典籍中关于桃仁活血祛瘀功用的记载，具体如表 3-3 所示。为明晰主治病证的发展与变化脉络，本研究对同书、同卷、同病而不同证候治疗，所选取的不同方药配伍进行统计，并依据记载前后顺序依次摘录。需要强调的是，大型综合方书中有关同类主治病不同证候的记载，虽摘录文字表述差异不大，但却更突出桃仁活血祛瘀治疗病证的细化。

表 3-3　桃仁活血祛瘀功效对应主治病证的医学古籍文献记载

序号	年代	出处	主治及相关内容摘要
1	汉	《神农本草经》	主瘀血、血闭、瘕邪，杀小虫
2	汉末至南北朝	《伤寒杂病论》	载桃仁用药下瘀血汤、桃核承气汤、大黄牡丹皮汤、抵当汤、抵当丸、大黄䗪虫丸、桂枝茯苓丸、苇茎汤、鳖甲煎丸配方9首。分别主治产妇腹痛，经水不利；下焦蓄血，其人如狂，血瘀经闭，痛经，跌打损伤；肠痈；少腹硬满；伤寒有热，下焦蓄血，少腹满；瘀血内停，腹部肿块，肌肤甲错；痰病；肺痈；癥瘕，疟母，痞块
3		《名医别录》	主咳逆上气，消心下坚，除卒暴击血，破癥瘕，通月水，止痛
4	晋	《肘后方》	载桃仁用药方10余首。主治尸注鬼注，传尸鬼气，咳嗽，痃癖，注气，血气不通，日渐羸瘦，卒心痛，下痢，下部生虫，疟，卒上气咳嗽，胸膈痞满气喘，脾元气发歇，痛不可忍，卵癫等
5	南北朝	《小品方》	载桃仁用药方3首。主治七气积聚，五痔，谷道中痒痛痔疮
6		《本草经集注》	主治瘀血，闭瘕邪气，杀小虫。主咳逆上气，消心下坚，除卒暴击血，破癥瘕，通月水，止痛
7		《新修本草》	主瘀血，血闭瘕邪气，杀小虫。止咳逆上气，消心下坚，除卒暴击血，破癥瘕，通月水，止痛
8	唐	《备急千金要方》	主破瘀血、血闭瘕邪气，杀小虫，治咳逆上气，消心下硬，除卒暴击血，破癥瘕，通月水，止心痛。载桃仁用药方100余首。主治不产、无子、不孕及断绪，产后蓐风虚损，虚羸短气、胸逆满闷，产后腹中疾痛，产后头疼、余血未尽后腹痛，产后恶露不尽，产后脏中风冷阴肿痛，月经不通，血瘕，月经瘀闭，月经未尝来，月经闭绝，月水淋沥不断，腰腹痛，腹胀瘕痛，产后月水不调，小儿痞气，小儿烂疮，冬月唇干血出，虫齿，耳聋，温疟、劳疟，妇人心痛、乳痈，吐血胸中塞痛，风痹，酒客劳倦或出当风，七气积聚，肺痈，杂疰，咳嗽，心有长虫，湿䘌、疮烂、虫䘌，时气病䘌，水肿，痛疽，风劳毒肿，肠痈，五痔及脱肛，谷道痒痛痔疮，阴癫、阴肿皮痒，被打伤破、腹中有瘀血，跌打损伤等

序号	年代	出处	主治及相关内容摘要
9		《千金翼方》	载桃仁用药方60余首。主治咳逆上气，杀三虫，癥瘕积聚，血闭，月水不利，断绪无子，产后腹痛，太阳病，耳聋，疰癖，下部痒痛痔疮等
10		《孙真人海上方》	载桃仁用药方1首。主治小儿疟疾
11		《外台秘要》	载桃仁用药方130余首。主治蓄血，胸胁逆满，蟹疮，疟瘴、疟疾、疰疟，恶疰心痛，心痛、心闷吐血、手足烦疼、不能饮食，寒疝腹痛，疝气，酒癖，七气积聚，卒咳逆，咳嗽唾血，肺痛，胸满上气，疰癖，癖饮，骨蒸，瘦病，传尸，瘦病伏连，鬼气恶疰，邪狂鬼魅、妄言狂走、恍惚不识人，偏风半身不遂，冷痹疰、中毒风肿、白癜风，脚气，水通身肿，耳聋，耳鸣，聤耳，唇干血出，五痔，脱肛，大便下血，谷道中痒痛痔疮，肾劳虚，酒痔、肛门肿生疮、泻清血、肛门疼痛，疝气，癫疝，癫疝阴卵偏大，阴肿，蛔虫，蛲虫，小便数多，堕落瘀血，折腕瘀血，被打有瘀血，风劳毒肿疼挛痛，鬼疰心痛，疰忤邪气、面疱、面䵟黯、面上之病，断绪无子，逆产难产，宿血、损伤瘀血在腹内，产后百病，血瘕，虚羸短气、胸胁逆满，月病不调，小儿聤耳，小儿阴癫，腹内痛，热癖，消渴等
12		《仙授理伤续断秘方》	载桃仁用药方1首。整骨续筋，生肌止痛。主治内伤肝肺，呕血不止，或在心腹胀痛，四肢无力，左右半身风瘫
13		《食疗本草》	杀三虫，止心痛
14	宋	《太平圣惠方》	载桃仁用药方近700首。主治劳热，疟病，上气咳嗽，堕胎，肝脏虚寒，肝气不足，肝风，肝脏气逆，脾脏冷气，脾胃久虚，肾脏实热，肾脏风冷气，肾脏积冷，肾脏虚冷，盲肠气，膀胱虚，太阳病，阳毒伤寒未解，伤寒食毒，伤寒病不解，伤寒咳嗽引心腹痛，伤寒心腹胀满疼痛，伤寒结胸、内有瘀血，伤寒下部蟹疮，伤寒后夹劳，伤寒后虚羸盗汗，时气四日、发汗不解，热病心腹胀满，热病后虚劳，风毒走注、肢节疼痛，风痛病，白虎风，历节风，大风恶疾、腹内生虫，白癜风，肝脏风劳，心劳热伤，脾劳，肺劳羸瘦，筋极，风劳，急劳骨蒸，虚劳咳嗽，劳心腹痛，虚劳积聚，虚劳癥瘕，冷劳，气劳，虚劳寒热，虚劳浮肿，虚劳伤惫，热劳壮热羸瘦，骨蒸劳，肺痿，骨蒸疰癖，蒸劳咳嗽，传尸

序号	年代	出处	主治及相关内容摘要
			劳，传尸复连，骨蒸下虫，眼被撞打，冬月唇干，耳聋，聤耳，鼻大衄，乳石发动、心躁烦热，面奸疱，面病，发白，上气胸满，七气积聚，胸痹噎塞，心痹，冷邪气攻心腹痛，久心痛，恶疰心痛，中恶心痛，心痛不能饮食，心悬急懊痛，心腹鼓胀，心腹卒胀满，胸胁痛，风虚湿痹、腰间久痛，腰脚疼痛，腰胯疼痛，阴癞，阴肿痛，咳嗽，肝心脾肺肾积气，七疝气，心疝，疝气，癖气，疝瘕，久积癥癖，癥瘕，癖结，酒癖，五膈气，五噎，饮癖，五脏疟，温疟，瘅疟，劳疟，山瘴疟，痎疟，水气遍身浮肿，癖黄，飞尸，遁尸，尸疰，鬼疰，恶气鬼忤，心有长虫，蛲虫，气淋，大小便难，痢疾，痔疾，气痔脱肛，肺痈，恶疮燃肿，毒肿入腹，跌打损伤，金疮诸疾，妇人血风，妇人脚气浮肿，妇人虚损补益，妇人风虚劳冷，妇人无子，治妇人血风劳气，妇人寒热，妇人骨蒸劳，妇人冷劳气滞，妇人热劳羸瘦，妇人与鬼气交通，妇人积聚，妇人疝癖气，妇人疝瘕，妇人癥痞，妇人积年血癥块，妇人血瘕痛，妇人腹中瘀血，妇人腰脚疼痛，妇人血气攻心、腹疼痛，妇人两胁胀痛，妇人心腹胀满，妇人月水不调诸疾，妊娠疟疾，安胎，鬼胎癥块，难产，产后诸疾，小儿咳嗽，小儿心痛，小儿中恶，小儿落床，小儿憎寒壮热，小儿疟疾，小儿急惊风，小儿癖气，小儿腹内痞结，小儿骨热，小儿尸疰鬼癖，小儿身上有赤，小儿烂疮，小儿蛔虫，小儿蛲虫，小儿阴癞，小儿偏癞，小儿阴肿等
15		《圣济总录》	载桃仁用药方 500 余首。主治脚膝风，偏风半体不仁，白虎风，风腰脚疼痛，风毒赤疹、浮肿成痞瘟，风冷及虚风头昏，大风下癞虫，大风癞，肝痹，心痹，血痹，筋痹，骨痹，伤寒心腹胀痛，伤寒阳毒，伤寒食毒，太阳病身黄，伤寒热结，伤寒狐惑蟹病，伤寒百合病，伤寒瘀血，伤寒后夹劳，伤寒后百节疼痛，伤寒后蟹疮，寒疟，痎疟，劳疟，疟久不瘥，鬼疟，疟母，肝疟，心疟，肺疟，肾疟，瘴气，瘴疟，寒热不能饮食，中恶霍乱，霍乱烦躁，霍乱转筋，肝著，煎厥气逆多怒，疹筋，宿食不消，脾胃虚冷、食已胀满，脾脏冷气攻心腹疼痛，脾胃气虚肌体羸瘦，胃气虚冷，肺痿咳嗽，肺脏壅热，肺痈，肾经虚惫，肾寒，肾胀，肾脏风冷气，肾脏风毒流注腰脚，肾脏积冷气攻心腹疼痛，肾脏虚冷气攻腹胁疼痛胀满，肾脏虚寒客气卒暴攻注，肾脏积冷虚损气乏羸劣，脾胃气弱、下利胀满，心痛，心脏积冷，肝心痛，厥心痛，九种心痛，冷气心痛，中恶心痛，心腹疼痛，冷气攻心不能食，心腹卒痛，冷结腹痛，久腹胀，鼓胀，

序号	年代	出处	主治及相关内容摘要
			胁肋痛，五膈，膈气噎塞，痰癖，留饮宿食，咳嗽，咳嗽唾脓血，咳嗽面目浮肿，诸气积聚，上气喘急，胸满上气，上气腹胀，冷气攻刺疼痛，肺伤唾血，积聚，贲豚，积聚心腹胀满，久积癥瘕，诸癥结痛，疝气，癖气，酒癖，气痢，痢后浮肿，水肿，石水，水气肿满，风毒脚气，初觉脚气，腰痛，脾劳，肾劳，冷劳，热劳，气劳，急劳，虚劳咳嗽，虚劳瘦羸不进食，虚劳寒热困劣，虚劳骨节疼痛，肾劳腰脚疼痛，虚劳心腹痛，虚劳咳唾脓血，虚劳积聚，虚劳浮肿，筋实极，小便白淫，骨蒸热劳，骨蒸羸瘦，骨蒸痃癖，鬼注传尸骨蒸，传尸劳，寒疝心腹痛，寒疝积聚，七疝，阴疝，卒疝，小便多利，气淋，蛲虫，五脏虫，遁尸鬼注，尸注，五注瘦病，风注，走注，气注，邪气鬼魅所持，面皯疱，肝虚两胁满痛，眼见黑花，翳障，内外障失明，耳聋，风聋，劳聋，聤耳，咽喉不利，痈肿热毒，肠痈，附骨疽，疮肿，气毒肿疼痛，箭头入肉赤肿，生痔下血，跌打损伤，妇人血风劳气，妇人风虚劳冷，妇人风邪惊悸，妇人月水不调、不通，带下，妇人血积气痛，妇人瘀血，妇人血分，妇人无子，妊娠咳嗽，半产，妊娠堕胎后血不出，产后诸疾，小儿急惊风，小儿食痫，小儿胎风，小儿诸疳诸痢，小儿疟疾，小儿心痛，小儿骨蒸，小儿中恶，小儿尸注，小儿眼生翳膜，小儿阴㿗，乳石发渴，平补壮元阳，补虚益气，补虚固精，补虚壮筋骨，补虚治风，补虚明耳目，补益诸病等
16		《太平惠民和剂局方》	载桃仁用药方10余首。主治气积不散、心腹膨胀，胸胁胀满、上气喘急，肾经久积阴寒、膀胱疝冷，真阳耗竭、下元伤惫，元脏虚惫、血气不足，下经不足、内挟积冷，风气结聚，宿食不消，肾经虚弱、膀胱为邪气所搏，内外诸痔，下焦久寒、脐腹疞痛，无子断续，堕胎，孕育不成，痈疽，疥癣等
17		《三因极一病证方论》	载桃仁用药方30余首。主治伤风疼痛，伤寒结热膀胱，狐惑，下部䘌疮，黑骨温病，寒疝，心痛乳痈，肌痹，尪怔中恶，上气喘满，肺痈，风腰痛，肾虚腰痛，虚损，元脏虚惫，白浊遗泄，阴㿗偏大，热入膀胱、腹胁疼痛，附骨疽，肠痈，不产断绪，癥瘕，产后血晕，产后阴肿妨闷，经水不利等

序号	年代	出处	主治及相关内容摘要
18		《博济方》	载桃仁用药方 10 余首。主治肾脏风，虚劳伤惫，传尸出汗、取辟虫邪，脘气不和、心胸满闷，霍乱吐泻、四肢厥冷，冷气不和、膀胱小肠气疾，血海气虚、腹脏疼痛，妇人无子，月经不调、阻滞不通，妇人血脏风虚冷气，体热困闷眼合不开，小儿骨热，痒痛，鬼交狐魅、怀鬼孕等
19		《苏沈良方》	载桃仁用药方 4 首。主治鹤膝风及腰膝风缩，妇人血攻寒热等，眼疾，肝疳腹胀
20		《鸡峰普济方》	载桃仁用药方 50 余首。主治伤食，肾脏积冷气、攻心腹疼痛，肺痿咳嗽，真元衰弱、久病羸瘦，传尸骨蒸，劳热伤心有长虫，急劳骨蒸，虚劳癥瘕，气劳羸瘦、腹胁痞坚，虚劳阴肿，骨蒸劳，风劳肌瘦面黄，结聚癥癖，痎癖，积冷作痛不止，心痛癥块，妇人血攻寒热等，面目黄肿、咳逆上气，咳嗽，痰多咳嗽，脾元虚冷、腹胁胀满，肾脏虚冷气攻、疼痛喘促，疝气，元脏气虚、下焦冷，脾元积冷、脐腹弦急，风冷血蓄，癥瘕寒热，五疰不瘥，痰鬼瘴疟，心疟，瘅疟，妇人血风劳，血脏虚冷、面黄肌瘦，月经不通，妇人风虚劳冷、四肢羸瘦，产后月水不调，血风气攻刺疼痛，妇人腹内冷癖，妇人经脉不通、五心烦热，产后恶露，血气不调、脐腹撮痛，产后肠头刺痛，月经不通、腹胀瘕痛，心腹疼痛气道凝涩，盲肠小肠气痛，小胀疼痛，疔疮，膀胱小肠气痛等
21		《普济本事方》	载桃仁用药方 4 首。主治伏积注气、发则喘闷，瘀血，月候不通、疼痛，妇人血瘕血积、经候不通
22		《妇人大全良方》	载桃仁用药方 60 余首。主治月水不调、淋沥不断，月经不调、一月不来或隔月不来，月经不通、腹中痛，月经不调、月水不调、阻滞不通，月候不通、疼痛成血瘕，月水不利、脐腹疼痛，月水不利、脐腹疼痛，月水行或不行、心腹刺痛，妇人漏下不断，卒暴中风兼腰疼，腰痛，血风气攻腰脚疼痛，脚气浮肿，传尸出汗，骨蒸劳，血风劳气，冷劳，热劳羸瘦，妇人与鬼魅交通，伤寒，痎癖、冷气兼疰气，经候来时腹痛不可忍，疝瘕，疝瘕及血气疼痛，血瘕血积，腹中瘀血，癥痞，积年血癥块不消，血气心痛，血气心腹痛，两胁胀痛，血瘕似淋、小便不通，不产育，无子断绪，妊娠误服毒药伤动胎气，鬼胎，腹中刺痛、恶物不下，产后腰疼，产后恶露不下，产后下血不尽，产后血块痛经，产后腹痛，产后心腹切痛，产后余血不散，血瘕、血块及产后秽露不尽，产后血海气虚、腹脏疼痛，产后蓐劳，产后恶露上攻，产后心烦、咳噫不止，产后经脉不调，产后虚乏，产后阴肿妨闷，产后肠头刺痛等

序号	年代	出处	主治及相关内容摘要
23		《仁斋直指方论》	载桃仁用药方50余首。主治疟有血，滞血发热、血毒，下焦蓄血，胸腹隐热、隐疼、拘急、足冷、血滞、痰呕烦渴、胸膈满痛、面手浮肿、历节走注、骨节疼痛、白虎历节、风毒攻注、积聚块痛、疝瘕癥癖、积聚、癥瘕、痃块、死血留胃脘、跌扑损伤、瘀血腹痛、胁痛、肾气不足、膀胱虚冷、痃满、吐酸、血郁、传疰劳嗽、肺管有虫、狐惑虫食其脏、上唇疮声哑、劳疰传尸、骨蒸倦弱、痨瘵瘦悴、传尸痨瘵、劳疰、瘴疟久病、内挟积冷、脐腹弦急、下焦蓄血、小腹急痛、上中下疼痛、风攻腰痛、血沥腰痛、劳役腰痛、坠堕挫闪、气血凝滞、风寒疝痛、疝作痛、肝肾风毒、肾脏风气、肠痈冷证、肠痈热证、肠痈、内痔、便毒、风癞、杀虫、跌扑损伤、妇人伤寒、月水不调、风寒热病、产后胞损淋沥、瘀血不消、唾血等
24		《本草图经》	破血杀虫，引《千金方》桃仁煎治疗妇人产后百病诸气
25		《经史证类备急本草》	主瘀血，血闭瘕邪气，杀小虫，止咳逆上气，消心下坚，除卒暴击血，破癥瘕，通月水，止痛。附方20余首。主治产后百病，骨蒸、偏风、半身不遂及癖疰，杀三虫，项不得顾视，喉闭，产后遍身如粟粒，聤耳，尸注鬼注，卒心痛，卒得咳嗽，小儿卵癫、妇人阴肿瘙痒、肠痔、胎下血不出，产后阴肿痛，好魇，鬼疰心痛，上气咳嗽、传尸鬼气、风劳毒，阴肿，小儿疮、疟，发热如狂等
26		《本草衍义》	主治伤寒发热，小腹满痛，有瘀血恶物
27	金	《黄帝素问宣明论方》	载桃仁用药方7首。主治癥瘕，鼓胀、痃满、腰脚拳挛、鹤膝风，伤寒有热、少腹满、小便不利，伤寒蓄热下焦，五心烦热，痔瘘脱肛
28	元	《兰室秘藏》	载桃仁用药方10余首。主治中满腹胀、胃脘痛、口干、舌干、小便数、消渴证，两目发赤微痛，腰痛，打扑损伤，经漏不止，耳鸣，鼻不闻香臭，耳痛生疮，疠风头面痒，发热邪气下陷，小儿腹胀身黄等

续表

序号	年代	出处	主治及相关内容摘要
29		《珍珠囊补遗药性赋》	主治破瘀血兼腰疼，破血，膀胱疝气，癥结
30		《汤液本草》	通月水，止痛破血，破滞血。主治瘀血血闭，癥瘕邪气，杀小虫，咳逆上气，消心下坚，卒暴击血，膀胱气
31		《丹溪心法》	载桃仁用药方40余首。主治中风，下焦肿痛，疟母，痢疾，痰嗽，咳嗽，吐血，痰中血，气痔，痔漏，呕吐，内伤心下痞，鼓胀，血郁，积聚痞块，脚气，痛风，心脾痛，胁痛，腹痛，腰痛，疝痛，痛疽，月水不调，产后恶露不尽，产后胞损成淋沥，小儿痢疾等
32		《神农本草经疏》	主瘀血，血闭瘕邪气，杀小虫，止咳逆上气，消心下坚，除卒暴击血，破癥瘕，通月水，止痛。附桃仁用药方近10首。主治蓄血，太阳病，产后瘀血，内伤，瘀血作痛，难产，妇人阴痒等
33		《滇南本草》	主治风痹骨蒸，肝疟寒热，破血杀虫。附桃仁用药方1首。主治卒然心痛
34		《本草品汇精要》	主瘀血、血闭、癥瘕邪气，杀小虫。附桃仁用药方5首。主治产后阴肿痛，上气咳嗽、胸膈痞满、气喘，尸疰鬼气、痃癖注气，风劳毒肿，伤寒发热如狂
35		《本草蒙筌》	逐瘀血止痛，生新血通经，去小腹血凝成块
36	明	《本草纲目》	主治血滞风痹骨蒸，肝疟寒热，鬼注疼痛，产后血病。附桃仁用药方近30首，主治延年去风，偏风不遂及癖疾，风劳毒肿挛痛，疟疾寒热，骨蒸作热，上气喘急，上气咳嗽，胸满气喘，卒得咳嗽，尸疰鬼疰，传尸鬼气，咳嗽痃癖注气，鬼疰心痛，卒然心痛，人好魇寐，下部虫蛋，崩中漏下不止，妇人难产、数日不出，产后百病，产后血闭，产后阴肿，小儿卵癞，小儿烂疮，小儿聤耳，风虫牙痛，唇干裂痛，大便不快、里急后重，急劳咳嗽烦热，冷劳减食、渐至黑瘦，瘰疬等
37		《普济方》	补虚固精、益气、益血。载桃仁用药方近900首。主治血凝而不流，邪燥热相合、血溢血泄，肝虚，肝著，肝脏气逆，肝脏风壅，肝劳虚寒，煎厥，筋极，筋实极，忧愁思虑，脾痛，脾脏冷气，脾弱下虚，脾劳，肉极虚劳，脾胃虚冷，脾胃气虚弱，肺气盛实，肺劳上气，肺热，肺痿，肾实，肾虚，肾劳，肾寒，肾胀，肾脏积冷，

序号	年代	出处	主治及相关内容摘要
			肾脏虚冷，肾脏冷气，肾风冷气，肾脏风虚耳鸣，肾脏风毒气攻注四肢疼，肾脏虚损阳气痿弱，肾气虚损、骨痿体瘦，小便白淫，胃虚冷，肠风下血，大小便不通，膀胱积热，膀胱虚冷，三焦热壅，须发黄白、面皯黵、面皯疱，黑皯，耳聋，风聋，久聋，耳鸣，聤耳，耳痛生疮，鼻不闻香臭，唇口面皱，咽喉不利，虫牙，虚壅牙齿，浮肿疼痛，肝虚，目赤痛，障翳，目昏暗，外物伤目，中风，卒患偏歪，风腰脚痛，风冷，中毒风肿，大肠风热，风毒赤疹，风癫出虫，白虎风，历节风，白癜风，鹤膝风，破伤风，中寒，中湿，痼冷，小腹硬满，遗尿，漱水不咽，太阳病，伤寒热病，伤寒谵语，伤寒鼻衄，阴阳毒，伤寒食毒，伤寒发狂，伤寒潮热，伤寒吐血，伤寒蓄血，伤寒咳嗽，伤寒心腹胀痛，伤寒发黄，伤寒百合，伤寒狐惑，伤寒下脓血痢，伤寒下部䘌疮，伤寒后身体虚肿，伤寒后骨节烦疼，伤寒后夹劳，伤寒后虚羸盗汗，热病心腹胀满，热病后虚劳，腰脚疼痛，卒腰痛，久腰痛，咳嗽，气嗽，咳逆，咳嗽面目浮肿，咳嗽上气唾脓血，痰癖，留饮宿食，积聚，肥气，伏梁气，痞气，息贲，贲豚，积聚心腹胀满，积聚心腹痛，久积癥癖，癥瘕，疝癖，疝气，癖气，酒癖，癖结，疝癖羸瘦，疝癖心腹胀满，疝癖不能食，消渴口舌干燥，上气喘急，胸满上气，上气腹胀，冷气，风湿痹，肝痹，心痹，筋痹，肌痹，骨痹，血痹，腰脚冷痹，吐血，水气心腹鼓胀，水气遍身肿满，癖黄，肝疟，心疟，肺疟，肾疟，瘴气疟，间日疟，痎疟，劳疟，鬼疟，疟母，霍乱心烦，霍乱转筋，五膈，五噎，气痢，痢兼肿，气淋，血淋，虚劳，风劳，气劳，热劳，冷劳，急劳，劳瘵，骨蒸，尸疰，传尸，遁尸，气疰，鬼疰，走疰，风疰，白虫，蛲虫，蛊虫，脚气，心疝，卒疝，寒疝，阴疝，阴肿痛，小肠气，肾气，育肠气，癞病，蛊毒，邪气鬼魅，气肿，毒肿，疥癣，肠痈，肺痈，便痈，附骨疽，便毒，瘰疬，痔漏，牡痔，牝痔，肠痔，气痔，皱裂，箭镞金刃入肉，金疮，跌打损伤，月水不调、不通、不利，崩中漏下，妊娠疟疾，鬼胎，妊娠胎动不可安，产难，堕胎后血不出，产后诸疾，小儿胎风，小儿盘肠气，小儿眼胎赤痛，小儿疳眼，小儿聤耳，小儿急惊风，小儿慢惊风，小儿食痫，小儿惊痫，小儿蛔疳，小儿骨热，小儿寒热结实，小儿咳嗽，小儿气淋，小儿心痛，小儿疟疾，小儿癖气，小儿痞结，小儿积聚，小儿腹胀，小儿霍乱，小儿疝气，小儿阴肿，小儿偏癞，小儿阴癞，小儿蛔虫，小儿蛲虫，小儿尸注，小儿中恶，小儿客忤，小儿落床损瘀，小儿痘疮入眼，小儿疮痘瘢痕，小儿缠蛇丹初发，小儿瘭疮，小儿月蚀疮，小儿烂疮等

序号	年代	出处	主治及相关内容摘要
38		《证治准绳·类方》	载桃仁用药方近100首。主治腰痛，虚劳，传尸劳，瘵疾，蓄血，恶寒，疟，胀满，积聚，咳嗽，喘，反胃，关格，呃逆，吐血，颈项强痛，心痛，腹痛，胁痛，痛痹，疠风，鹤膝风，口舌干，滞下，妇人积血，死血作淋，阴痛，疝，痔，目障，目昏，外伤损眼，耳内痛生疮，鼻塞，牙疳肿痛，龋蛀，长虫等
39		《医方考》	载桃仁用药方20余首。主治半身不遂，伤寒蓄血，伤寒不结胸、瘀热在里，疟母，痢疾，骨蒸，五劳虚极羸瘦，五尸传疰，诸郁，蓄血发黄，鼓胀，血蛊，痛风，瘀血湿痰蓄于肢节之间而作痛，疠风，脚气，眼痛赤肿，痔漏，月事不调，妇人经血崩下等
40		《古今医统大全》	主瘀血，血闭血结血燥，癥瘕邪气。杀小虫。除卒暴击血，通血水，止痛。载桃仁用药方150余首。主治中风，风劳肿毒，癫风杀虫，历节走注，白虎历节，鹤膝风，少腹急结，吐血，蓄血，下血，狐惑，燥证，伤寒呃逆，痞有痰挟，心腹胀满，水肿，小儿啼叫，蛊胀痞满，月经不通，积聚，血积瘀血，五积六聚气块，痢，劳疟，瘴疟，霍乱，吐血不止，咳血，咳嗽，痨瘵取虫，骨蒸劳热，狐惑，心气虚怯有热，鬼疰、尸疰，魇魅，口舌干，中消，湿痰风痛，心痛，胃脘痛，腹痛，胁痛，肾虚腰痛，寒湿腰痛，湿热腰痛，瘀血腰痛，脚气，疝癫，疝气，寒疝，耳痛生疮，牙齿肿痛，膈噎不通，淋证，交肠病，痔疮，瘰疬，便毒，乳痈，臀痈，肠痈，跌打损伤，疬癣，癥瘕，血气心腹疼痛，脚气浮肿，经闭，经来腹痛，断产，传尸鬼气，小儿蛔疳诸虫，眼中血出，阴户如石，瘴气，瘢痕等
41		《景岳全书》	主瘀血血闭，血结血燥，通血隔，破血癥，杀三虫，逐郁滞，止鬼疰血逆疼痛膨胀，疗跌扑损伤。若血枯经闭者，不可妄用。载桃仁用药方40余首。主治太阳病，半身不遂，跌扑伤而腰痛，吐血，血疝，阴痒，肠痈，骨疽，跌打损伤，下诸虫、积胀痛、黄瘦，血瘀积块，血逆血厥，死血作淋，伤寒蓄血，血痕，时气病瘟、下部生虫，小产后瘀血，心腹疼痛，产后污秽未净，产后热血上攻，月水不利，下疳蛔诸虫，大风诸癞恶疮，痫毒、痞块、风气，便痈肿痛等
42		《本草乘雅半偈》	主瘀血，血闭，癥瘕，邪气，杀小虫

序号	年代	出处	主治及相关内容摘要
43		《本草征要》	主破诸经之血瘀。治肌有血凝，燥痒堪除，热入血室，谵言
44		《雷公炮制药性解》	主瘀血血闭，癥瘕鬼邪，杀三虫，止心痛
45		《药鉴》	主瘀血止痛，生血通经，破滞气，去小腹血凝成块
46		《本草通玄》	主血结，瘀闭，癥瘕，杀虫
47		《本草汇言》	主血结、血秘、血瘀、血燥、留血、畜血、血痛、血瘕，血聚积滞不行，或产妇恶露留难，心腹胀痛，或跌扑伤损，心腹瘀滞，或伤寒太阳随经瘀热在里，血蓄成狂，或风暑不调，饮食停结，寒热为疟，或妇人经行未尽，偶感寒热邪气，热入血室，谵语见鬼，皆从足厥阴肝经受病。附桃仁用药10余方，主治产后恶露，跌扑伤损，伤寒太阳，热结膀胱、其人如狂，寒热如疟、内有畜血、寒热邪气、谵语见鬼，偏风不遂，疟疾寒热，骨蒸，尸疰鬼疰，疥癣咳嗽，人多魇寐，卒然心胃痛，风虫牙痛等
48		《万病回春》	载桃仁用药方30余首。主治伤寒热蓄膀胱，血郁证，湿痰，痢疾，翻胃，痞满，积聚，失血，麻木，癫痫风疾，淋证，胸膈背后积滞疼痛，死血痛，腰痛，胁痛，痛风，脚膝疼痛，癫疝，经水不调，经闭，候产母腹痛腰痛，小产，产后去血过多，乳汁不通，痘疮等
49		《傅青主女科》	载桃仁用药方近40首。主治闪跌血崩，鬼胎，正产败血攻心晕狂，产后少腹疼，产后恶心呕吐，产后胞胎淋漓不止，血块、血晕，厥证，产后血崩，产后气短，妄言妄见，伤食，忿怒，产后头痛，误破尿胞，泻症，完谷不化，痢疾，膨胀，小腹痛，死血、食积、痰饮等
50		《赤水玄珠》	载桃仁用药方100余首。主治半身不遂，内障，死血痛，伤寒蓄血，胁痛，心痛，胸满胸痛，呕吐哕，噎膈，腰痛，痞塞，虫蛊，痞气，肺胀，咳嗽，上气喘满，产后喘，肺痈，三阳合病，疟母，血痢，吐血，痰中血，金疮出血，骨蒸，传尸，血郁，脚气，消渴，痛风，鹤膝风，产后身痛，积聚，癥瘕积聚，小便不通，死血作淋，疝气，眩晕，月经不调，血崩，赤白带下，梦与鬼交，疥癣疝瘕，阴痒，妊娠心腹痛，过期不产，肠痈，产后遍身疼痛，产后腰痛，产后疟疾，膀胱气滞血涩，瘰疬结核，脱肛，腹胁痞结，阴肿，赤白脓血，痔蜃诸虫，痘麻证，便毒，五发恶疮，痔漏，颠扑损伤等

续表

序号	年代	出处	主治及相关内容摘要
51		《本草纲目拾遗》	载桃仁用药方2首。主治失血涌吐，跌扑坠打，痘已出未出
52		《本草易读》	破血行瘀，除癥消痕，通经润燥，止咳下气。主心腹之疼痛，开心下之坚硬，疗阴中之肿痒，杀下部之虫慝，断妇人之崩漏，缩小儿之卵癥。附桃仁用药方近10首。主治产后百病，唇干裂痛，虫风牙痛，妇人阴肿，妇人阴痒，男子阴肿且痒，小儿卵癥，人好魇寐，少腹急结、其人如狂等
53		《本草新编》	主瘀血血闭，血结血燥，癥瘕邪气，杀小虫，除卒暴，活血通经止痛
54		《本草备要》	主治热入血室（冲脉），血燥血痞，损伤积血，血痢经闭，咳逆上气（血和则气降），皮肤血热，燥痒蓄血，发热如狂
55	清	《本草从新》	主治血燥血痞，损伤积血，血痢经闭，咳逆上气（血和则气降），皮肤燥痒（肌有血凝），发热如狂（若小腹满痛、小便自利者为畜血），妇人阴痒（桃仁杵烂、绵裹塞之）、产后阴肿等
56		《神农本草经百种录》	主瘀血，血闭瘕，邪气，凡血滞之疾，杀小虫，败血所生之虫
57		《本草崇原》	主治瘀血血闭，癥瘕邪气，杀小虫
58		《本草述钩元》	主血结血秘血滞血燥，破蓄血，治热入血室，疗风痹及皮肤血热燥痒，肝疟寒热，止咳逆上气，消心下坚硬，通女子月水，治产后诸病，泄腹中滞血，兼行皮肤凝滞之血。附桃仁用药方近10首。主治蓄血吐血及血结胸，产后后瘀血结块作痛，经闭不通，上部内伤瘀血作痛，风劳毒肿挛痛，疟疾寒热，骨蒸作热，急劳咳嗽烦热等
59		《得配本草》	治血结畜血，瘀血癥瘕，血滞风痹，血痢经闭，热入血室，产后血病，心腹诸痛。辟疰忤，杀三虫，润大便，止疟疾。附桃仁用药方2首。主治肝厥胃痛，热入血室
60		《本草详节》	主瘀血血闭癥瘕，血燥便结，风痹，骨蒸，肝疟寒热，去邪气，杀三虫

序号	年代	出处	主治及相关内容摘要
61		《医林改错》	载桃仁用药方近14首。主治血瘀所致的脱发，暴发火眼，酒糟鼻，耳聋，白癜风，紫癜风，牙疳，男女劳病，小儿疳证，头痛，骨膊胸膈顽硬刺痛，中风；头痛，胸疼，胸不任物，胸任重物，天亮出汗，灯笼病，瞀闷，有病急躁，夜睡梦多，呃逆，饮水即呛，不眠，小儿夜啼，心跳心忙，夜不安，肝气病，干呕，晚内热兼皮肤热；积聚痞块，痛不移处，卧则腹坠，及肾泻、久泻由瘀血所致者；半身不遂，口眼歪斜，语言蹇涩，口角流涎，大便干燥，小便频数，遗尿不禁；瘟毒，吐泻转筋初得者；吐泻转筋，身凉汗多，痘形攒簇，蒙头覆釜，周身细碎成片，或夹疹夹斑，浮衣水泡，其色或紫或暗或黑，其症或干呕、烦躁，昼夜不眠，逆形逆症，皆是瘀血凝滞于血管；痘五六天后，饮水即呛；痘六七日后，作痒不止，抓破无血兼治失音声哑；痘后抽风，两眼天吊，项背反张，口噤不开，口流涎沫，昏沉不省人事，周身溃烂，脓水直流；产后抽风，两目天吊，口角流涎，项背反张，昏沉不省人事；血鼓；痹症有瘀血；癫狂，哭笑不休，詈骂歌唱，不避亲疏，许多恶态
62		《医宗金鉴》	载桃仁用药方近100首。主治畜血，疟母，痰，干血不去，肠痈，胎胀腹痛，恶露不尽，闭经，坠马筋骨损，劳伤，癥瘕，少腹满痛，神昏狂乱，结胸，吐血，热入血室，痰厥头痛，胸膈满痛，腹鼓胀，疬疝，积聚，热疝，腰痛，经水不调，崩漏，妇人疝病，癥癖积痞，遍身疼痛，呃逆，产后发热多血伤，产后咳嗽，产后蓐劳，产后淋闭腹胀痛，阴痒，谵语，蛔疳，胎疝，小儿吐血，出痘，石疽，肺痈，肠痈，痔疮，鹤膝风，产后疽，跌仆损伤，阴肿，心经瘀热，膈伤，胸腹痛闷，伤损内证等
63		《成方切用》	载桃仁用药方20余首。主治血虚及妇人经病，太阳病，伤寒蓄血，痔疮痔漏，恶血疼痛，血郁，半身不遂，痛风，疝气，癫疝，内燥津液枯少，疟疾，诸虫、积胀痛黄瘦，崩漏，妇人气滞血积，妇人血虚凝滞，癥瘕，妊娠伤寒，产后胞损成淋沥证，目赤肿痛
64		《成方便读》	载桃仁用药方10余首。主治蓄血，痔血，损伤瘀痛，血结癥瘕，疟母，肠痈，肺痈，腹留恶露痛难当，胞损淋沥，出痘等

序号	年代	出处	主治及相关内容摘要
65		《杂病源流犀烛》	载桃仁用药方近100首。主治肺胀，肠痈，胃痛，痿，呕吐，噎塞，肿胀，多寐，出汗，小肠气，膀胱气，交肠症，闭癃，痨病，虚损痨瘵，脾约症，肢胁肋痛，七疝，中风，诸痹，白虎历节风，麻木，积聚癥瘕，疟疾，痢疾，黄疸，火病，蓄血，血郁，瘟疫，鬼气，痧胀，耳疮，齿病，咽喉病，项疮疡，痞结胸症，胸膈脊背乳疮疡，腰脐病，腹病，卵肿，前阴后阴疮疡，腿痛，跌仆闪挫，金疮等
66		《临证指南医案》	载桃仁用药方70多首。主治虚劳，咳嗽，吐血，肺痿，淋浊，血郁，肿胀，积聚，痞，噎膈反胃，胸痹，肺胀，痰火咳逆，血郁，疟，痢，便血，痹，疝，心痛，胃脘痛，胁痛，腹痛，腰腿足痛，疮疡，月经不调，产后诸病，癥瘕，热入血室，痘毒等

（一）战国至汉代时期：桃仁活血祛瘀功效认识的初步形成时期

战国至汉代，经过医家的经验积累编撰了中医"四大经典"，构建了中医理法方药学术体系。成书于东汉时期的《神农本草经》，是我国现存最早的药物学专书，该书对桃仁功用的记载为"主瘀血，血闭癥瘕，邪气，杀小虫"[1]。

东汉末年张仲景所撰《伤寒杂病论》被誉为"方书之祖"，其载桃仁配伍药方9首，分别为下瘀血汤、桃核承气汤、大黄牡丹皮汤、抵当汤、抵当丸、大黄䗪虫丸、桂枝茯苓丸、苇茎汤、鳖甲煎丸[2]。这9首方都体现了桃仁活血祛瘀功效的应用。例如，桃仁配伍大黄、䗪虫的下瘀血汤，治疗产妇腹痛，腹中有干血着脐下，经水不利；桃仁配伍桂枝、大黄、芒硝、甘草的桃核承气汤，被后世称为经典名方，治疗太阳病不解，热结膀胱，其人如狂，小腹急结；桃仁配伍桂枝、茯苓、牡丹、芍药的桂枝茯苓丸，治疗宿有癥病等。据此，《伤寒杂病论》所载桃仁组方用药印证了《神农本草经》"主瘀血，血闭癥瘕，邪气"的相关认识。

此外，桃仁配伍大黄、牡丹、瓜子仁、芒硝的大黄牡丹皮汤具有泻热破瘀、

［1］吴普．神农本草经［M］．南宁：广西科学技术出版社，2016：155.

［2］张仲景．伤寒杂病论［M］．北京：华龄出版社，2000：95.

散结消肿的功效，可以治疗肠痈，现用于湿热瘀滞的急性阑尾炎等；桃仁配伍苇茎、薏苡仁、瓜瓣的苇茎汤具有清肺化痰、逐瘀排脓的功效，可以治疗肺痈，现用于肺脓疡、化脓性气管炎、肺炎等。《伤寒杂病论》关于肠痈、肺痈的记载开创了桃仁消痈排脓功效之先河。

（二）晋唐时期：桃仁活血祛瘀功效认识的迅速发展时期

晋唐时期，随着临证医学经验的不断积累和演变，出现了医学分科，产生了许多以荟萃临证方药为主的实用医药著作，呈现了许多新的医学思想和观点。在现存的著作中，可以看到有关桃仁的主治应用范围在理论和实践上的进一步扩展。

其一，本草理论方面。该时期，对桃仁功用理论的认识加深，产生了新的观点和发挥。南北朝医家陶弘景沿袭了《神农本草经》关于桃仁的活血祛瘀主治病的观点，并对其有了新的突破和认识，陶氏所撰的《名医别录》《本草经集注》较《神农本草经》增加了"主咳逆上气，消心下坚，除卒暴击血，破癥瘕，通月水，止痛"，在本草理论上扩大了桃仁活血祛瘀功效主治病证的应用范围，为后世药物学发展提供了基础和借鉴，并有较大的影响。

唐政府颁布的世界最早国家药典《新修本草》与五代韩保昇《蜀本草》完全沿用了陶弘景《本草经集注·卷七·果菜米谷有名无实·果部药物·下品》关于桃仁"主瘀血，血闭瘕邪气，杀小虫。止咳逆上气，消心下坚，除卒暴击血，破癥瘕，通月水，止痛"的记载。唐代孙思邈《备急千金要方·食治方·果实第二》关于桃仁的功用也参考了陶氏相关内容，虽然二者表述方式略有不同，但是主治病证的种类和范围是一致的。

唐代孟诜对桃仁活血祛瘀功用有新的观点和见解。《食疗本草》卷上载桃仁曰："杀三虫，止心痛……每夜嚼一颗，和蜜涂手、面良。"孟诜将《神农本草经》中"杀小虫"具体为"杀三虫"，《本草经集注》中"止痛"具体为"止心痛"，并提出桃仁在美肤方面的应用，为后世临床应用提供了指导和借鉴。

其二，临证用药实践方面。晋唐时期，桃仁临证用药应用范围在一定程度上超过了当时桃仁本草理论的认识。晋代葛洪所著的《肘后备急方》（以下简称《肘后方》），是我国现存较早的临床实用方书，涉及传染病、内、外、妇、儿、五官等各科疾病预防、诊断和治疗[1]。该书载桃仁用药方 10 余首，主治尸注鬼

---

[1] 葛洪.肘后备急方［M］.北京：中国中医药出版社，2016：11.

注，传尸鬼气，咳嗽，痃癖，注气，血气不通，日渐羸瘦，卒心痛，下痢，下部生虫，疟，胸膈痞满，卵癫等。其中关于尸注鬼注传染病，不仅是我国古代医学文献中最早的记载，也是世界传染病学史上的开端。所谓尸注鬼注也作尸疰鬼疰，《肘后方·治尸注鬼注方第七》记载："五尸之中尸注，又挟诸鬼邪为害也。其病变动，乃有三十六种至九十九种，大略使人寒热、淋沥、恍恍、默默，不的知其所苦，而无处不恶，累年积月，渐就顿滞，以至于死，死后复传之旁人，乃至灭门。觉知此候者，便宜急治之。"尸注鬼注不仅具有低热、慢消耗性的特点，还具有"乃至灭门"的传染性，治疗时单用桃仁五十枚，破、研，以水煮取四升，一服尽。当吐，吐病不尽，三两日更作。若不吐，非注。

此外，《肘后方》不仅记载了单用桃仁治疗卒心痛、咳嗽、血气不通、日渐羸瘦、妇人阴肿等，验证了《本草经集注》所载桃仁的常用功用；《肘后方》还记载了超越前人认识的桃仁单味药治疗痃癖、注气、卵癫等病证的方法，以及桃仁方剂乌梅丸治疗一切疟和用来保健美容的手脂法和荜豆香藻法等。这些不仅扩大了桃仁活血祛瘀主治病证的应用范围，还为后世桃仁本草功用理论的发展奠定了基础。

南北朝陈延之所撰的《小品方》是我国古代一部著名的经验方书，该书载桃仁用药方3首，分别主治七气积聚、五痔、谷道中痒痛痔疮[1]。其中桃仁方剂槐皮膏方用于治疗五痔的应用是创新的，进一步扩大了桃仁的主治应用范围。

唐代孙思邈著有《备急千金要方》《千金翼方》和《孙真人海上方》，其中前两书合称为《千金方》。孙氏利用桃仁遣方用药有很多应用及见解。例如，《备急千金要方》载桃仁用药方100多首，主治妇产科瘀血证之月经不调、行经腹痛、经闭癥瘕，不产无子，产后虚损、诸瘀诸痛等，儿科痞气、熛疮，五官科唇干坼血、虫齿、耳聋等，肺痈、肠痈等诸痈，诸疟，诸肿，跌打损伤致瘀血作痛，积聚，杂疰，咳嗽，心有长虫，疮烂蟹病，五痔及脱肛，阴癫等。《千金翼方》载桃仁用药方60多首，主治咳逆上气，杀三虫，癥瘕积聚，血闭，月水不利，断绪无子，产后腹痛，太阳病，耳聋，痃癖，下部痒痛痔疮等。《孙真人海上方》原载为山洞旧有石刻，载桃仁用药方1首，主治小儿疟疾。由上述病证可见，药王孙思邈应用桃仁方剂治疗各种病证更加广泛且专科化，重视在五官科、妇科、

[1] 陈延之.小品方 [M].北京：中国中医药出版社，1995：37，104，225.

产科及儿科中的使用，丰富了桃仁应用范围。孙思邈在桃仁的应用上还有许多创新的地方。例如，《千金方》中首载玉屑面脂方、白杨皮散、澡豆方等美容保健功效药方；白薇丸、吉祥丸、荡胞汤等治疗无子不孕；桃仁煎治疗妇人产后百疾，诸气；桃仁汤、温经丸治疗月水不通；鳖头丸治小儿痃气，胁下腹中有积聚坚痛。尤其是孙氏明确桃仁"杀小虫"功用，如《备急千金要方》载可以治疗虫齿、心有长虫，这里的虫既有实物的虫，也有非实物的病因。

唐代王焘《外台秘要》被《新唐书》称为"世宝"。该书记载桃仁用药方130余首，主治伤寒、天行蠹疮，诸疟，骨蒸，鬼疰传尸等传染病，妇产科月病不调，断绪无子，逆产难产，产后虚羸诸痛，五官科面上之病、耳疾病等，蓄血、宿血、血瘕等血瘀证，五痔诸疮，儿科聤耳、阴癞等诸疾，跌打损伤致瘀血作痛，诸虫，癥瘕积聚，癥癖疝气，诸疝，诸肿，诸痹，以及咳嗽，肺痈，偏风，消渴，白癜风，脚气，癞等。不仅体现出桃仁活血化瘀之功效，还扩大了桃仁的主治使用范围。例如，与《备急千金要方》相比，该书完善心有长虫为蛔虫，并增加蛲虫；细化耳聋为久聋、耳鸣和聤耳；细化痔疮为五痔、谷道痒痛、脱肛、肛裂便血、酒痔等。此外，对伤寒、天行蠹疮、诸疟、骨蒸等传染病都有较详细的描述，并有桃仁组方用药治疗骨蒸、偏风半身不遂、白癜风、脚气和消渴的较早记载，具有一定的开创性。

唐代蔺道人《仙授理伤续断秘方》载桃仁用药方1首，主整骨续筋，生肌止痛，内伤肝肺，呕血不止，或心腹胀痛，四肢无力，左右半身风瘫[1]。此方充分体现出桃仁活血化瘀、止痛的作用。

（三）宋金元时期：桃仁活血祛瘀功效认识的深入发展时期

经晋唐时期数百年临证医学经验积累及其理论知识发展，到宋金元时期，关于桃仁功效主治的理论认识进一步加深，临证方剂应用进一步发挥、丰富和发展。

其一，本草理论方面。关于桃仁的活血祛瘀功效主治的认识与前人基本相同。例如，宋代《开宝本草》《嘉祐本草》《经史证类备急本草》及元代《汤液本草》关于桃仁功用依然沿用《本草经集注》《新修本草》的记载，即"主瘀血，血闭瘕邪气，杀小虫，止咳逆上气，消心下坚，除卒暴击血，破癥瘕，通月水，

---

[1] 蔺道人.仙授理伤续断秘方［M］.北京：人民卫生出版社，1957：19.

止痛"。其他本草著作关于桃仁功用的认识也基本与此内容一致。例如，《本草图经·果部》曰：桃仁"破血杀虫"[1]；寇宗奭《本草衍义》卷十八记载桃仁主治伤寒发热、小腹满痛、有瘀血恶物[2]；《珍珠囊补遗药性赋·总赋》载桃仁"主治破瘀血兼腰疼，破血，膀胱疝气，瘕结"[3]。

其中，宋代唐慎微《经史证类备急本草》是本草学史上又一次重要总结[4]。虽然该书关于桃仁功用的认识较前人没有突破，但是该书附有的一些桃仁药方具有借鉴意义，例如关于食桃病、好魇等治疗都是较早记载，丰富了桃仁方剂应用与主治病证。

其二，临证用药实践方面。临证用药经验不断积累，桃仁用药方剂逐渐丰富，功用认识进一步加深。宋代翰林医官王怀隐等奉敕编纂方书《太平圣惠方》，该书载方16834首，载桃仁用药方近700首。主治诸疝、诸癖、诸疰，诸痊，诸虫，痢疾、痔疾、跌打损伤等；五官科眼撞伤、鼻大衄，面病等；妇产科月水不调等瘀血证，骨蒸，虚损，无子，妊娠疟疾、安胎，难产，产后诸疾等；儿科小儿咳嗽、中恶、疟疾、急惊风，癖气，烂疮，诸虫，癫疝，阴肿等。本方书关于桃仁主治应用具有以下特点：第一，《太平圣惠方·诸疾通用药》把桃仁列入劳热、疟病、上气咳嗽、瘀血、血气、月闭、堕胎的通用药物，这是对桃仁功效主治的认可。第二，增加了五脏疟、温疟、瘅疟、劳疟、山瘴疟、痰疟、间日疟、往来寒热疟、发作无时疟、久疟、一切疟等诸疟，肝劳、心劳、脾劳、肺劳等虚劳病证，骨蒸肺痿、骨蒸疰癖气、骨蒸劳咳嗽等骨蒸劳诸证等治疗方剂中桃仁的使用，扩大了桃仁活血祛瘀功效的主治范围。第三，延续《备急千金要方》中妇科、产科与儿科分科治疗的方法，且更加专科细化，增加了许多治疗不同证候的桃仁方剂。例如，赤茯苓散治疗妇人骨蒸及劳血等疾，面色黄瘦，四肢无力，烦疼，痰壅涕唾稠黏，不思饮食；草豆蔻散治疗产后气虚，心烦咳癔；芫花丸治疗小儿癖气坚硬，瘦瘁不欲饮食。

北宋政府编纂方书《圣济总录》，涉及内、外、妇、儿、五官等60余门，全书共200卷。该书在写作体例上与《太平圣惠方》相似，注重疾病的细化辨证分

［1］苏颂.本草图经［M］.合肥：安徽科学技术出版社，1994：551.

［2］寇宗奭.本草衍义［M］.北京：人民卫生出版社，1990：137.

［3］李杲.珍珠囊补遗药性赋［M］.上海：上海科学技术出版社，1958：74.

［4］唐慎微.证类本草［M］.北京：华夏出版社，1993：376.

型。该书载桃仁用药方 500 余首，主治脚膝风、白虎风等诸风疾，诸痹，伤寒诸病，诸疟，霍乱诸病，肾寒肾虚，心腹痛，五膈，癥瘕积聚，诸癥结痛，诸癖，痢疾，诸肿，诸劳，诸虫，诸注，肠痈，痔疮，跌打损伤；五官科面疾、眼见黑花、翳障、内外障等眼疾，耳聋、风聋、劳聋、聤耳等耳疾；妇产科月水不调、不通、带下等瘀血证，无子，妊娠咳嗽，半产，产后诸疾等；儿科小儿急惊风、食痫、胎风、诸疳诸痢、眼生翳膜、阴癫等。该书关于桃仁主治应用具有以下特点：第一，关于耳疾，除了耳聋、聤耳，较《太平圣惠方》增加了风聋和劳聋的证治及桃仁方剂；第二，关于眼疾，较《太平圣惠方》增加了眼见黑花、翳障、内外障失明的证治及桃仁方剂；第三，增加了脚膝风、偏风、白虎风、风腰脚疼痛、风毒赤疹、风瘙瘟、风冷、大风下出虫、大风癫病等诸风的治疗方剂，提出桃仁主治祛风的实践应用，但本草学没有相关理论记载；其四，关于妇科、产科与儿科的专科细化证候治疗，较《太平圣惠方》增加了一些桃仁用药方剂，如当归汤治疗产后恶血少气逆、头目旋运、眼花心闷、头重不举，人参丸治疗产后血虚狂语、卧起不安、妄有所见，拨云膏治疗小儿风热疳气、攻眼赤痛障翳。

《太平惠民和剂局方》是世界最早的国家官方主持编撰的成药标准，包括诸风、伤寒、痰饮、诸虚等 14 门，788 首方。该书载桃仁用药方 10 余首，主治气积腹胀，胀满喘急，肾经阴寒虚弱，阳耗元伤、血气不足，结聚宿食不消，诸痔，月事不匀、脐腹疗痛，无子断续，堕胎孕育不成，痈疽、疥癣等。这些方剂不仅体现出桃仁活血祛瘀的功用，还表现为喜用温热处方治疗病证的特点。例如，羊肉丸主治真阳耗竭，下元伤惫，耳轮焦枯，面色黧黑，腰重脚弱，元气衰微，常服固真补气、益精驻颜。苁蓉大补丸主治元脏虚惫，血气不足，白浊遗泄，自汗自利，口苦舌干，四肢羸瘦，妇人诸虚。

宋朝时期，除《太平圣惠方》《圣济总录》《太平惠民和剂局方》等综合方书外，还有许多个人专书，如陈言《三因极一病证方论》，王衮《博济方》，苏轼、沈括《苏沈良方》、张锐《鸡峰普济方》、许叔微《普济本事方》、陈自明《妇人大全良方》、杨士瀛《仁斋直指方论》等。这些个人方书记载了丰富的桃仁活血化瘀类方剂，但其主治病证种类（详见表3-3）基本上涵盖在宋代官修综合方书内，并没有扩大桃仁应用范围。尽管如此，个人专书首创的一些单方、验方对治疗同一证候可以提供新的思路，也可为后世临床应用提供借鉴与参考。例如，《三因极一病证方论·阴脱证治》载桃仁配伍枯矾、五倍子的桃仁膏，用于治疗产后阴肿妨闷[1]。《博济方·经气杂证》载桃仁配伍沉香、鳖甲、柴胡、人参、桔梗、茯苓、川芎、藿香、羌活、木香、陈皮、牡丹皮、安息香、当归、厚朴、荆三棱、官桂、附子、牛膝、皮大腹子的大香甲丸散，用于治疗妇人血脏风虚冷气，肌肉黄瘦，饮食进退，经候不匀，心腹多胀，渐变如劳[2]。《苏沈良方》卷第五载桃仁配伍辰砂、附子、安息香、麝香、阿魏、木香、牛黄的蕊珠丹，用于治疗镇心空膈，去八邪气，及妇人血攻寒热等疾，但惊忧成疾皆主之[3]。《鸡峰普济方·肝肾》载桃仁配伍荜澄茄、川楝子、木香、舶上茴香、蝎的木香荜澄茄丸，用于主治疝气及下部湿冷，脐腹疼痛[4]。《普济本事方·积聚凝滞五噎膈气》载桃仁配伍诃子、白茯苓、枳壳、桂心、槟榔、桔梗、白芍药、川芎、川乌、人参、橘红、鳖甲的诃子丸，用于治疗伏积注气，发则喘闷[5]。《妇人大全良方·产后血瘕方论第十二》载桃仁配伍凌霄花、牡丹皮、山栀子仁、赤芍、紫河车、血竭、没药、硇砂、地骨皮、五加皮、甘草、红娘子、红花、桂心、延胡索、当归的凌霄花散，用于主治血瘕、血块及产后秽露不尽，儿枕急痛，积聚疼痛，渐成劳瘦[6]。《仁斋直指方论·历节风·历节风证治》载桃仁配伍独活、萆薢、川芎、当归、天麻等的海桐皮散，用于治疗历节走注，骨节疼痛[7]。

金元时期的个人医学专书有《黄帝素问宣明论方》《兰室秘藏》《丹溪心法》等，它们对桃仁活血祛瘀功用的认识也都变化不大，但创新了前人未见的桃仁应用方剂，对后世影响较大。例如，《黄帝素问宣明论方·诸证门·鼓胀证》载桃仁配伍大黄、鸡矢白的鸡矢醴散，用于治疗鼓胀，旦食不能暮食，痞满[8]。《兰室秘藏·自汗门·自汗论》载桃仁配伍连翘、升麻、桔梗、生黄芩、生地黄、黄芪等的泻荣汤，用于治疗疠风满面连颈，极痒不任，眉毛脱落[9]。《丹溪心法·痛风

［1］陈言.三因极一病证方论［M］.北京：中国中医药出版社，2007：63.

［2］王衮.博济方［M］.上海：上海科学技术出版社，2003：129.

［3］沈括，苏轼.苏沈良方［M］.上海：上海科学技术出版社，2003：12.

［4］张锐.鸡峰普济方［M］.上海：上海科学技术出版社，1987：27.

［5］许叔微.普济本事方［M］.北京：中国中医药出版社，2007：49.

［6］陈自明.妇人大全良方［M］.北京：人民卫生出版社，2006：13.

［7］杨士瀛.仁斋直指方论［M］.福州：福建科学技术出版社，1989：144.

［8］刘完素.黄帝素问宣明论方［M］.北京：中国中医药出版社，2007：11.

［9］李杲.兰室秘藏［M］.天津：天津科学技术出版社，2000：83.

六十三》载桃仁配伍乳香、没药、红花、当归、地龙、牛膝、羌活、甘草、五灵脂、香附或加酒芩、炒酒柏的趁痛散，用于治疗痛风，瘀滞络阻，筋脉、关节疼痛[1]。

总而言之，宋金元时期，本草学对于桃仁的功用认识变化不大，略有发展。在妇科、产科与儿科的用药治疗上，更加专科细化，《太平圣惠方》《圣济总录》等增加了许多用于不同证候的桃仁方剂。《太平圣惠方》有关疟疾、虚劳、骨蒸劳诸证和《圣济总录》有关诸风的认识和用药治疗，扩大了桃仁活血祛瘀功效的主治范围。个人专书首创了一些桃仁方剂，虽没有扩大桃仁主治病证的种类及应用范围，但丰富了病证治疗的选择，为后世桃仁用药提供了参考和思路。

（四）明清时期：桃仁活血祛瘀功效认识的成熟总结时期

明清医学在承袭宋金元医家思想的基础上，兼之当时社会经济发展对医学的推动，名医辈出，出现一批高质量的医药著作。桃仁作为一个中医常用药，被许多医药著作记载和论说，不断地丰富和完善桃仁活血化瘀主治应用的认识。

其一，本草理论方面。明清时期关于桃仁的活血祛瘀功效主治的认识不仅继承了前人的观点，也有新的发挥和论说。明代刘文泰《本草品汇精要》[2]、明代卢之颐《本草乘雅半偈》[3]、清代张志聪《本草崇原》[4]沿用了《神农本草经》关于桃仁功用的观点，缪希雍《神农本草经疏》[5]承袭了《本草经集注》关于桃仁功效主治的记载。一些本草著作对于桃仁活血祛瘀功用有新的认识，例如明代兰茂《滇南本草》记载桃仁主治风痹骨蒸、肝疟寒热，可破血杀虫，并附方1首，主治卒然心痛[6]。李中梓《本草征要》记载桃仁主破诸经之血瘀，治疗肌有血凝、而燥痒堪除，热入血室，而谵言可止[7]。该书中桃仁治疗热证谵言是前人所未有，扩大了桃仁的应用范围。

李时珍《本草纲目》是我国古代最伟大的药学著作之一。关于桃仁的功用，

［1］朱丹溪.丹溪心法［M］.北京：中国医药科技出版社，2012：15.

［2］刘文泰.本草品汇精要［M］.北京：人民卫生出版社，1982：26.

［3］卢之颐.本草乘雅半偈［M］.北京：中国中医药出版社，2016：158.

［4］张志聪.本草崇原［M］.北京：中国中医药出版社，1992：87.

［5］缪希雍.神农本草经疏［M］.北京：中国中医药出版社，1997：277.

［6］兰茂.滇南本草［M］.昆明：云南科学技术出版社，2004：111.

［7］李中梓.重订本草征要［M］.北京：北京科学技术出版社，1986：29.

李氏有新的阐述，曰："（桃仁）主血滞风痹骨蒸，肝疟寒热，鬼注疼痛，产后血病。"该书中附方近30首，主延年去风、偏风、风劳、疟疾、骨蒸等，详见表3-3。此外，书中"发明"项引李杲曰："桃仁苦重于甘，气薄味厚，沉而降，阴中之阳，手、足厥阴经血分药也。苦以泄滞血，甘以生新血，故破凝血者用之。其功有四：治热入血室，一也；泄腹中滞血，二也；除皮肤血热燥痒，三也；行皮肤凝聚之血，四也。"[1]此为桃仁药理说明提供了依据，具有方论意义。

倪朱谟《本草汇言》引李时珍《濒湖脉诀》关于桃仁的记载："主血结，血秘，血瘀，血燥，留血，畜血，血痛，血瘕，血聚积滞不行，或产妇恶露留难，心腹胀痛，或跌扑伤损，心腹瘀滞，或伤寒太阳随经瘀热在里，血蓄成狂，或风暑不调，饮食停结，寒热为疟，或妇人经行未尽，偶感寒热邪气，热入血室，谵语见鬼，皆从足厥阴肝经受病。"[2]该书详细列举了桃仁活血祛瘀功效对应的主治病种。

清代赵学敏《本草纲目拾遗》没有关于桃仁的专篇，只是收载桃仁用药方2首：其一是芎归饮，"治失血涌吐，因饱食用力，或因持重努伤脉络……并治跌扑坠打而伤脉络，令人大吐者。二症中如有瘀血……或加桃仁红花破之"；其二是梅桃丹，"治痘已出未出，不起不发，隐在皮肤，并治麻症斑症"[3]。这两首方剂都体现出了桃仁的活血化瘀功效，尤其是梅桃丹，是前人所未见，丰富了桃仁的应用范围。

更重要的是，明清时期的本草著作还对桃仁的功用进行理论讨论，揭示功效和主治病证之间的医理。明代缪希雍《神农本草经疏·果部三品》云："桃核仁禀地二之气，兼得天五之气以生，故其味苦重甘微，气平无毒。思邈言：辛。孟诜言：温。皆有之矣。气薄味厚，阳中之阴，降也。入手、足厥阴经。夫血者，阴也，有形者也。周流乎一身者也。一有凝滞，则为癥瘕，瘀血血闭，或妇人月水不通，或击扑伤损积血，及心下宿血坚痛，皆从足厥阴受病，以其为藏血之脏也。苦能泄滞，辛能散结，甘温通行而缓肝，故主如上等证也。心下宿血去则气自下，咳逆自止。"缪希雍对桃仁的药性和功效主治进行了分析论述：桃仁具有活血祛瘀的功效，可以治疗癥瘕、瘀血血闭等，并可通过活血祛瘀实现治疗心下

---

[1]李时珍.本草纲目［M］.北京：中国文联出版社，2016：592.

[2]倪朱谟.本草汇言［M］.北京：中医古籍出版社，2005：559.

[3]赵学敏.本草纲目拾遗［M］.北京：中国中医药出版社，2007：73.

宿血、达到主咳逆等。又如清代吴仪洛《本草从新·果部》记载桃仁主治"血燥血瘕，损伤积血，血痢经闭，咳逆上气（血和则气降）"[1]。该书记载"血和则气降"，从而达到治疗咳逆上气，说明活血祛瘀可间接治疗咳嗽。由此可见，桃仁"止咳平喘"实际上是活血祛瘀功效应用之一。

清代张志聪《本草崇原·本经中品》记载："桃色先青后紫，其味甘酸，禀木气也，其仁亦主疏肝，主治瘀血血闭，疏肝气也。癥瘕邪气乃血与寒汁沫，留聚于肠胃之外，凝结而为癥瘕，肝气和平，则癥瘕邪气自散矣。杀小虫者，厥阴风胜则生虫，肝气疏通而虫自杀矣。"表明桃仁通过疏肝气，使肝气平和，可达到治疗癥瘕邪气和杀小虫的效用。

清代杨时泰在《本草述钩元·五果部》中论曰："桃仁之用，粗者知其破滞血、消癥块而已，不知血之为病，如风劳便秘，血燥也；疟疾、寒热、骨蒸作热、急劳咳嗽，血结也。岂真癥块之为血病乎！"因此，桃仁的活血祛瘀不仅是破滞血、消癥块，还可以用于血燥、血结等血病。

其二，临证用药实践方面。明清时期，关于桃仁活血祛瘀方剂应用记载的医书很多，如《普济方》《景岳全书》《赤水玄珠》《医林改错》等对桃仁功用产生了新的认识和见解，又如《古今医统大全》《证治准绳》《医方考》《万病回春》《傅青主女科》《医宗金鉴》《杂病源流犀烛》《临证指南医案》等在继承前人关于桃仁活血祛瘀功效认识的基础上，创造出一些新的桃仁方剂，以治疗同一病证。

明代朱橚《普济方》是我国古代最大的一部方书，共426卷，载方61739首，涉及脏腑身形、伤寒杂病、外科、妇科、儿科等。其载桃仁用药方近900首，主治肝脾肺肾虚劳等诸证，伤寒诸证，热病诸证，诸咳，癥瘕积聚，疟癖，五膈，五噎，骨蒸，脚气，肠气，诸风，诸痹，虚劳诸证，诸疟，诸疝，诸痈，诸淋，诸虫，诸肿，诸痔，跌打损伤；五官科须发黄白，目昏暗，耳聋，鼻不闻香臭，虫牙等；妇产科月水不调，崩漏，妊娠疟疾，鬼胎，安胎，产难，堕胎后血不出，产后诸疾；儿科盘肠气痛，疮痘，缠蛇丹等，详见表3-3。《普济方》桃仁主治应用具有以下特点：第一，较《太平圣惠方》《圣济总录》等，增加了五官科须发黄白的证治和桃仁方剂；第二，对妇科、产科与儿科的专科细化证候的治疗程度进一步加深，尤其是儿科，新增了小儿盘肠气瘤、疮痘、缠蛇丹的治

---

[1] 吴仪洛. 本草从新［M］. 上海：上海科学技术出版社，1958：193.

疗，扩大了桃仁活血祛瘀的主治应用范围；第三，收录了一些前人未有的方剂，如安息香膏治疗盘肠气瘹，木香散治疗小肠疝气，桃仁膏治疗霍乱吐泻，桃仁汤治疗小儿气淋、水道不通、余沥疼痛，赤芍无比膏治疗诸般痈疽、瘰疬、发背恶疮。

明代张介宾《景岳全书》共 64 卷，其中 48～49 卷为《本草正》，记载桃仁"主治瘀血、血闭、血结、血燥，通血隔，破血癥，杀三虫……逐郁滞，止鬼疰、血逆疼痛、膨胀，疗跌仆损伤。若血枯经闭者，不可妄用"。《景岳全书·杂证谟·郁证》对"逐郁滞"进行了论说："凡诸郁滞，如气、血、食、痰、风、湿、寒、热，或表或里，或脏或腑，一有滞逆，皆为之郁，当各求其属，分微甚而开之，自无不愈。……血郁者，宜桃仁……郁治法，皆所以治实邪也。若阳虚则气不能行，阴虚则血不能行，气血不行，无非郁证。"[1] 基于"逐郁滞"的论述，可以解释桃仁方剂治疗气血痰瘀所致病的可行性。

明代孙一奎《赤水玄珠》是一部颇具理论和临证价值的中医名著，共 30 卷，分为 76 门，涉及内、外、妇、儿各科病证。该书载桃仁用药方 100 余首，具体主治详见表 3-3。其中关于桃仁活血祛瘀功用治疗痘麻症的认识具有创新性，《赤水玄珠·妇女痘》记载："痘已出未出，不起不发，隐在皮肤，并治麻症斑症，用梅花一两，桃仁二钱，丝瓜五钱，辰砂二钱，甘草二钱，为末，每服五分，参苏汤下。"[2]

清代王清任《医林改错》载桃仁用药方 14 首，主治血瘀脱发、酒糟鼻、紫癜风，灯笼病，积聚痞块，半身不遂，瘟毒，出痘诸病，产后抽风，血鼓，痹症，癫狂等。王氏对血瘀证、半身不遂等病证的治疗有独到之处，所用活血化瘀方剂至今仍有很高的使用价值。该书所载 14 首桃仁方剂中，桃仁和红花配伍 12 次，共现率 85.7%，预示着桃仁和红花可能是活血祛瘀的药对。在桃仁用量上，解毒活血汤中桃仁用到 8 钱，相当于现在的 25 g，超出前人用量，王氏可谓是一个大胆的医家。此外，王清任首创包含桃仁（一钱）配伍黄芪（四两，生）、归尾（二钱）、赤芍（一钱半）、地龙（一钱，去土）、川芎（一钱）、红花（一钱）的补阳还五汤，其中黄芪用量最大，开补气活血通络治法的先河，发展了治疗气

---

[1] 张介宾. 景岳全书 [M]. 赵立勋，主校. 北京：人民卫生出版社，1991：1205.

[2] 孙一奎. 赤水玄珠 [M]. 北京：中国中医药出版社，1996：45.

虚血瘀证的理论，为后世所称道。

另外，还有一些医家首创了一些桃仁方剂，为临证治疗提供了新的选择。明代徐春甫《古今医统大全》载桃仁配伍龙胆草、柴胡、黄芩、鳖甲、山栀子、陈皮等的龙胆丸，用于治疗积热劳瘦不食、热壅疮肿；王肯堂《证治准绳》载桃仁配伍羌活、独活、苏木、红内消（何首乌）、当归、川芎、大黄、钓钩藤、白芷、红花、甘草、赤芍、生地黄、栝蒌根、紫金皮、金锁匙、血竭的内消散，用于治疗眼目伤损；吴昆《医方考》载桃仁配伍荆芥、蔓荆子、菊花、白芷、麻黄、红花、防风、川芎、当归、草决明、石决明、白芍药、甘草的消风养血汤，用于治疗眼痛赤肿；龚廷贤《万病回春》载桃仁配伍牛蒡子、白芍、大黄、红花、桂枝的手捻散，用于治疗痘疮当靥时，热毒瘀血凝滞，致腹痛不靥，其痛着在中脘；傅山《傅青主女科》载桃仁配伍黄连、川芎、莱菔子、山栀、青皮、三棱等的三消丸，用于治疗妇人产后死血、食积、痰饮凝滞不散，而致恶露不尽者。清代吴谦《医宗金鉴》卷四十九载桃仁配伍雄黄末的桃仁雄黄膏，用于治疗阴痒[1]；张秉成《成方便读》卷二载桃仁配伍香附、官桂、五灵脂、延胡索、当归、乌药等的乌金丸，用于治疗妇人气滞血结、癥瘕瘀痛、经闭；沈金鳌《杂病源流犀烛》卷十一载桃仁配伍荔枝、橘核、甘草、茯苓、白术、枳壳、山楂、延胡索的荔枝橘核汤，用于治疗癀疝[2]；叶天士《临证指南医案》卷十载桃仁配伍犀角、连翘、牛蒡、酒大黄、紫草、青皮、炒楂、木通、生石膏、荆芥、笋尖的方剂，治疗痘毒[3]。

总之，与宋金元时期相比，明清时期医家对桃仁功用的本草理论认识进行了系统总结，并增加了痘疮等方面的内容，扩大了桃仁方剂的用药范围。一些医家从医理、药理及病理方面，对桃仁活血祛瘀功效主治病证缘由进行了积极探索与研究，寻求理论解释，以便指导临证实践。临证用药应用方面，产生了新的认识和见解，并首创了一些桃仁方药，使该时期桃仁组方用药更加全面和完善。

二、润肠通便

为揭示桃仁润肠通便功效主治病证的发展，本研究收集整理了从两汉到清代

[1] 吴谦.医宗金鉴［M］.北京：中国中医药出版社，1994：504.

[2] 沈金鳌.杂病源流犀烛［M］.北京：中国中医药出版社，1994：17.

[3] 叶天士.临证指南医案［M］.北京：华夏出版社，1995：48.

较有代表性的本草、方剂类等医学典籍中，关于桃仁润肠通便对应主治病证的文献记载，详见表3-4。

表3-4　桃仁润肠通便功效对应主治病证的医学古籍文献记载

序号	年代	出处	主治及相关内容摘要
1	唐	《备急千金要方》	硝（消）石汤，主治血瘕，月水留为瘀血，大便不通；大五柔丸，主治脏气不调，大便难
2		《本草衍义》	桃仁末半两，以熟蜜和丸如梧桐子，温水服三二十丸，治大肠风秘，壅热结涩。不可久服，亦行脾肾气故也
3		《经史证类备急本草》	桃仁末半两，以熟蜜和丸如梧桐子，温水服三二十丸，治大肠风秘，壅热结涩。不可久服，亦行脾肾气故也
4	宋	《太平圣惠方》	大黄丸，主治金疮烦闷疼痛，大便不利；大黄散，主治时气七日，往来寒热，胸胁逆满，大肠秘涩；木香丸，主治胸胁气妨闷，胃中壅滞，大便难，腹中痛；乌梅丸，治疗肾疟，令人洒然腰脊痛，大便难，目眴，手足寒，及疟久不愈者；阿魏散，治疗骨蒸热，四肢烦疼，大便秘涩，无问远近；恒山散，治疗肾热为疟，令人凄凄，腰脊痛，宛转大便难，忽然手足寒；猪牙皂荚丸，治疗热劳，或咳嗽气喘，两胁胀，不思饮食，大便秘涩，心脏燥热，恍惚不安
5		《圣济总录》	大黄汤，主治伤寒，内有瘀血，大便不利，小腹急痛；芍药汤，主治小儿中恶，心腹坚胀痛，颜色青黑，大便不通；郁李仁散，主治伤寒大便不通；厚朴丸，主治一切气注，大肠结涩，背膊刺痛，气注四肢，及食物不消，奔豚气逆；调中丸，大肠风热，秘涩不通；调胃散，主治产后大便秘涩不通；通气汤，主治气上逆，胸膈痞塞，饮食不下，及积气心腹胀满，大肠虚秘；鳖甲汤，治疟壮热憎寒，大便秘涩；槟榔丸，治肠胃受热，气不宣通，瘕聚沉处，腹胁胀满，大便秘涩；款气丸方，治气逆攻冲，肩膊拘急，或胁肋胀满，大便秘涩，手臂头面浮肿；鳖甲丸，治虚劳咳嗽气喘，两胁胀满，不思饮食，大便秘难，心躁恍惚不安
6		《妇人大全良方》	加减四物汤加大黄、桃仁（去皮尖，炒黄）减半煎，主治妇人经病，腰、足、腹中痛，崩中漏下，半产恶露多或停留不出，胎气不安，产后块不散或亡血过多或恶露不下，小便涩，大便秘；大五柔丸，主脏器不调，大便难

序号	年代	出处	主治及相关内容摘要
7		《仁斋直指方论》	润肠丸（东垣方），主治脾胃中伏火，大便秘涩，或干燥秘塞不通，全不思食，乃风结秘，血结秘，皆令闭塞也；当归润燥汤，主治肠胃燥，大便不通；导滞通幽汤，主治大便难，幽门不通，上冲吸门不开，噎塞，不便燥闭，气不得下；四物汤，主治脏结秘涩；老人常服药方，主年高人脾虚血燥，易饥易饱，大便燥难
8	金	《医学启源》	桃仁气温，味甘苦，治大便血结、血秘、血燥，通润大便，七宣丸中用之，专疗血结，破血。汤浸，去皮尖，研如泥用。润肠丸，治脾胃中伏火，大便秘涩，或干燥不通，全不思食，此乃风结秘、血结秘，皆令秘塞也。风以润之，血以和之，和血疏风，自通利矣。当归润燥汤，治大便燥结；七宣丸，治风气，结聚宿食不消，兼砂石皮毛在腹中，及积年腰脚疼痛，冷如冰石，脚气冲心，烦愦，头眩暗倒，肩背重，心腹胀满，胸膈痞塞，风毒肿气，连及头面，大便或秘，小便时涩，脾胃虚痞，不能饮食，脚转筋，挛急掣痛，心神恍惚，眠卧不安等
9		《珍珠囊补遗药性赋》	桃仁润大肠血闭之便难
10		《汤液本草》	《象》云：（桃仁）治大便血结、血秘、血燥，通润大便。七宣丸中，专治血结，破血。以汤浸，去皮尖，研如泥用
11	元	《本草发挥》	桃、杏仁俱治大便秘，当以气血分之。昼则难便，行阳气也；夜则难便，行阴血也。大肠虽属庚，为白肠，以昼夜言之，气血不可不分也；桃仁之辛甘油腻之药，以破恶血，兼除燥润大便
12		《兰室秘藏》	当归润燥汤，治消渴，大便闭涩，干燥结硬，兼喜温饮，阴头退缩，舌燥口干，眼涩难开，及于黑处见浮云；生津甘露汤，治消中，能食而瘦，口舌干，自汗，大便结燥，小便频数；通幽汤，治大便难，幽门不通，上冲，吸门不开，噎塞不便，燥闭，气不得下，治在幽门，以辛润之；润燥汤，治大便燥结；润肠丸，治脾胃中伏火，大便秘涩，或干燥闭塞不通，全不思食，乃风结秘，皆令闭塞也；升阳汤，治膈咽不通，逆气里急，大便不行；活血润燥丸，治大便风秘，血秘，常常燥结，具有活血疏风、润燥通便的功效；润肠汤，治大肠结燥不通；秦艽白术丸，治痔疾并痔漏有脓血，大便燥硬而作疼痛不可忍；秦艽苍术汤，治风热乘食饱不通，气逼大肠，致患痔漏，大便秘涩，必作大痛；秦艽当归汤，治痔漏，大便结燥疼痛

续表

序号	年代	出处	主治及相关内容摘要
13		《丹溪心法》	导滞通幽汤，治大便难，幽门不通，上冲，吸门不开，噎塞不便，燥秘，气不得下，治在幽门，以辛润之；润燥汤，治大便不通；活血润燥丸，治大便风秘，血秘，常常燥结；润肠丸，治大便不通
14		《神农本草经疏》	桃仁之辛温除燥润肠；得当归、牛膝、生地黄、乳香、没药、桃仁，治跌仆损伤，瘀血凝滞，腹中作痛，或恼怒劳伤，而致蓄血发寒热，热极令人不得眠，腹不痛，大便不秘，亦不甚渴，脉不洪数，不思食，食亦无味，热至天明得汗暂止，少顷复热，小便赤，此其候也，和童子小便，服之立除；同当归、地黄、麻仁、麦门冬、桃仁、生蜜、肉苁蓉，治大便燥结不通；大便不快，里急后重，用桃仁三两去皮，以吴茱萸二两，食盐一两，同炒熟，去二物，每嚼桃仁五七粒，效。兼可预辟瘴疠
15	明	《滇南本草》	主治风痹骨蒸，肝疟寒热，破血杀虫，通润大肠
16		《本草蒙筌》	桃仁之辛甘油腻以破恶血，兼除燥润大便，（桃仁）与柏子仁、火麻仁、松子仁等分同研，熔蜡和圆。治老人虚闭殊功，疗中焦蓄血立效
17		《本草纲目》	桃仁（血滞风痹，大便结。酒浸作丸，治偏风）治血结、血秘、血燥，通润大便，破畜血（张元素）。附桃仁用药方：大便不快，里急后重。用桃仁三两（去皮），吴茱萸二两，食盐一两，同炒熟，去盐、茱，每嚼桃仁五七粒（《圣济总录》）；橘皮同桃仁治大肠血秘，皆取其通滞也；桃仁，血燥，同陈皮服；产后闭，同藕节煎服
18		《本草征要》	破诸经之血瘀，润大肠之血燥，主肌有血凝，而燥痒堪除，热入血室，而谵言可止
19		《雷公炮制药性解》	主瘀血血闭，癥瘕鬼邪，血燥便结，杀三虫，止心痛
20		《药鉴》	（桃仁）润大肠血燥难便，去小腹血凝成块
21		《本草正》	（桃仁）善治瘀血、血闭、血结、血燥，通血隔，破血癥，杀三虫，润大便，逐郁滞，止鬼疰，血逆疼痛、膨胀，疗跌仆损伤。若血枯经闭者，不可妄用。

序号	年代	出处	主治及相关内容摘要
22		《普济方》	以桃仁之辛温，油腻之药，除燥润大便，然犹不可专用。须于补中益气汤，泻阴火之药内，兼而用之。大五柔丸，治疗脏气不调，大便不通，和营卫，利九窍，消谷益血；润肠汤，一名当归润燥汤，治理大便闭燥不通；滋肠五仁丸，治津液枯竭，大便秘涩，传导艰难；七宣丸，治风气结聚，宿食不消，兼沙石皮毛在腹中，及积年腰脚疼痛，冷如冰石，脚气冲心，烦闷霍乱，头旋昏倒，肩背重痛，心腹胀满，胸膈闭塞，风毒肿气，连及头面，大便或秘，小便时涩，脾胃气痞，不能饮食，脚转筋掣，疼痛挛急，心神恍惚，眠卧不安等；通幽汤，一名导滞通幽汤，治大便难，幽门不通，上冲，吸门不开，噎塞，大便燥闭，气不得下，治在幽门，以辛润之；润肠汤，治大便秘涩，连日不通；炒桃仁法，治里急后重，大便不快；槟榔丸，治肠胃受热，气不宣通，癥聚沉伏，腹胁胀满，大便秘涩；润肠丸（《东垣试效方》），治脾胃中伏火，大便秘涩，或干燥闭塞不通，全不思食，乃风结秘，血结秘，皆令闭塞也；活血润燥丸，治大便风秘不通，常燥结；升阳泻湿汤，治膈咽不通，逆气里急，大便不行；润肠丸（《卫生宝鉴》），治胸膈痞闷，大便涩滞；大五柔丸，治脏气不调，大便难，通荣卫，利九窍，进饮食；调胃散，治产后大便秘涩不通
23		《古今医统大全》	桃仁杀小虫，通润大便。导滞通幽汤，治大便结燥，幽门不通，上冲，吸门不开，噎塞不便，气不得下，治在幽门，以辛润之；桃仁四物汤，治血涩秘结不通；润肠丸，治脾胃中伏火，大便秘涩，或干燥不通，全不思食，乃风燥血秘，以此润燥和血疏风，自然通矣；加减枳术丸，治年高人脾虚血燥，易饥易饱，大便结燥；当归润燥汤，治消渴，舌上白干燥，唇干，口干，眼涩，黑处见浮云，大便秘涩、干燥结硬，喜温饮，阴头短缩；生津甘露汤，一名清凉饮，治疗中消，能食而瘦，口舌干，自汗，大便结，小便数；导滞通幽汤，治疗大便难，幽门不通，上冲，吸门不开，噎塞，不便，燥结而秘，气不得下，治在幽门，以辛润之；润肠汤，治大便结燥不通；治血润肠丸，治大便风秘，血秘不通，常常结燥；滋肠五仁丸，治大便秘涩不通；润肠丸，疗大便秘涩，旬日不通；加味四物汤，治大肠结燥而秘涩；七宣丸，治风气结聚，宿食不消，兼沙石皮毛在腹，及积年腰脚疼痛，冷如冰石，脚气冲心，烦愦闷乱，头旋运倒，肩背重痛，心腹胀满，胸膈痞塞，风毒肿气，连及头面，大便秘涩，小便时数，脾胃气壅，不能饮食，脚转筋掣痛挛急，心神恍惚，睡卧不安；通神散，治妇人大便不通，肺实弦大，腰腹作痛，手不可近

序号	年代	出处	主治及相关内容摘要
24		《景岳全书》	（桃仁）善治瘀血血闭，血结血燥，通血隔，破血瘕，杀三虫，润大便，逐郁滞；如血燥而不能大便者，以桃仁、酒制大黄主之。王节斋曰：若年高人脾虚血燥，易饥易饱，大便燥难，用白芍药、当归各一两，人参七钱，升麻、炙甘草各四钱，山楂、大麦芽、桃仁（去皮尖，另研）各五钱。此老人常服药也
25		《证治准绳·类方》	七宣丸，治风气结聚，宿食不消，兼砂石皮毛在腹中，及积年腰脚疼痛，冷如水石，脚气冲心，烦愦，头旋暗倒，肩背沉重，必腹胀满，胸膈痞塞及风毒连头面肿，大便或秘，小便时涩，脾胃虚痞不食，脚转筋挛急掣痛，心神恍惚，眠寐不安；导滞通幽汤，治幽门不通上冲，吸门不开，噎塞，气不得上下，大便难，脾胃初受热中，多有此证，治在幽门，以辛润之；五仁丸，治津液枯竭，大肠秘涩，传导艰难；润肠丸，治胃中伏火，大便秘涩，或干燥不通，全不思食，乃风结血秘，皆令闭塞，须润燥和血疏风，则自然通矣；活血润肠丸，治大便风秘、血秘，时常结燥；秦艽白术丸，治痔并漏有脓血，大便燥硬，作痛不可忍；滋血润肠汤，治疗血枯及死血在膈，饮食不下，大便燥结
26		《医方考》	桃仁，润物也，能泽肠而滑血。润燥汤，治大肠燥结，便出坚黑者；通幽汤，治大便燥结，腹痛者
27		《万病回春》	润肠汤，治大便闭结不通
28		《傅青主女科》	养正通幽汤，治产后大便秘结，类伤寒三阴症
29	明	《赤水玄珠》	东垣润肠丸，治脾胃中伏火，大便秘涩，或干燥闭塞不通，全不思食，乃风结秘，血结秘，皆令闭塞也；东垣导滞通幽汤，治大便难，幽门不通，上冲，吸门不开，噎塞不便，燥闭，气不得下，治在幽门，以辛润之；七宣丸，治风气结聚，宿食不消，兼沙石皮毛在腹，及积年腰脚疼痛，冷如冰石，脚气冲心，烦愦闷乱，头旋运倒，肩背重痛，心腹胀满，胸膈痞塞，风毒肿气，连及头面，大便秘涩，小便时数，脾胃气壅，不能饮食，脚转筋掣痛挛急，心神恍惚，睡卧不安；五仁丸，治津液枯竭，大肠秘结，传道艰难；润肠丸，治脾胃中伏火秘结，及风结、血结；润麻丸，治血燥，大便不通；润燥汤，治大便燥结；活血润燥丸，治大便风秘，血秘，时常结燥；润肠丸，治大便秘涩，连日不通；三仁膏，治痘疹大便坚实，不宜下者；通齿汤，治大便秘结

序号	年代	出处	主治及相关内容摘要
30		《本草新编》	通润大便
31		《本草备要》	泻，破血，润燥，通大肠血秘
32		《本草从新》	通大肠血秘，治热入血室（冲脉）
33		《本草述钩元》	主治血结、血秘、血滞、血燥，通润大便。大便不快，里急后重。用桃仁三两去皮，吴萸二两，食盐一两，同炒熟，去盐萸，每嚼桃仁五七粒。同当归、芍药、地黄、麦门冬、麻仁、苁蓉、黄芩、甘草，治大肠血燥，便结不通
34		《得配本草》	辟疰忤，杀三虫，润大便，止疟疾
35		《医林改错》	补阳还五汤，治半身不遂，口眼歪斜，语言謇涩，口角流涎，大便干燥，小便频数，遗尿不禁
36		《医宗金鉴》	加减苏子桃仁汤，治瘀血内聚，心经瘀热，大肠干燥者；润肠丸（方一），治血燥大便不通；润肠丸（方二），治大肠血虚火炽，大便秘结
37	清	《成方切用》	秦艽白术丸，治痔疮痔漏，有脓血，大便燥结，痛不可忍；加减防己饮，治脚气，足胫肿痛，憎寒壮热，大便秘涩；通幽汤，治幽门不通，上冲吸门，噎塞不开，气不得下，大便艰难；润肠丸，治肠胃有伏火，大便秘涩，全不思食，风结，血结
38		《成方便读》	秦艽白术丸，治痔疮痔漏，有脓血，大便燥结，痛不可忍；润肠丸，治肠胃有伏火，或风血相搏结于肠中，大便闭涩，不思纳谷等
39		《杂病源流犀烛》	大便秘结，肾病也。经曰：北方黑水，入通于肾，开窍于二阴。盖以肾主五液，津液盛则大便调和。若为饥饱劳役所损，或素嗜辛辣厚味，致火邪留滞血中，耗散真阴，津液亏少，故成便秘之症。大便不通，亦肾病也。盖秘结者，不过时常燥结，艰于下利而已。脾约，液枯症也。仲景论阳明伤寒自汗出，小便数，则津液内竭，大便必难。七宣丸，治胃实便秘；润肠丸，治风秘；当归润肠汤，治血热便秘；疏风润肠丸，治风热便秘；润麻丸，治血燥便秘；五仁丸，治血燥便秘；通幽汤，治幽门便秘；三仁粥，治老年虚秘；润肠丸，治挟热大便不通；润肠汤，治挟冷大便不通；通神散，治妇人大便不通；归润燥汤，一名润燥汤，治脾约液枯症；辛润汤，治大肠风秘燥结；元戎四物汤，治大肠风秘燥结；润肠丸，治大便秘结或干燥不通；五仁汤，治大便秘结或干燥不通

续表

序号	年代	出处	主治及相关内容摘要
40		《临证指南医案》	治包某阳升风秘；某人饥饱劳碌，中州受伤，中脘痛两胁胀，嗳泄气宽，静则安，大便艰；某人高年下焦阴弱，六腑之气不利，多痛，不得大便，乃幽门之病；李某（三六）脉小弱，形瘦，肠风已久，年来食少便难；金某（二十）汤饮下咽，嗳噫不已，不饥不食，大便干坚若弹丸（血结）；孔某（六二）膏粱形体充盛，酿积既久，湿热壅痹，致小肠火腑，失其变化传导之司，二便闭阻日盛，右胁壅阻作疼（二便俱闭，小肠火结）；马某（三六），脉实，病久瘀热在血，胸不爽，小腹坠，能食不渴，二便涩少（气血结痹）等

（一）两汉至晋唐时期：桃仁润肠通便功效认识的萌芽积累时期

两汉至魏晋时期，现存最早的本草学专书《神农本草经》及其他本草典籍中都没有桃仁润肠通便功效的相关记载，但根据一些方剂医书的零散记载推测，桃仁可能具有"利大便"的功用。汉代张仲景《伤寒杂病论》载桃仁方抵当汤主治伤寒瘀热在里，血蓄下焦，不结胸而少腹硬满，小便自利，大便硬而色黑易解，身黄有微热，脉沉结，或狂躁，或喜忘，或经水不利者。虽然上文主要体现桃仁活血祛瘀治疗蓄血之功效，但是其中"大便硬而色黑易解"的文献线索暗示桃仁可能具有通大便的功用。

唐代孙思邈《备急千金要方》卷四的硝（消）石汤和卷十五的大五柔丸记载了桃仁润肠通便的相关文献线索。硝（消）石汤方用桃仁配伍硝（消）石、附子、虻虫、大黄、细辛、干姜、黄芩、芍药、土瓜根、丹参、代赭、蛴螬、大枣、牛膝、朴硝，用于治疗血瘕、月水留为瘀血、大便不通，具有下病、散坚血的功效；大五柔丸方用桃仁配伍大黄、芍药、枳实、苁蓉、葶苈、甘草、黄芩、牛膝、杏仁，用于治疗脏气不调、大便难，具有通营卫、利九窍、消谷、益气力的功效。

总的来说，两汉至晋唐时期，桃仁本草理论还没有认识到其润肠通便的功效。《伤寒杂病论》所载抵当汤与《备急千金要方》记载的硝（消）石汤、大五柔丸，虽然仍以桃仁活血祛瘀功效应用为主用，治疗大便不通、大便难属于兼证，但是医家已在实践应用中体验到桃仁新的功用，并为后世桃仁润肠通便理论和应用认识的形成奠定了基础。

（二）宋金元时期：桃仁润肠通便功效认识的形成时期

经过汉唐时期桃仁方剂临证经验的积累，到宋金元时期，本草理论已逐渐认识到桃仁润肠通便的功效，当时医家基于桃仁此功效在遣方用药方面颇有心得，创造了不少相关专用方剂。

其一，本草理论方面。宋代寇宗奭《本草衍义·卷十二·牵牛子》载桃仁曰："（牵牛子）捣取其中粉一两，别以麸炒去皮尖者，桃仁末半两，以熟蜜和丸如梧桐子，温水服三二十丸，治大肠风秘，壅热结涩，不可久服，亦行脾肾气故也。"[1]桃仁配伍牵牛子可以治疗大肠风秘。宋代唐慎微《经史证类备急本草·卷第十一·牵牛子》记载了与《本草衍义》卷十二有关桃仁相同的内容。元代徐彦纯《本草衍义·卷二·牵牛子》条目下记载了与《本草衍义》卷之五有关桃仁的相同内容，并在《本草衍义·卷二·牵牛子》条目下记载桃仁，曰："桃仁之辛甘油腻之药，以破恶血，兼除燥润大便。"[2]

元代李杲《珍珠囊补遗药性赋·卷二·主治指掌》载桃仁，曰："桃仁，味苦甘平，性寒无毒。降也，阴也。其用有二：润大肠血闭之便难；破大肠久蓄之血结。"[3]该书明确指出桃仁的润肠通便功效。

元代王好古《汤液本草·卷之五·果部》卷之五"果部"载桃仁，曰："象云：治大便血结、血秘、血燥，通润大便。七宣丸中，专治血结，破血。以汤浸，去皮尖，研如泥用。……《衍义》云：老人虚秘，（桃仁）与柏子仁、火麻仁、松子仁，等分同研，熔白蜡，和丸如桐子大。以少黄丹汤下。仲景治中焦畜血用之。"[4]该书强调桃仁具有润肠通便的功效，并列有治疗方药。

其二，临证用药实践方面。宋金元时期，一些综合性医著和个人医书记载了桃仁润肠通便功效方剂应用，并产生了新的认识。

宋代官修综合医著《太平圣惠方》收载大黄丸、大黄散、木香丸、乌梅丸、阿魏散、恒山散、猪牙皂荚丸等药方。例如，桃仁配伍川大黄、枳壳的大黄丸，用于治疗金疮烦闷疼痛，大便不利；桃仁配伍川大黄、甘草、川芒硝、桂心、麻黄的大黄散，用于治疗时气七日，往来寒热，胸胁逆满，大肠秘涩；桃仁配伍木

［1］寇宗奭.本草衍义［M］.上海：商务印书馆，1937：69.

［2］徐彦纯.本草发挥［M］.北京：中国中医药出版社，2015：56.

［3］李杲.珍珠囊补遗药性赋［M］.北京：中国医药科技出版社，1998：66.

［4］王好古.汤液本草［M］.北京：中国中医药出版社，2013：121.

香、川大黄、枳壳、厚朴、槟榔、当归的木香丸，用于治疗胸胁气妨闷，胃中壅滞，大便难，腹中痛。虽然这些方剂可以用于治疗大便难、不利、秘涩等，但这些症状仍属于兼证。

宋代官修综合医著《圣济总录》收载大黄汤、芍药汤、厚朴丸、调中丸、郁李仁散、调胃散等药方。例如，桃仁配伍大黄、鳖甲、朴硝、莱菔、皂荚的调中丸，用于治疗大肠风热，秘涩不通；桃仁配伍郁李仁、大黄、槟榔、川芎、木香的郁李仁散，用于治疗伤寒大便不通；桃仁配伍大黄、当归、麦门冬、生干地黄、菖蒲、鳖甲、柴胡、厚朴、秦艽、黄连、桂枝、吴茱萸的调胃散，用于治疗产后大便秘涩不通。调中丸、郁李仁散、调胃散治疗的大便秘涩不通已是主证，尤其是调中丸，说明这时已认识到桃仁在治疗风热便秘中的作用。

宋代陈自明《妇人大全良方》卷二的加减四物汤和卷八的大五柔丸，记载了用桃仁药方治疗大便秘、大便难的内容[1]。在这两首方剂中，大便秘或难是兼证。

宋代杨士瀛《仁斋直指方论·卷之十五·秘涩》记载了四物汤、导滞通幽汤等[2]。例如，四物汤，方用桃仁配伍当归、熟地黄、川芎、白芍药、大黄，用于治疗脏结秘涩；导滞通幽汤，方用桃仁泥配伍当归、升麻、生地黄、熟地黄、红花、炙甘草，用于治疗大便难，幽门不通，上冲吸门不开，噎塞，不便燥闭，气不得下。导滞通幽汤认识到以桃仁的辛味润幽门以达到通便效果。此外，卷之六"调理脾胃"记载老人常服药方，方用桃仁配伍白术、枳实、白芍药、当归、人参、升麻、甘草、山楂子、大麦芽，用于治疗年高人脾虚血燥，易饥易饱，大便燥难。该药方已认识到老年人血燥便秘证型的特点。

金代张元素《医学启源·用药备旨·药类法象》曰："桃仁气温，味甘苦，治大便血结、血秘、血燥，通润大便，七宣丸中用之，专疗血结，破血。汤浸去皮尖，研如泥用。"[3]该书也较早地明确记载桃仁的润肠通便功效。其中方剂七宣丸可治疗血秘。此外，卷之中《六气方治·燥》记载了七宣丸、当归润燥汤、润肠丸，用于治疗大便秘、大便燥结、大便秘涩或干燥不通。尤其是润肠丸的应用，说明已经认识到风结秘、血结秘的证型以及风以润之、血以和之的治则。

［1］陈自明.妇人大全良方［M］.天津：天津科学技术出版社，2003：47，177.

［2］杨士瀛.新校注杨仁斋医书 仁斋直指方论［M］.福州：福建科学技术出版社，1989：414.

［3］张元素.中医经典文库掌中宝丛书：医学启源［M］.太原：山西科学技术出版社，2013：142.

元代李杲《兰室秘藏》收载当归润燥汤、生津甘露汤、升阳汤、秦艽当归汤、活血润燥丸等[1]。例如，生津甘露汤，方用桃仁配伍升麻、防风、生甘草、汉防己、生地黄、当归身、柴胡、羌活、炙甘草、黄芪、酒知母、酒黄芩、酒龙胆草、石膏、黄柏、红花、杏仁，用于治疗消中，能食而瘦，口舌干，自汗，大便结燥，小便频数；活血润燥丸，方用桃仁配伍当归梢、防风、大黄、羌活、皂角仁、麻仁，用于治疗大便风秘，血秘，常常燥结，具有活血疏风、润燥通便的功效。用生津甘露汤治疗能食而瘦、大便结燥，说明已认识到阳结证型的便秘可使用桃仁，而应用活血润燥丸，说明已认识到血秘、风秘的证型及活血疏风的治则。

元代朱震亨《丹溪心法·卷二·燥结》收载活血润燥丸、载润燥汤等[2]。活血润燥丸，方用桃仁配伍归梢、防风、大黄、羌活、麻仁、皂角仁，用于治疗大便风秘、血秘，常常燥结。活血润燥丸的应用，证明已认识到风秘、血秘的治疗。此外，该书还记载了润肠丸，方用桃仁配伍麻子仁、当归、生地黄、枳壳，用于治疗大便不通。

总而言之，宋金元时期本草理论文献内容说明，该时期开始认识到桃仁润肠通便的功效，宋代《本草衍义》《证类本草》在杏仁或牵牛子篇下间接论述，元代《珍珠囊补遗药性赋》《汤液本草》则已经在桃仁篇直接说明。在用药方面，综合性医著和个人医学专书中有关桃仁润肠通便的方剂逐渐增多，相关应用认识快速发展。综合医书《太平圣惠方》载方治疗大便难、不利等仍属于兼证，《圣济总录》已出现把大便不通作为主证治疗的方剂，如郁李仁散、调胃散等。杨士瀛在个人专书《仁斋直指方论》设置"秘涩"专篇收载桃仁相关方药，并注意到老年人血燥便秘证型的特点。李杲已经认识到阳结、血秘、风秘等证型和治则等。

（三）明时期：桃仁润肠通便功效认识的发展时期

明代医家继承了前人关于桃仁润肠通便功效的观点，之后对其进行不断丰富和发展，使之在本草理论和临证应用方面产生了新的认识和发挥。

其一，本草理论方面。明代多数本草著作都记载了桃仁润肠通便的功效。如缪希雍《神农本草经疏·卷十一·草部下品之下》载桃仁，曰："桃仁之辛温除

---

[1] 李杲.兰室秘藏［M］.北京：人民卫生出版社，2017：34.

[2] 朱震亨.丹溪心法［M］.北京：人民军医出版社，2007：68.

燥润肠。"《神农本草经疏·卷二十三·果部三品·桃核仁》引《圣济总录》云：
"大便不快，里急后重。用桃仁三两去皮，以吴茱萸二两，食盐一两，同炒熟，
去二物，每嚼桃仁五七粒，效。兼可预辟瘴疠。"[1]该书不但明确了桃仁除燥润肠
的功效，还载有具体方剂应用。又如陈嘉谟《本草蒙筌·卷之三·草部下·牵牛
子》载桃仁，曰："桃仁之辛甘油腻以破恶血，兼除燥润大便。"《本草蒙筌·卷
之七·果部桃·核仁》引《衍义》云："（桃仁）与柏子仁、火麻仁、松子仁等分
同研，熔蜡和圆。治老人虚闭殊功，疗中焦蓄血立效。"[2]该书明确了桃仁燥润大
便的功效，并载有前人的相关方剂。

　　李时珍《本草纲目·第三卷·百病主治药·诸风》记载："桃仁（血滞风痹，
大便结。酒浸作丸，治偏风）。"《本草纲目·果部第二十九卷·果之一·桃》篇
引张元素云："治血结、血秘、血燥，通润大便，破畜血。"其下附方中引《圣济
总录》的桃仁方剂，曰："大便不快，里急后重。用桃仁三两（去皮），吴茱萸
二两，食盐一两，同炒熟，去盐、茱，每嚼桃仁五、七粒。"《本草纲目·果部
第三十卷·果之二橘》载桃仁，曰："橘皮同桃仁治大肠血秘，皆取其通滞也。"
《本草纲目·第三卷·百病主治药·大便燥结》曰："桃仁（血燥，同陈皮服。产
后闭，同藕节煎服）。"[3]该书多处明确桃仁具有通润大便的功效，并引用前人方
剂进行应用举例。

　　兰茂《滇南本草·第一卷·桃》载桃仁："主治风痹骨蒸……通润大肠"，明
确了桃仁通润大肠的功效[4]。杜文燮《药鉴》载桃仁："（桃仁）润大肠血燥难便，
去小腹血凝成块"[5]，表明桃仁润大肠血燥难便的功用。李中梓《本草征要》载桃
仁："破诸经之血瘀，润大肠之血燥"[6]，阐明了桃仁润大肠之血燥的功用。李中
梓《雷公炮制药性解·卷一·果部·桃仁》载"主瘀血血闭……血燥便结"[7]，表
明桃仁具有治疗血燥便结的功用。

［1］缪希雍.神农本草经疏［M］.太原：山西科学技术出版社，2013：282.

［2］陈嘉谟.本草蒙筌［M］.北京：中国中医药出版社，2013：95.

［3］李时珍.本草纲目［M］.太原：山西科学技术出版社，2014：61，789-790，811.

［4］兰茂.滇南本草［M］.昆明：云南科学技术出版社，2004：111.

［5］杜文燮.药鉴［M］.北京：中国中医药出版社，2016：79.

［6］李中梓.重订本草征要［M］.北京：北京科学技术出版社，1986：29.

［7］李中梓.雷公炮制药性解［M］.北京：人民军医出版社，2013：26.

其二，临证用药实践方面。基于前代医家对桃仁润肠通便功效的发挥与用药经验的积累，明代医家对其临证方剂使用的认识逐步完善，并扩大了应用范围。朱橚《普济方·卷五·方脉药性总论·用药偏胜论》载桃仁，曰："以桃仁之辛温，油腻之药，除燥润大便，然犹不可专用。须于补中益气汤，泻阴火之药内，兼而用之。"[1]该书提出桃仁"燥润大便"不能专用之用药原则。《普济方·卷三十九·大肠腑门·大便秘涩不通》记载大五柔丸、滋肠五仁丸、润肠汤、炒桃仁法、槟榔丸、润肠丸等。《普济方·卷三百二十一·妇人诸疾门·大便不通》载大五柔丸和《普济方·卷三百五十四·产后诸疾门·大便不通》载方大五柔丸（《妇人大全良方》）、调胃散（《圣济总录》），治疗产后大便秘涩不通。

徐春甫《古今医统大全·卷九十五·本草集要（下）·本草果部》载桃仁："杀小虫，通润大便"[2]，明确了桃仁通润大便的功效。该书还记载药方桃仁四物汤、加味四物汤、润肠丸、治血润肠丸、通神散等。其中桃仁四物汤、加味四物汤与宋代杨士瀛《仁斋直指方论》中四物汤用药相似，区别在于桃仁四物汤用生地黄、白芍等组方治疗血涩秘结，加味四物汤用熟地黄、赤芍等组方治疗结燥秘涩，四物汤用熟地黄、白芍等组方治疗脏结秘涩，表明依据证型的不同，用药选择亦略有不同；润肠丸在金代张元素《医学启源》同名方基础上发展，增加了皂角仁、秦艽，治疗阴结便秘效果更佳。

张介宾《景岳全书·卷之四十九·本草正（下）·果部》载桃仁："善治瘀血血闭，血结血燥……润大便。"[3]《景岳全书·卷之三十四·杂证谟·秘结·述古》曰："如血燥而不能大便者，以桃仁、酒制大黄通之……王节斋曰：'若年高人脾虚血燥，易饥易饱，大便燥难，用白芍药、当归各一两，人参七钱，升麻、炙甘草各四钱，山楂、大麦芽、桃仁（去皮尖，另研）各五钱。此老人常服药也。'"该书不仅明确了桃仁治血燥通大便的功效，还对血燥便秘及老人血燥便秘的治疗进行了用药说明。王肯堂《证治准绳·类方·大便不通》专篇载七宣丸、导滞通幽汤、五仁丸、润肠丸、活血润肠丸等[4]，诸方都是前人治疗便秘的常用验方。此外，《证治准绳·类方·痔》篇载秦艽白术丸，用于治疗痔并漏有脓血，大便

[1] 朱橚，等.普济方：第1册［M］.北京：人民卫生出版社，1959：110.

[2] 徐春甫.古今医统大全下［M］.北京：人民卫生出版社，1991：364.

[3] 张介宾.景岳全书：下［M］.上海：第二军医大学出版社，2006：1154.

[4] 王肯堂.证治准绳：类方［M］.北京：人民卫生出版社，1991：782.

燥硬，作痛不可忍；《证治准绳·类方·反胃》篇载滋血润肠汤，用于治疗血枯及死血在膈，饮食不下，大便燥结。

吴昆《医方考·卷一·伤寒门第二·桃仁承气汤》曰："桃仁，润物也，能泽肠而滑血。"[1]该书还记载润燥汤、通幽汤等。其中通幽汤，方用桃仁泥配伍生地黄、熟地黄、当归梢、大黄、红花、升麻，用于治疗大便燥结、腹痛者。龚廷贤《万病回春·卷之四·大便闭》载润肠汤，方用桃仁配伍当归、熟地、生地、麻仁、杏仁、枳壳、厚朴、黄芩、大黄、甘草，用于治疗大便闭结不通[2]。傅山《傅青主女科·产后编上卷·产后诸症治法·类伤寒三阴症》记载养正通幽汤，方用桃仁配伍川芎、当归、炙草、麻仁、肉苁蓉，用于治疗产后大便秘结类伤寒三阴症[3]。

孙一奎《赤水玄珠》载润肠丸、润麻丸、活血润燥丸、三仁膏、通齿汤等。其中润肠丸，方用桃仁配伍麻仁、当归尾、大黄、羌活、升麻、红花、郁李仁，用于治疗脾胃中伏火秘结，及风结、血结；润麻丸，方用桃仁配伍麻仁、当归、生地黄、枳壳，用于治疗血燥，大便不通；三仁膏，方用桃仁配伍火麻仁、松子，用于治疗痘疹大便坚实，不宜下者；通齿汤，方用桃仁配伍当归、红花、生地、熟地、升麻、甘草、火麻子，用于治疗妇女痘，大便秘结[4]。其中，润肠丸用于伏火、风结、血结便秘3种证型的治疗；润麻丸用于血燥便秘证型的治疗，通齿汤用于妇女痘兼便秘的治疗，说明当时扩大了桃仁润肠通便功用的应用范围。

总的来说，在明代以前医家对桃仁润肠通便功效的理论和应用认识的基础上，这一时期的主要本草著作如《本草纲目》《神农本草经疏》等都记载了桃仁润肠通便的功效主治。在方剂用药方面，继承前人经验，并进一步发展，认识到桃仁润肠通便功效的用药原则、各证型与用药变化，丰富了桃仁用药方剂，并扩大了其应用范围。

（四）清时期：桃仁润肠通便功效认识的成熟总结时期

其一，本草理论方面。清代本草著作已经非常明确地指明桃仁润肠通便功

［1］吴昆．医方考［M］．北京：中国中医药出版社，2007：16.

［2］龚廷贤．万病回春［M］．天津：天津科学技术出版社，1993：275.

［3］傅山．傅青主女科［M］．北京：人民军医出版社，2007：90.

［4］孙一奎．赤水玄珠［M］．北京：中国中医药出版社，1996：272，476，492.

效。例如，陈士铎《本草新编·卷之五·桃核仁》载桃仁"通润大便，活血通经止痛"[1]，明确桃仁润肠通便的功用。汪昂《本草备要·果部》载桃仁"泻，破血，润燥……通大肠血秘"[2]，认识到桃仁润燥通便的功效。吴仪洛《本草从新·卷十·果部·桃仁》曰"通大肠血秘，治热入血室"[3]，表明桃仁对大肠血秘的作用。严洁《得配本草·卷六·果部·桃》载桃仁"辟痎疟，杀三虫，润大便，止疟疾"[4]，指明桃仁润大便的功用。

杨时泰《本草述钩元·卷十六·果部·桃》载桃仁，曰："主治血结、血秘、血滞、血燥，通润大便……大便不快，里急后重。用桃仁三两去皮，吴萸二两，食盐一两。同炒熟，去盐、茱，每嚼桃仁五七粒……同归、芍、地、麦、麻仁、苁蓉、黄芩、甘草，治大肠血燥，便结不通。"[5]该书不仅明确桃仁润肠通便的功用，还进行了应用举例说明。

其二，临证用药实践方面。在承袭前人关于桃仁润肠通便功效应用经验的基础上，清代医家开始对其进行系统的总结和论说。

沈金鳌《杂病源流犀烛·卷九·大便秘结源流·大便不通、脾约症》曰："大便秘结，肾病也。经曰：北方黑水，入通于肾，开窍于二阴。盖以肾主五液，津液盛则大便调和。若为饥饱劳役所损，或素嗜辛辣厚味，致火邪留滞血中，耗散真阴，津液亏少，故成便秘之症……大便不通，亦肾病也。盖秘结者，不过时常燥结，艰于下利而已……脾约，液枯症也。仲景论阳明伤寒自汗出，小便数，则津液内竭，大便必难……"[6]。该书论述了大便秘结、大便不通都属于肾病，并阐述其病因，认为脾约症也是影响大便难的病因之一。该书不仅论理，还针对不同的便秘证型和人群，收载七宣丸、润肠丸、当归润燥汤、疏风润肠丸、润麻丸、五仁丸、通幽汤、三仁粥等方剂，详见表3-4。其中，七宣丸，方用桃仁配伍大黄、木香、槟榔、诃子皮、蜜丸，用于治疗胃实便秘；润肠丸，方用桃仁配伍麻仁、羌活、大黄、归尾，用于治疗风秘；当归润燥汤，方用桃仁配伍当

［1］陈士铎. 本草新编［M］. 北京：中国中医药出版社，1996：295.

［2］汪昂. 本草备要［M］. 北京：中国中医药出版社，1998：184.

［3］吴仪洛. 本草从新［M］. 上海：上海科学技术出版社，1958：193.

［4］严西亭，等. 得配本草［M］. 上海：上海科学技术出版社，1958：145.

［5］杨时泰. 本草述钩元［M］. 上海：科技卫生出版社，1958：415.

［6］沈金鳌. 杂病源流犀烛［M］. 北京：中国中医药出版社，1994：144.

归、大黄、熟地、甘草、麻仁、生地、升麻、红花，用于治疗血热便秘；疏风润肠丸，方用桃仁配伍麻仁、皂角、大黄、羌活、防风、当归，用于治疗风热便秘；润麻丸，方用桃仁配伍麻仁、生地、当归、枳壳，用于治疗血燥便秘；五仁丸，方用桃仁配伍橘红、杏仁、柏子仁、郁李仁、松子仁，用于治疗血燥便秘；通幽汤，方用桃仁配伍升麻、归身、生地、熟地、炙草、红花，用于治疗幽门便秘；三仁粥，方用桃仁配伍海松子仁、郁李仁和米作粥服，用于治疗老年虚秘。此外，《杂病源流犀烛·卷九·大便秘结源流·治脾约症》载当归润燥汤，卷九"大便秘结源流治·大便不通方"载通神散、润肠丸、润肠汤等。其中通神散，方用桃仁配伍大黄、芒硝、郁李仁、木香，用于治疗妇人大便不通。《杂病源流犀烛·卷十七·燥病源流·治燥病方》载辛润汤、元戎四物汤、润肠丸、五仁汤等。其中辛润汤，方用桃仁配伍熟地、生地、升麻、红花、炙甘草、槟榔、归身，用于治疗大肠风秘燥结；元戎四物汤，方用桃仁配伍川芎、当归、白芍、生地、大黄，用于治疗大肠风秘燥结。综上可知，沈金鳌对便秘的源流及病因等进行了论说，并依据不同人群和证型特点进行治疗，较好地总结了桃仁治疗便秘的应用特点。

在临证医案应用方面，叶天士《临证指南医案·卷四·便闭》载治疗医案：方用桃仁配伍柏子仁、当归、红花、郁李仁、牛膝，治疗包某阳升风秘；方用桃仁配伍柏子仁、归须、菠菜、韭菜、五灵脂、丹皮，治疗某人饥饱劳碌，中州受伤，中脘痛两胁胀，嗳泄气宽，静则安，大便艰；方用桃仁配伍火麻仁、郁李仁、柏子仁、松子仁、当归、白芍、牛膝，治疗某人高年下焦阴弱，六腑之气不利，多痛，不得大便，乃幽门之病；方用桃仁配伍当归、红花、郁李仁、冬葵子、柏子霜、芦荟、松子肉，水熬膏，治疗李某（三六）脉小弱，形瘦，肠风已久，年来食少便难；方用桃仁配伍冬葵子、皂荚核、郁李仁、大黄、降香、郁金，治疗金某（二十）汤饮下咽，嗳噫不已，不饥不食，大便干坚若弹丸（血结）；方用炒桃仁配伍芦荟、川楝子、郁李仁、当归须、红花，治疗孔某（六二）膏粱形体充盛，酿积既久，湿热壅痹，致小肠火腑，失其变化传导之司，二便闭阻日盛，右胁壅阻作疼（二便俱闭小肠火结）；方用桃仁配伍红花、郁李仁、制大黄、归须、小茴、桂枝木、川楝子，治疗马某（三六）脉实，病久瘀热在血，胸不爽，小腹坠，能食不渴，二便涩少（气血结痹）。该书按阳升风秘、幽门便秘、血结便秘等证型，并结合人群特点进行治疗，起到良好效果，为后世应用桃仁方剂治疗便秘提供了参考和借鉴。

　　此外，一些清代医家对桃仁方剂治疗"便秘""大便难"进行创造和改进，取得了较好效果。王清任《医林改错·卷下·瘫痿论·补阳还五汤》记载了补阳还五汤[1]。补阳还五汤，方用桃仁配伍黄芪、归尾、赤芍、地龙、川芎、红花，用于治疗半身不遂，口眼歪斜，语言謇涩，口角流涎，大便干燥，小便频数，遗尿不禁。吴谦《医宗金鉴》载加减苏子桃仁汤、润肠丸等。其中润肠丸，方用桃仁配伍当归、生地、枳壳、火麻仁[2]，用于治疗血燥大便不通，说明吴氏已认识到血燥便秘证型的治疗。吴仪洛《成方切用》载有加减防己饮、通幽汤、秦艽白术丸、润肠丸。其中加减防己饮，方用桃仁配伍红花、防己、木通、槟榔、生地、川芎、白术、苍术、黄柏、甘草梢、犀角，用于治疗脚气，足胫肿痛，憎寒壮热，大便秘涩；通幽汤，方用桃仁配伍当归身、升麻、红花、甘草、生地、熟地、槟榔，用于治疗幽门不通，上冲吸门，噎塞不开，气不得下，大便艰难[3]。通幽汤是在《仁斋直指方论》导滞通幽汤的基础上增加了槟榔，使治疗便秘的效果更佳。张秉成《成方便读》载秦艽白术丸、润肠丸等。秦艽白术丸，方用桃仁配伍秦艽、白术、归尾、枳实、皂角子、泽泻、地榆，用于治疗痔疮痔漏，有脓血，大便燥结，痛不可忍；润肠丸，方用桃仁配伍大黄、归尾、羌活、大麻仁，用于治疗肠胃有伏火，或风血相搏结于肠中，大便闭涩，不思纳谷等证[4]。秦艽白术丸、润肠丸都是前人治疗便秘的常用验方。

　　总之，清代多数本草学典籍已明确记载桃仁润肠通便之功效。在处方用药方面，经明代及明以前对桃仁润肠通便功效理论和应用的积累，一些医家开始从医理、药理与病理方面对病证的源流、病因进行总结与论说阐释，认识到胃实便秘、风热便秘、血热便秘、血燥便秘、幽门便秘、阳升风秘、血结便秘等证型，并依据证型及人群特点进行治疗，取得较好的效果。

[1] 王清任.医林改错[M].北京：人民军医出版社，2007：49.

[2] 吴谦.医宗金鉴：第5分册[M].北京：人民卫生出版社，1981：25.

[3] 吴仪洛.成方切用[M].北京：科学技术文献出版社，1996：35，237，241-242.

[4] 张秉成.成方便读[M].北京：中国中医药出版社，2002：48.

第六节　桃仁古代方剂配伍用药规律的研究

本节基于前文桃仁功效主治及其用药沿革研究，以历代方书、本草和医案等医学典籍为数据来源，收集整理上起秦汉下至清末的桃仁方剂，运用频次分析和数据挖掘技术，探寻桃仁方剂来源时期分布、药物数量、主治疾病、方剂剂型、常用药对及其核心配伍组合等，以期揭示桃仁在古代方剂中的用药规律，为现代临床应用和药化实验提供线索和借鉴。

一、资料与方法

（一）数据来源

数据分别采集于中国中医科学院中医药信息研究所的《中国方剂数据库》[1]和湖南电子音像出版社的《中华医典》（第五版），并以《中医方剂大辞典》（第二版）[2]，《普济方》（人卫版）[3]所载的桃仁组方用药内容作为标准补充。其中，《中医方剂大辞典》收录了秦汉时期至1986年底，1800多种中医药典籍9万多首方剂，可有效保证来源数据的数量和质量。

（二）数据规范、处理与录入

其一，数据规范。以《中药学》（第十版）[4]、《中国中药医药学主题词表》[5]等为主要数据规范样本，分别对中药的药名、方剂功效主治进行标准化数据处理。首先，将中药药名以《中药学》进行规范，如果查找不到的，进一步查询

［1］中国方剂数据库［EB/OL］.［2018-9-1］.http://cowork.cintcm.com/engine/search?channelid=37595.

［2］彭怀仁，王旭东，吴承艳.中医方剂大辞典：第6册［M］.2版.北京：人民卫生出版社，2017：592.

［3］朱橚，滕硕，刘醇.普济方：第八册［M］.北京：人民卫生出版社，1959：135.

［4］钟赣生，任艳玲，刘树民.全国高等中医药院校规划教材中药学［M］.11版.北京：中国中医药出版社，2018：468.

［5］吴兰成.中国中医药学主题词表［M］.北京：中医古籍出版社，1996：338.

《中国药典》[1]、《中华本草》[2]。例如，当归尾、当归身统一为当归。然后，对方剂的功效主治进行规范化处理。方剂功效经《中国中药医药学主题词表》规范处理为：固表，解表，温里，安神，安胎，催产，催乳，解毒，解肌，解郁，抗疟，明目，平喘，驱虫，祛风，祛湿，祛暑，祛痰，祛瘀，祛寒，润燥，调经，通痹，通便，通利，通淋，透疹，熄风，消导，消痞，消痰，消瘀，消肿，止汗，止惊，止咳，止吐，止泻，逐水，种子，清热，通络，益气，养血，理气，活血，破血，止血，生津，滋阴，补益，补肾，收敛，排脓，散结等。方剂主治经《中国中药医药学主题词表》《中医证病名大辞典》[3]规范处理为：奔豚，痹证，汗证，厥逆，厥证，瞑眩，痰饮，头痛，痿证，消渴，虚劳，眩晕，血枯，血证，阴阳毒，中风，肺痿，肺痨，肺胀，肺痈，咳嗽，哮喘，颤证，臌胀，黄疸，胁痛，郁证，脏躁，癥瘕，便秘，虫证，呃逆，腹痛，关格，狐惑病，呕吐，痞满，胃疼，泄泻，噎膈，淋证，癃闭，尿频，水肿，腰痛，遗尿，百合病，癫狂，癫痫，多寐，不寐，心悸，胸痹，怔忡，中毒，中寒，疮疡，肠痈，肝痈，脐痈，乳痈，痔，脱肛，瘰疬，瘿瘤，不孕不育，带下，崩漏，闭经，痛经，月经失调，胎动不安，难产，产后身痛，恶露不绝，产后交肠病，产后三冲，产后盗汗，产后腹泻，产后呕吐，呕血，惊厥，口疮，伤食，感冒，痢疾，霍乱，疟疾，痨瘵，骨痨，鹤膝风，白癜风，鹅掌风，缠腰火丹，痤疮，痱子，黄水疮，疥疮，银屑病，癣，耳疾，牙痛，咽痛，喉痹，内障，外障，阳痿，遗精，蓄血证，痞证，厥阴病，跌打损伤，水肿，麻木，积聚，健忘，脚气，疝气，嗳气，疳积等。例如，主治疾病耳鸣、耳聋统一为耳疾；月水不通、月水不调、月水不利、经水不调等统一为月经失调。

其二，数据处理。在统计桃仁与其他中药方剂配伍用量比时，将古籍中质量单位进行现代换算，1 分 =0.3125 g，1 钱 =3.125 g，1 两 =31.25 g，1 斤 =16 两[4]。其中，古籍方剂中桃仁用量采用"个（枚）"较多，根据桃仁 50 个约为

［1］国家药典委员会 . 中国药典：一部［M］. 北京：中国医药科技出版社，2015：277.

［2］国家中医药管理局《中华本草》编委会 . 中华本草：第十册［M］. 上海：上海科学技术出版社，1999：1527.

［3］韩成仁，黄启金，王德全 . 中医证病名大辞典［M］. 北京：中医古籍出版社，2000：2.

［4］常学辉 . 图解《汤头歌诀》［M］. 天津：天津科学技术出版社，2014：104.

8.5 g[1]，1 个（枚）约为 0.17 g，依此对桃仁用量进行换算。

其三，数据录入。基于 ASP.NET + MySQL 建立桃仁配伍用药数据库，著录项包含方剂编号、名称、别名、剂型、处方来源、药物组成、加减、功效、主治、制备方法、用法用量、用药禁忌和备注。录入时，将药物组成进行处理转换，有的药物显示为 1，无则显示为 0。

（三）数据挖掘方法

基于 Excel，SAS9.2[2] 与 IBMSPSSModeler18[3] 软件对高频药物进行统计分析、关联规则及网络图谱数据挖掘，展示桃仁方剂药味数量、主治疾病、方剂剂型及桃仁常用配伍中药，分析桃仁药对的关联规律与核心配伍组合。

二、结果

从《中国方剂数据库》《中华医典》《中医方剂大辞典》《普济方》共摘录 2618 条桃仁古方记录，去除内容重复、无明确药物剂量或无"各等分"字样记载的条目 355 条，共录入相关方剂 2264 首。

（一）方剂来源时期分布

如图 3-5 所示，两汉时期中医学术体系已经形成，《伤寒杂病论》等记载桃仁方剂用药数量较少；魏晋南北朝至隋唐时期出现了《肘后备急方》《千金方》《外台秘要》等著作，桃仁方剂数量逐渐增加；到宋金元时期，因为国家重视，出现了官修综合性医著《太平圣惠方》《圣济总录》和实用性方书《太平惠民和剂局方》等，中医药学快速发展，出现学派争鸣和各家学说，该时期桃仁方剂数量增加迅速，较魏晋至隋唐时期增加了 35.94%；明清时期，桃仁方剂数量最多，达到 51.27%。

---

［1］王付.王付方剂学用速记［M］.郑州：河南科学技术出版社，2017：394.

［2］SAS9.2 软 件［EB/OL］.［2018-9-1］.https：//www. sas. com/en_us/software/university-edition/download-software. html.

［3］IBM SPSS Modeler 18 软 件［EB/OL］.［2018-9-1］.http：//www-01.ibm. com/support/docview. wss?uid=swg24039399.

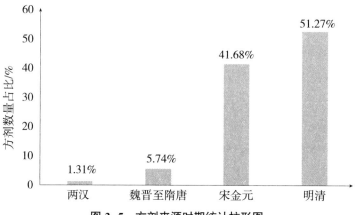

图 3-5　方剂来源时期统计柱形图

（二）方剂药物味数

根据统计，本研究录入数据库古方 2264 首，包含药物 668 种，方剂药物组成最少 1 种，最多为 109 种，其中含 4～12 味中药的方剂较为常见，出现频次分别为 101、122、149、178、246、229、178、167、161 次，合计占比 67.62%。

（三）主治疾病

本研究录入的方剂可治疗病证 819 种，涉及内、外、妇、儿、五官等科，临床各科疾病分布情况如图 3-6 所示；含桃仁方剂主要治疗病证为瘀血痛证、妇科病、疟疾、咳嗽、疝气等，具体如表 3-5 所示。

表 3-5　含桃仁方剂治疗疾病分布表（频次 >100 次）

序号	疾病名称	频次	序号	疾病名称	频次
1	跌打损伤	275	11	便秘	148
2	月经失调	254	12	呕血	139
3	疟疾	230	13	蓄血证	138
4	痞满	218	14	虚劳	126
5	咳嗽	207	15	脚气	124
6	腹痛	186	16	带下	121
7	瘰疬	184	17	耳疾	118
8	疝气	175	18	腰痛	113

续表

序号	疾病名称	频次	序号	疾病名称	频次
9	肠痈	166	19	头痛	107
10	癥瘕积聚	153	20	中风	101

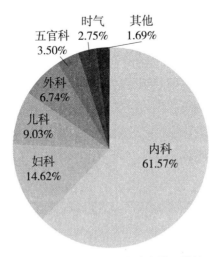

图 3-6　临床各科疾病分布情况统计

（四）方剂剂型

本研究录入的方剂剂型主要有汤剂、丸剂、散剂、丹剂、膏剂、其他剂型 6 类，如表 3-6 所示。经统计分析，桃仁在方剂中发挥的主要功效与剂型无明显关系。

表 3-6　含桃仁处方剂型统计表

方剂剂型	频次比例 /%	桃仁发挥的主要功效
汤剂	52.41	活血祛瘀，润肠，消肿，止咳
丸剂	23.57	活血，润肠通便，消肿排脓，止咳
散剂	16.34	活血祛瘀，润燥，消肿排脓，止咳
丹剂	2.07	活血祛瘀，润燥通便
膏剂	1.79	活血，消肿排脓
其他	3.82	活血祛瘀，润燥

（五）桃仁常用配伍中药

经统计分析，桃仁常用配伍中药有20味（使用频次200次以上者），见表3-7，桃仁3味、4味药对配伍如表3-8所示。

表3-7　桃仁常用配伍中药表

序号	中药	配伍频次	用量比例	文献举例
1	当归	967	1∶1，1∶2，2∶3	《证治准绳·类方》桃仁当归汤，主治疝因瘀血作痛
2	甘草	521	1∶1，1∶2，3∶2	《奇效良方》桃仁承气汤，主治伤寒蓄血，热结膀胱，其人如狂，但小腹结血，下者愈
3	红花	500	1∶1，1∶2，1∶3	《医宗金鉴·妇科心法要诀》桃红四物汤，主治月经不调及痛经
4	木香	487	1∶1，1∶2，2∶1	《黄帝素问宣明论方》木香厚朴汤，主治脱肛，腹胁虚胀，不思饮食
5	大黄	458	1∶1，2∶1，3∶4	《伤寒总病论》大黄桃仁汤，主治伤寒小产，恶露不行，腹胀，烦闷欲死
6	赤芍	444	1∶1，2∶1，5∶3	《太平圣惠方》桃仁散，主治小儿心痛不可忍
7	川芎	412	1∶1，1∶2，3∶5	《目科捷径》桃仁化滞汤，主治瞳仁散大，外现蓝绿之色，血滞者用
8	桂心	338	1∶1，2∶1，4∶1	《冯氏锦囊秘录》桃仁承气汤，主治蓄血中焦，腹中急结，下利脓血
9	牛膝	337	1∶1，2∶1，3∶2	《医方集宜》牛膝桃仁汤，主治瘀血流滞腰痛
10	槟榔	311	1∶1，2∶1，2∶3	《圣济总录》桃花汤，主治奔豚气，上攻心胸，喘闷胀满
11	枳壳	282	1∶1，3∶1，3∶2	《辨证录》逐血丹，主治太阳膀胱之经有瘀血而不散
12	人参	274	1∶1，1∶2，1∶3	《妇人大全良方》桃仁散，主治妇人冷劳气滞，经脉不通，腹胁妨闷，四肢羸瘦，不思饮食
13	柴胡	266	1∶1，1∶2，3∶5	《医学摘粹》柴胡桃仁汤，主治虫牙

续表

序号	中药	配伍频次	用量比例	文献举例
14	鳖甲	259	1:1, 1:2, 2:1	《顾松园医镜》鳖甲丸，主治疟母
15	生地黄	259	1:1, 1:2, 1:3	《太平圣惠方》桃仁粥，主治邪气攻心，腹痛
16	白术	246	1:1, 1:2, 2:5	《圣济总录》桃仁汤，主治肾劳虚损，心腹胀满，骨节烦疼
17	防风	213	1:1, 1:2, 2:3	《太平圣惠方》防风散，主治肝脏不足，两胁胀满，筋脉拘急，不得喘息，四肢少力，眼目不利
18	附子	210	1:1, 2:3, 3:2	《圣济总录》桃仁汤，主治肾劳虚损，心腹胀满，骨节烦疼
19	羌活	203	1:1, 1:2, 2:1	《赤水玄珠》润肠丸，主治脾胃中伏火秘结，及风结血结
20	香附	202	1:1, 1:2, 1:4	《保命歌括》香附桃仁丸，主治妇人血块如盘，有孕，难服峻药

由表 3-7 可知，桃仁配伍用药使用频次最多的是当归，其次是甘草、红花、木香、大黄等；配伍用量比例多为 1:1、1:2、1:3、2:1、2:3 等，其中最常用配比为 1:1。表 3-7 中选取的文献举例多为桃仁与配伍他药为君臣主药之复方。

表 3-8 桃仁多药对配伍中药表

序号	药物配伍	频次	序号	药物配伍	频次
1	桃仁 - 当归 - 红花	414	11	桃仁 - 当归 - 红花 - 川芎	183
2	桃仁 - 当归 - 大黄	405	12	桃仁 - 当归 - 红花 - 生地黄	155
3	桃仁 - 当归 - 甘草	389	13	桃仁 - 当归 - 甘草 - 红花	154
4	桃仁 - 当归 - 川芎	375	14	桃仁 - 当归 - 甘草 - 川芎	151
5	桃仁 - 当归 - 赤芍	336	15	桃仁 - 当归 - 赤芍 - 大黄	147
6	桃仁 - 当归 - 牛膝	301	16	桃仁 - 当归 - 红花 - 赤芍	146

序号	药物配伍	频次	序号	药物配伍	频次
7	桃仁 – 当归 – 木香	287	17	桃仁 – 当归 – 红花 – 大黄	143
8	桃仁 – 当归 – 生地黄	231	18	桃仁 – 当归 – 甘草 – 大黄	132
9	桃仁 – 当归 – 桂心	223	19	桃仁 – 当归 – 大黄 – 牛膝	131
10	桃仁 – 当归 – 人参	204	20	桃仁 – 当归 – 红花 – 香附	124

由表 3-8 可知，3 味药对组"桃仁 – 当归 – 红花"出现频次最高，达 414 次，例如《症因脉治》桃仁当归汤，主治血滞腹痛。4 味药对组"桃仁 – 当归 – 红花 – 川芎"出现频次最高，达 183 次，例如《素庵医要》红花桃仁煎，主治月水不通，瘀血凝滞。

（六）方剂配伍关联规律分析

对含桃仁方剂的配伍规律分析采用数据挖掘中的关联规则算法，该算法有支持度（Support）和置信度（Confidence）两个重要属性[1]。支持度表示两种或者多种中药在所有处方中同时出现的比例；置信度表示中药 X 出现时，中药 Y 同时出现的概率[2]。本研究基于 SAS9.2 软件的 Enterprise Miner 模块对含桃仁方剂的配伍规律进行关联规则分析，如表 3-9 所示。

表 3-9　含桃仁方剂（3 味、4 味药物）关联规则分析（置信度 >70%）

关联药物	置信度 /%	支持度 /%	关联药物	置信度 /%	支持度 /%
桃仁 – 大黄→当归	91.02	35.66	桃仁 – 甘草→当归	71.65	44.68
桃仁 – 当归→生地黄	89.31	32.57	桃仁 – 红花→大黄 – 当归	89.52	33.87
桃仁 – 当归→木香	89.19	32.39	桃仁 – 当归→甘草 – 大黄	87.86	32.38
桃仁 – 当归→槟榔	88.42	31.34	桃仁 – 当归→大黄 – 牛膝	82.60	36.51

---

[1] 刘景亮，裴丽，李杨，等.基于数据挖掘的利水功效中药药性与有效成分关联规律研究 [J].中国中医药图书情报杂志，2014（5）：9-12.

[2] 董辉.基于改进 FP_Growth 算法的中药方剂配伍规律挖掘研究 [J].赤峰学院学报（自然科学版），2011（9）：198.

关联药物	置信度/%	支持度/%	关联药物	置信度/%	支持度/%
桃仁－人参→当归	85.80	36.82	桃仁－赤芍－当归→大黄	79.36	37.25
桃仁－桂心→当归	84.68	38.18	桃仁－红花－当归→生地黄	76.39	39.63
桃仁－牛膝→当归	82.66	39.41	桃仁－红花－当归→川芎	75.89	42.10
桃仁－当归→红花	78.98	43.18	桃仁－红花－当归→甘草	73.67	46.72
桃仁－川芎→当归	75.59	45.79	桃仁－当归－甘草→川芎	72.04	44.87
桃仁－当归→赤芍	72.93	42.41	桃仁－红花－赤芍→当归	70.54	48.15

（七）方剂配伍网络分析

将支持度从 20% 提高至 40%，基于 IBM SPSS Modeler18 软件生成不同支持度条件下的方剂配伍网络图谱。当支持度 ≥ 20% 时，如图 3-7 所示，显示的中药数量相对最多，较全面地反映出含桃仁方剂配伍药物的使用情况及其之间的关系；当支持度 ≥ 30% 时，如图 3-8 所示，显示的中药数量减少，但置信度更高；当支持度 ≥ 40% 时，如图 3-9 所示，使用频率较高的含桃仁方剂的核心配伍组合呈现出来，即桃仁常与活血行气之品当归、红花、川芎、赤芍等配伍联用。

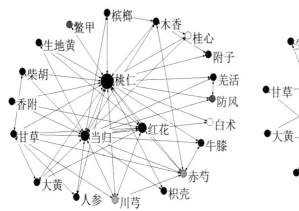

图 3-7　支持度 ≥ 20% 的方剂配伍网络图谱

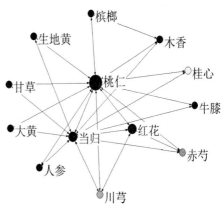

图 3-8　支持度 ≥ 30% 的方剂配伍网络图谱

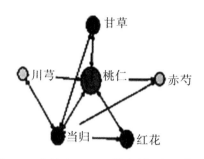

图 3-9　支持度 ≥ 40% 的方剂配伍网络图谱

三、讨论

本节以《中国方剂数据库》《中华医典》《中医方剂大辞典》《普济方》为数据来源，采用频次统计分析、关联规则及网络图谱数据挖掘技术，呈现出含桃仁方剂的来源时期分布、药味数量、主治疾病、剂型、常用配伍中药概况，并分析出含桃仁药对的关联规律与核心配伍组合。研究结果显示：含桃仁处方中其他药物累计667种，其中 4～12 味中药较为常见，频次都在 100 以上。例如，4 味中药古方有桃仁散（桃仁、葵子、滑石、槟榔）等，5 味中药古方有桃核承气汤（桃仁、桂枝、大黄、芒硝、甘草）等，6 味中药古方有桃红四物汤（桃仁、红花、当归、熟地黄、川芎、白芍）等。桃仁古方主治病证 819 种，主要为瘀血痛证，如跌打损伤、月经不调、疟疾、痞满、腹痛、瘰疬、疝气、肠痈、癥瘕积聚等；亦可见润肠通便之功效，用于便秘。基于桃仁古方的剂型分析，桃仁在不同剂型中发挥的功效未见明显差异。

中药药对是中医临床常用的相对固定的两药味的配伍组合，是中药配伍的基本特征和形式，体现了中药配伍应用的基本原则[1]。关于桃仁的配伍规律分析如下。

一是对桃仁常用配伍药对进行频次统计分析。列出与桃仁配伍频次在 200 次以上的药物，其中配伍频次最高的是当归，甘草、红花、木香等次之，桃仁与他药配伍剂量比例多为 1：1、1：2、1：3、2：1、2：3。当归与桃仁配伍频次最高，达到 967 次，如《证治准绳·类方》桃仁当归汤，主治疝因瘀血作痛，具

---

［1］曹玉洁，唐于平，沈娟.基于数据挖掘分析甘草药对配伍应用规律［J］.中草药，2017（21）：4552.

有祛血滞、理气之功效[1]。红花与桃仁配伍频次达到 500 次，如《医宗金鉴》桃红四物汤，以桃仁、红花为主，力主活血化瘀，以祛瘀为核心，辅以养血、行气[2]。木香与桃仁配伍频次达到 487 次，如《黄帝素问宣明论》木香厚朴汤，主治脾胃虚寒，痔漏脱肛，腹胁胀满，有温中固脱、理气和血之功效[3]。甘草与桃仁配伍频次达到 521 次，位居第二，甘草在方剂中多为增效减毒，调和诸药，乃为"国老"。

二是对桃仁 3 味、4 味药对配伍进行频次统计分析，主要呈现出桃仁−当归与他药 3 味、4 味药对配伍组方。经研究分析，首先，桃仁−当归与其他药物 3 味药对配伍出现频次较高的组合依次有桃仁−当归−红花 414 次、桃仁−当归−大黄 405 次、桃仁−当归−甘草 389 次、桃仁−当归−川芎 375 次，桃仁−当归−赤芍 336 次，主要体现了桃仁−当归与他药 3 味药对配伍可起到活血化瘀、行气祛瘀之效。其次，桃仁−当归与其他 4 味药对配伍出现频次较高的组合依次为桃仁−当归−红花−川芎 183 次，桃仁−当归−红花−生地黄 155 次，桃仁−当归−甘草−红花 154 次，桃仁−当归−甘草−川芎 151 次，主要体现了桃仁−当归与他药 4 味药对配伍可起到活血、行气与祛瘀之效。

三是对含桃仁方剂的配伍进行关联规则和网络图谱分析。通过 SAS9.2 软件进行的桃仁方剂的配伍关联规则分析得出：在桃仁 3 味药对方剂配伍中，桃仁−大黄→当归置信度高达 91.02%、支持度为 35.66%，而桃仁−当归→红花、桃仁−川芎→当归、桃仁−当归→赤芍、桃仁−甘草→当归药对虽然置信度有所降低，但是支持度都达到 40% 以上；在桃仁 4 味药对方剂配伍中，桃仁−红花→大黄−当归的置信度高达 89.52%、支持度为 33.87%，桃仁−红花−当归→川芎、桃仁−红花−当归→甘草、桃仁−当归−甘草→川芎、桃仁−红花−赤芍→当归的置信度降低，但支持度均大于 40%。本研究还通过 IBM SPSS Modeler18 软件生成了方剂配伍网络图谱，形象地呈现 20% ～ 40% 支持度下中药配伍组成的变化及特点，既揭示了桃仁复方的共性，又能展示出其他单味药的个性。基于关联规则和网络图谱分析研究，桃仁与当归、红花、川芎、赤芍、甘

[1] 王肯堂.证治准绳［M］.北京：中国中医药出版社，1997：583.

[2] 吴谦.医宗金鉴［M］.沈阳：辽宁科学技术出版社，1997：421.

[3] 彭怀仁，项平.中医方剂大辞典精选本［M］.北京：人民卫生出版社，1999：273.

草为核心配伍药对组合，复方中常常联用。桃仁配伍红花、赤芍可活血止痛、祛瘀行滞；配伍当归、川芎可活血散瘀而不伤正，气行而血行；配伍甘草可缓急止痛、调和诸药，主治妇人血凝气滞、月经不调、经期诸痛、腰痛、蓄血等。

四、桃仁方剂选编

（一）桃仁为主药（君、臣）的方剂

二仁绛覆汤

【方源】《重订通俗伤寒论》。

【组成】光桃仁七粒　柏子仁二钱　归须　真新绛各钱半　旋覆花三钱（包煎）青葱管五寸（冲）

【用法】以上方调下七厘散。

【功用】活血消瘀。

【主治】温热伏邪夹瘀，瘀血不从呕泄而出，致变呃逆，甚发血厥。

二仁通幽汤

【方源】方出《临证指南医案》，名见《重订通俗伤寒论》。

【组成】桃仁　郁李仁　归尾　小茴　红花　制大黄　桂枝　川楝子

【主治】脉实，久病瘀热在血，胸不爽，小腹坠，能食不渴，二便涩少。

八仙丸

【方源】《太平圣惠方》卷七。

【组成】桃仁三分（汤浸，去皮尖双仁，麸炒微黄）　阿魏半两（面裹煨，面熟为度）　桂心半两　木香二分或三分　高良姜三分（锉）　腽肭脐半两（酒刷，炙微黄）　干蝎一分（微炒）　青橘皮三分（汤浸，去白瓤，焙）

【用法】上为末，用醋浸蒸饼为丸，如梧桐子大。每服二十丸，食前以热酒送下。

【主治】盲肠气。

三神煎

【方源】《太平圣惠方》卷二十八。

【组成】桃仁一千三百或一千二百粒（汤浸，去皮尖、双仁，研，旋以水滤取浓汁五升）　荆三棱三两（炮裂，锉）　鳖甲三两（涂醋炙微黄，去裙襕）

【用法】上件药，除桃仁外，捣罗为末。于铛中先煎桃仁汁耗一半，下二味药末，以木篦不住手搅，煎良久；又下好酒三升，煎如稀饧，收瓷瓶中盛。每日空心及晚食前以热酒一中盏，调下一茶匙。

【主治】虚劳癥瘕，结块不消。

【宜忌】忌苋菜、生冷、湿面。

土七

【方源】方出《痧胀玉衡》卷中，名见《痧症全书》卷下。

【异名】四十七号讼象方（《杂病源流犀烛》卷二十一）。

【组成】桃仁　赤芍　泽兰　玄胡索　红花　陈皮　乌药　独活　丹参

【主治】内伤兼痧。

千捶膏

【方源】《急救经验良方》。

【组成】鲜桃仁一两　松香三两　樟脑三钱　朱砂五分

【用法】先将桃仁捣碎，入松香再捣，后入樟脑、朱砂，同捣成膏。量疖大小贴之，一日一换。轻者消化，重者出头。

【功用】去腐生新。

【主治】大小火疖，及初起红肿疼痛麻痒之疖。

化蟲丸

【方源】《类证治裁》卷七。

【组成】桃仁　槐子　陈艾各三钱

【用法】红枣肉为丸服。

【主治】虫蚀其肛，上唇有疮；谷道微痒，粪后蛔虫。

手膏

【方源】《千金翼方》卷五。

【组成】桃仁　杏仁各二十枚（去皮尖）　橘仁一合　赤胸十枚　大枣三十个　辛夷　川芎　当归　牛脑　羊脑　白狗脑（无白狗，诸狗亦得）各二两

【用法】上十一味，先以酒渍脑，又别以酒六升煮赤胸以上药令沸，停冷，乃和诸脑等；然后碎辛夷三味，以绵裹之，去枣皮、核，合纳酒中，以瓷器贮之。五日以后，先净讫，取涂手。

【功用】令手光润。

【宜忌】忌近火炙手。

牛膝散

【方源】《嵩崖尊生》卷十三。

【组成】桃仁　归尾各五分　牛膝（酒浸）二钱　赤芍　生地各七分　川芎三分　麝香少许　瞿麦　炒山栀　甘草各五分

【主治】血淋。

双仁丸

【方源】《圣济总录》卷六十七。

【组成】桃仁　杏仁（并去双仁皮尖，炒）各半两

【用法】上为细末，水调生面少许为丸，如梧桐子大。每服十丸，生姜汤送下。微利为度。

【主治】上气喘急。

双解散

【方源】《片玉痘疹》卷三。

【异名】防风通圣散。

【组成】防风　荆芥　连翘　甘草　桔梗　黄芩（酒炒）　赤芍　薄荷　归尾　麻黄　川芎　滑石（水飞）　石膏（煅过）　天花粉　牛蒡子　栀子（酒炒）白术

【用法】桃仁去皮尖为引，水煎，热服。

【主治】痘发热，头面先肿者，名大头风。

【加减】如大便不通，唇裂而渴者，加大黄（酒蒸）、芒硝、枳实、紫草茸、木通，去白术。

四七汤

【方源】《治痧要略》。

【组成】桃仁　银花　红花　五灵脂　香附　山楂各一钱　木通五分

【用法】水煎，微温服。

【主治】痧因血滞而痛者。

四仁膏

【方源】《小儿卫生总微论方》卷十八。

【组成】桃仁四个（去皮尖）　杏仁四个（去皮尖）　蕤仁五个（去皮尖）郁李仁五个（去皮尖）　芜荑五个（取肉）　海螵蛸（取中心，末）半钱　北亭小豆大一块（即硇砂）

【用法】上为极细末，将白蜜看多少搅匀，绢或绵滤过，别入龙脑细末、轻粉细末各少许，点之。

【主治】①《小儿卫生总微论方》：毒气障眼及疳眼。②《普济方》：小儿风热，疳气攻眼赤痛，内外障眼。

四仙丸

【方源】《普济方》卷三百二十九。

【组成】桃仁（去皮尖）　当归　大黄（醋浸，炙）　水蛭（石灰炒）各一两

【用法】上为末，醋糊为丸，如梧桐子大。每服三十丸，空心醋汤送下。瘀血去后，与鹤顶丸。

【主治】崩中，内有瘀血，小腹急满痛者。

代抵当汤

【方源】《杂病源流犀烛》卷五。

【组成】桃仁　蓬术　大黄　芒硝　当归　生地

【主治】蓄血。

必效丸

【方源】《杨氏家藏方》卷十。

【组成】桃仁半斤（用茱萸四两炒桃仁令紫色，去茱萸，令碾桃仁为细末，却入和后众药）　茴香（炒）　破故纸（炒香熟）各二两　延胡索　穿山甲（用蛤粉炒赤色，不用蛤粉）　地胆虫（洗，去泥土、头翅足，焙干）各一两

【用法】上为细末，面糊为丸，如梧桐子大。每服五丸，空心温酒盐汤送下。仍用前件炒药，茱萸捣为细末，用津液调敷患处。

【主治】偏坠膀胱疝气，小肠气痛不可忍者。

加味四物汤

【方源】《家庭治病新书》。

【组成】桃仁　红花　大黄　川芎各一钱五分　山楂肉二钱　当归　白芍各三钱　生地四钱

【用法】水煎服。

【主治】跌仆伤损，气厥血瘀疼痛者。

加味桃仁承气汤

【方源】《医钞类编》卷七。

【组成】桃仁（去皮尖）　大黄　芒硝　甘草　桂枝　当归　白芍　苏术　红花

【用法】水煎服。

【主治】努伤吐血。

加减桃仁承气汤

【方源】《云岐子脉诀》卷三。

【组成】桃仁半两　大黄一两　甘草二钱半　桂三钱

【用法】上㕮咀。每服一两，水二盏，加生姜七片，煎至一半，去滓，入芒

硝三钱，化开，食后服。以利为度，未利再服。

【主治】血瘀下焦，脉沉扎者。

加减桃仁承气汤

【方源】《证治宝鉴》卷一。

【组成】桃仁　桂枝　芒硝　川军　郁金　生地　芍药

【主治】薄厥，大怒吐血。

地黄散

【方源】《陈素庵妇科补解》卷五。

【组成】桃仁　红花　牛膝　桂心　生地　白芷　蒲黄　赤芍　归尾　川芎
香附　甘草　丹皮　陈皮　干荷叶蒂

【主治】产后气血虚损，或胞络挟于风冷，或当风取凉，风冷乘虚与血相
搏，血冷壅滞，恶露应下不下者。

【加减】七日外，去归尾、赤芍、桂心，加当归、瓜蒌根。

【方论选录】新产三日以外，七日之内，当以祛瘀为先，用药宜生新去旧，
补中有行。是方，肉桂辛热，行恶血为君；桃仁、红花、蒲黄、归尾、赤芍、生
地、川芎、丹皮、荷蒂行血祛瘀为臣；牛膝直引瘀血下行，性最迅速；陈皮、香
附行气，气行则血不滞，补中有行，行中有补；四物汤入血分，得桂心、甘草甘
温能生新血也。

老疟丹

【方源】《医方类聚》卷一百二十三引《澹寮方》。

【组成】桃仁（去皮尖，略炒）　鳖甲（醋炙）　常山（酒煮）　豆豉（和梅
蒸，或发而研）各等分

【用法】上蒸烂乌梅肉研膏为丸。每服三十丸，白熟汤送下，不拘时候，日
十数服。

【主治】老疟。

夺命散

【方源】《医统大全》卷四十六。

【组成】桃仁二十一枚（去皮尖，麸炒） 甘草 人参各半两 鳖甲 知母 天灵盖（醋浸一宿，酥炙）各一两 青蒿 柴胡 阿魏（四枣子大） 葱白一握

【用法】上以天灵盖、鳖甲为末，次下人参、知母、柴胡、甘草同捣，次下葱白、青蒿、桃仁、阿魏杵成饼子，慢火焙干为末。秤二钱，用童便二盏，煎一盏，露一夜，至五更三点暖服半盏。服了衣被盖卧，天明又暖半盏服之，扶病人强行五七步，三日勿洗手面指头，候生毛为验，每日早晨先饮白汤投之。

【主治】传尸劳。

至宝饮

【方源】《丹台玉案》卷四。

【组成】桃仁 当归 川芎 红花各一钱二分 乌药 苏木 青皮 大黄（酒蒸）各二钱

【用法】酒、水各一钟，煎服。

【主治】瘀血凝结，肚腹绞痛，如剜割者。

当归桃仁承气汤

【方源】《保命歌括》卷七。

【组成】桃仁（研）半两 大黄一两 归梢七钱半 甘草 桂 芒硝各三钱

【用法】上咬咀，作二服；水一盏半，加生姜三片，入盐，再煎一沸服。

【主治】血滞胸中，心下痞满，呕血。

朱砂膏

【方源】《幼幼新书》卷九引《刘氏家传》。

【组成】桃仁（汤浸二遍，去皮尖，麸炒干，研烂）一两 真红花头半两（焙，末之） 朱砂（研） 滴乳（研）各三钱

【用法】上为细末，入麝香一钱，又研，炼蜜为丸。每服一丸，如鸡头子大，煎薄荷汤半盏，化破和滓服。人参汤或茶调，或含化。

【**主治**】小儿急慢惊风，大人风狂，躁热风痫，伤寒中风，舌强风涎。

血郁汤

【**方源**】《丹溪心法》卷三。

【**组成**】桃仁（去皮）　红花　青黛　川芎（抚芎亦可）　香附

【**主治**】①《丹溪心法》：血郁。②《赤水玄珠》：金疮出血。

会厌逐瘀汤

【**方源**】《医林改错》卷下。

【**组成**】桃仁五钱（炒）　红花五钱　甘草三钱　桔梗三钱　生地四钱　当归二钱　玄参一钱　柴胡一钱　枳壳二钱　赤芍二钱

【**用法**】水煎服。

【**主治**】①《医林改错》：痘五六天后，饮水即呛。②《医学集成》：瘀血凝滞之呃逆。

安平饮

【**方源**】《丹台玉案》卷五。

【**组成**】桃仁　红花　山楂　归尾　益母草各二钱

【**用法**】酒、水各半煎服。

【**主治**】产后一二日，肚腹绞痛，瘀血凝滞。

攻积饮子

【**方源**】《万氏家传点点经》卷三。

【**组成**】桃仁　红花　三棱　莪术　赤芍　丹皮　归尾　香附各一钱半　生地　大蓟　红曲各一钱　甘草三分

【**用法**】木香为引，水煎服。

【**主治**】酒毒成瘕，血初凝，肚腹作痛。

苇茎汤

【**方源**】《镐京直指》。

【组成】桃仁二钱　葶苈三钱　参三七一钱　茜草根三钱　杏仁二钱　川贝一钱五分　广郁金二钱　鲜水芦根一两（先煎汤代水）

【主治】小儿联珠咳嗽，呛则频频不息，呕吐白痰，或鼻衄痰红。

杏参散

【方源】《太平惠民和剂局方》卷四（续添诸局经验秘方）。

【组成】桃仁（去皮尖，麸炒）　人参（去芦）　杏仁（去皮尖，麸炒）　桑白皮（蜜炒微赤，再泔浸一宿，焙）各等分

【用法】上为细末，每服二钱，水一盏半，加生姜三片，大枣一个，煎至七分，温服，不拘时候。

【功用】除痰下气。

【主治】胸胁胀满，上气喘急，倚息不得睡卧，神思昏愦。

杏参散

【方源】《普济方》卷一百六十三引《仁存方》。

【组成】桃仁　杏仁（并去皮尖，炒）　人参　知母　贝母　桑白皮（米泔浸，蜜炙三度）各等分

【用法】上为末，每服二钱，水一盏，加生姜三片，大枣一个，煎七分，食后服。

【主治】喘。

李冢宰药酒

【方源】《扶寿精方》。

【组成】桃仁　杏仁（俱去皮尖）各一斤　脂麻（去皮，炒熟）一升　苍术（去皮）四两　白茯苓　艾（揉去筋）　薄荷　小茴香各三钱　好铜钱五文　荆芥一两

【用法】上为细末，炼蜜和作一块，高烧酒一大坛，入药煮一时，将药煮散，厚纸封，埋土中七日。取出，空心饮二三杯。

【功用】明目养血，除膈气，祛风湿，驻颜益寿。

【主治】虚损咳嗽。

护阴丹

【**方源**】《洞天奥旨》卷十六。

【**组成**】桃仁三两（捣烂）　蛇床子（为末）一两

【**用法**】绢绫做一长袋如势大，泡湿，将药装入袋中，纳入阴户内。

【**主治**】妇人阴外中生疮。

没药丸

【**方源**】《医宗金鉴》卷六十四。

【**组成**】桃仁（炒）一两　乳香　没药　川芎　川椒（去目及合口者）　当归　赤芍各五钱　自然铜（火烧醋淬七次）二钱五分

【**用法**】上为细末，用黄蜡二两，火化开入药末，不住手搅匀，丸如弹子大。每服一丸，以好酒一钟，将药化开，煎至五分，乘热服下。

【**主治**】中石疽初起，寒气瘀血凝结，生于腰胯之间，其疽时觉木痛，难消难溃，坚硬如石，皮色不变。

拨云膏

【**方源**】《圣济总录》卷一百八十一。

【**组成**】桃仁　杏仁各四枚（并去皮尖双仁）　蕤仁　郁李仁各五枚（并去皮）

【**用法**】上为细末，滤入蜜、龙脑、麝香、腻粉各少许，再研极匀。点之。

【**主治**】小儿风热疳气，攻眼赤痛障翳。

和血汤

【**方源**】《嵩崖尊生》卷七。

【**组成**】桃仁　红花　归尾　赤芍　生地黄　青皮　香附

【**主治**】死血所致小腹胀急痛，小便反利。

炒桃仁方

【**方源**】《圣济总录》卷三十七。

【组成】桃仁一斤　吴茱萸　青盐各四两

【用法】上药同入锅内炒，候桃仁熟为度，以瓷瓶贮密封，七日后取出，去茱萸并盐，只将桃仁去皮尖。时嚼一二十枚。

【功效】大辟山岚毒气。

【主治】治山岚气。

法制桃仁

【方源】《串雅外编》卷三。

【组成】桃仁一斤　吴茱萸　青盐各四两

【用法】上药共炒熟，以新瓦密封，七日取出拣去茱、盐，将桃仁去皮尖。每嚼一二十枚。

【功用】辟瘴疬。

治癞丸

【方源】《备急千金要方》卷二十四。

【组成】桃仁五十枚　桂心　泽泻　蒺藜子　地肤子　防风　防葵　橘皮　茯苓　五味子　芍药各二两　细辛　牡丹皮　海藻各一两　狐阴一具　蜘蛛五十枚

【用法】上为末，炼蜜为丸，如梧桐子大。每服十丸，稍稍加至三十丸。

【主治】阴癞。

【宜忌】《外台秘要》：忌胡荽、生葱、生菜、酢物。

治䗪桃仁汤

【方源】《仁斋直指方论》卷八。

【组成】桃仁（浸，去皮，焙）　槐子　艾叶各一两　大枣十五枚

【用法】上药用水三盏，煎至一盏半，分三次服。

【主治】狐惑，虫食其脏，上唇疮，其声哑。

革五

【方源】方出《痧胀玉衡》卷中，名见《痧症全书》卷下。

【异名】五十三号大壮方（《杂病源流犀烛》卷二十一）。

【组成】桃仁　红花　独活　细辛　山楂　香附　青皮

【用法】水煎，加童便饮之。

【主治】倒经瘀。

胜金桃仁膏

【方源】《小儿卫生总微论方》卷十七。

【组成】桃仁

【用法】上药杵，去皮尖，为膏，敷之。

【主治】卵癫肿大。

活瘀理气汤

【方源】《外科证治简要》。

【组成】桃仁三枚（捣碎）　三棱一钱半　莪术一钱半

【用法】水煎服。

【功用】《古今名方》：活血祛瘀，行滞理气。

【主治】小儿由于啼哭暴怒或跌打损伤而致气滞血瘀，阻碍气机而喘，面色灰暗，口唇发绀，胸部郁闷不畅，呼吸困难，气短胸痛，甚则指甲发青或淡黑色。若患病日久不愈，则见形体消瘦，或肌肤甲错，舌质淡紫，苔薄白，脉象沉弦，指纹深紫。

姜黄汤

【方源】《伤科方书》。

【组成】桃仁　兰叶　丹皮　姜黄　苏木　当归　陈皮　牛膝　川芎　生地　肉桂　乳香　没药

【用法】水、酒、童便煎服。

【主治】一切跌打。

退热和血汤

【方源】《杏苑生春》卷六。

【组成】桃仁　红花　山栀　大黄（酒洗）各五分　当归尾　柴胡各一钱　川芎　赤芍　青皮各七分

【用法】上㕮咀，水煎熟，食前温服。

【主治】瘦人因瘀血胁下痛，寒热多怒者。

秦艽苍术汤

【方源】《疡科选粹》卷五引《良方》。

【组成】桃仁　皂角　秦艽　苍术各一钱　泽泻五分　黄柏三分　槟榔五分　木香三分　地榆五分　白术五分　当归一钱　白蜀葵三钱　芍药三分　大黄少许　枳壳五分　槐角子五分

【用法】上为末，将木香、桃仁、皂子别研，用水二钟，煎至七分，再添水一钟，煎至六分，空心温服经年。

【主治】内外痔漏，脓血不止。

【宜忌】忌腥、房事。

桃仁丸

【方源】《外台秘要》卷十二引《延年秘录》。

【组成】桃仁八分　鳖甲六分（炙）　枳实六分（炙）　白术六分　桔梗五分　吴茱萸五分　乌头七分（炮）　槟榔五分　防葵五分　芍药四分　干姜五分　紫菀四分　细辛四分　皂荚二分（去皮子）　人参四分　橘皮四分　甘草四分（炙）

【用法】上为末，炼蜜为丸，如梧桐子大。每服十丸，加至二十丸，一日二次。

【主治】疚癖气，漫心胀满，不下食，发即更胀，连乳满，头面闭闷，咳气急者。

【宜忌】①《外台秘要》引《延年秘录》：忌猪肉、苋菜。②《普济方》：忌海藻、菘菜、冷水、生菜、桃、李、雀肉。

桃仁丸

【方源】方出《外台秘要》卷十三引《救急》，名见《医方考》卷三。

【组成】毛桃仁一百二十枚（去皮及双仁，留尖）

【用法】上一味，捣令可丸。平旦以井花水顿服使尽，服讫，量性饮酒使醉，仍须吃水，能多最精，隔日又服一剂。

【主治】骨蒸。

【宜忌】百日不得食肉。

【方论选录】《医方考》：骨蒸日久，则络有留血，不去其瘀，则诸药不效。《外台秘要》此方，以桃仁独味为丸，所以消留瘀也，亦是超人之见。

桃仁丸

【方源】《外台秘要》卷七引《广济方》。

【组成】桃仁八分（去皮尖）　当归六分　芍药八分　诃黎勒六分　甘草六分（炙）　延胡索四分　人参六分　槟榔十四枚

【用法】上为末，炼蜜为丸，如梧桐子大。每服二十丸，渐加至三十丸，空心以酒送下，一日二次。取快利。

【主治】心痛，又心撮肋，心闷则吐血，手足烦疼，食饮不入。

【宜忌】忌海藻、菘菜、生菜、热面、荞麦、猪犬肉、黏食。

桃仁丸

【方源】《太平圣惠方》卷七。

【组成】桃仁三分（汤浸，去皮尖、双仁，麸炒微黄）　附子三分（炮裂，去皮脐）　硫黄三分（细研，水飞过）　茴香子三分　木香三分　高良姜三分（锉）

【用法】上为末，用醋浸蒸饼为丸，如梧桐子大。每服二十丸，以热酒送下，不拘时候。

【主治】肾脏气虚，触冒风寒，冷气卒攻，脐腹疼痛。

桃仁丸

【方源】《太平圣惠方》卷七。

【组成】桃仁三分（汤浸，去皮尖、双仁，麸炒微黄）　阿魏半两（面裹煨，面熟为度）　木香二分　干蝎半两（微炒）　槟榔一两　苦楝子半两　桂心半两　莞花半两（醋拌炒黄）

【用法】上为末，以醋浸蒸饼为丸，如梧桐子大。每服十丸，以热生姜酒送下，不拘时候。

【主治】盲肠气，疼痛不可忍。

桃仁丸

【方源】《太平圣惠方》卷二十七。

【组成】桃仁一斤（于新瓦器内用童便一斗煮，候小便尽取出，去皮尖，研如膏）　乌梅肉三两（微炒）　芜荑仁三两　黄连二两（去须）

【用法】上三味为末，入桃仁膏为丸，如梧桐子大。每服十五丸，空心以温水送下，晚食前再服。

【主治】急劳。

桃仁丸

【方源】《太平圣惠方》卷三十一。

【组成】桃仁一两（汤浸，去皮尖、双仁，麸炒微黄）　鳖甲一两（涂酥，炙令黄，去裙襕）　柴胡一两（去苗）　甘草半两（炙微赤，锉）　天灵盖一两（涂醋，炙微黄）　麝香一分（细研）　龙胆一两（去芦头）　青蒿子二两

【用法】上为末，入麝香拌匀，炼蜜为丸，如梧桐子大。每服三十丸，用童便一小盏，入豉五十粒，煎五七沸，去滓，温酒送下。

【主治】热劳，肌体羸瘦。

【宜忌】忌苋菜。

桃仁丸

【方源】《太平圣惠方》卷三十一。

【组成】桃仁一两半（汤浸，去皮尖、双仁，微炒）　猪牙皂荚半两（涂酥，炙令微黑）　紫菀三分（去苗土）　鳖甲一两半（醋涂炙微黄，去裙襕）　芫花根一两　甜葶苈一两（炒令紫色）　白矾三分（烧令汁尽）　蛤蚧一对（涂酥，炙令微黄）　麝香一分（细研入）

【用法】上为末，炼蜜为丸，如梧桐子大。每服二十丸，以清粥饮送下，不拘时候。

【主治】传尸，骨蒸，复连，殗殜气，咳嗽。

桃仁丸

【方源】《太平圣惠方》卷四十三。

【组成】桃仁一两（汤浸，去皮尖、双仁，麸炒微黄）　当归一两（锉，微炒）　赤芍一两（煨，用皮）　诃黎勒一两（煨，用皮）　桂心一两　蓬莪术一两　青橘皮二两（汤洗，去白瓤，焙）　槟榔二两

【用法】上为末，炼蜜为丸，如梧桐子大。每服二十九，以温酒送下，不拘时候。

【主治】胸胁气连心，疼痛不可忍。

桃仁丸

【方源】《太平圣惠方》卷四十四。

【组成】桃仁二两（汤浸，去皮尖、双仁，麸炒微黄）　海藻二两（洗去咸味）　泽泻　防风（去芦头）　防葵　桂心　青橘皮（汤浸，去白瓤，焙）　五味子　赤芍　白蒺藜（微炒，去刺）　地肤子　赤茯苓　细辛　牡丹各一两　狐阴一具（炙微黄）

【用法】上为末，炼蜜为丸，如梧桐子大。每服三十丸，空心及晚食前以温酒送下。

【主治】阴癫肿痛。

桃仁丸

【方源】《太平圣惠方》卷四十八。

【组成】桃仁（汤浸，去皮尖、双仁，麸炒微黄）　没药　安息香　乳香　麝香（细研）　木香　吴茱萸（汤浸七遍，焙干微炒）　桂心各一分

【用法】上为末，用蒸饼为丸，如小豆大。每服二十丸，以暖酒嚼下，不拘时候。

【主治】心疝，心腹痛，四肢逆冷，面色青黑。

【备注】方中桂心用量原缺，据《医方类聚》补。

桃仁丸

【方源】《太平圣惠方》卷四十九。

【组成】桃仁三合（汤浸，去皮尖、双仁，麸炒微黄） 豉三合（炒干） 川椒一两（去目及闭口者，微炒去汗） 干姜一两（炮裂，锉）

【用法】上为末，炼蜜为丸，如梧桐子大。每服二十丸，食前以温酒送下。

【主治】久痃癖气不消。

桃仁丸

【方源】《太平圣惠方》卷七十。

【组成】桃仁（汤浸，去皮尖、双仁，麸炒微黄） 川芎半两 白术半两 赤茯苓三分 枳壳半两（麸炒微黄，去瓤） 赤芍半两 诃黎勒皮三分 槟榔半两 鳖甲一两半（涂醋，炙令黄，去裙襴） 羚羊角屑一两 柴胡一两（去苗） 人参一两（去芦头） 酸枣仁一两（微炒） 生干地黄一两

【用法】上为末，炼蜜为丸，如梧桐子大。每服三十丸，以生姜、荆芥、薄荷汤送下，不拘时候。

【主治】妇人头目昏重，心神烦乱，或时寒热，肢节疼痛，不欲饮食。

桃仁丸

【方源】《太平圣惠方》卷七十。

【组成】桃仁三分（汤浸，去皮尖、双仁，麸炒微黄） 麝香半两（细研） 朱砂一分（细研） 水银一分（用枣肉研令星尽） 槟榔三分 阿魏半两 沉香半两 当归三分

【用法】上为末，炼蜜为丸，如梧桐子大。每服十丸，空心桃仁汤送下。

【主治】妇人与鬼气交通。

桃仁丸

【方源】《太平圣惠方》卷七十一。

【组成】桃仁三两（汤浸，去皮尖、双仁，麸炒微黄） 虻虫四十枚（炒微黄，去翅足） 水蛭四十枚（炒微黄） 川大黄三两（锉碎，微炒）

【用法】上为末，炼蜜为丸，如梧桐子大。每服十五丸，空心以热酒送下。

【主治】①《太平圣惠方》：妇人腹内有瘀血，月水不利，或断或来，心腹满急。②《圣济总录》：伤寒八九日至十二日，病不解，发热如狂，少腹满闷，其脉沉结，内有瘀血。

桃仁丸

【方源】《太平圣惠方》卷七十二。

【组成】桃仁三分（汤浸，去皮尖、双仁，麸炒微黄）　牛膝一两（去苗）当归一两（锉，微炒）　桂心半两　瞿麦半两　川大黄一两（锉，微炒）

【用法】上为末，炼蜜为丸，如梧桐子大。每服二十丸，食前以温酒送下。

【主治】妇人月水不利，脐下结痛。

桃仁丸

【方源】《太平圣惠方》卷八十三。

【组成】桃仁四十九枚（汤浸，去皮尖、双仁，麸炒微黄）　琥珀末一分甜葶苈二分（隔纸炒令紫色）

【用法】上先捣葶苈、桃仁如泥，次下琥珀末，更捣令匀，同为丸，如绿豆大。每服五丸，煎桑根白皮汤化破服，一日三次。

【主治】小儿多咳嗽，咽中如呀呷声。

桃仁丸

【方源】《太平圣惠方》卷九十二。

【组成】桃仁三分（汤浸，去皮尖、双仁，微炒）　川大黄半两（锉，微炒）赤芍半两　防葵半两　半夏一分（汤洗七遍去滑）　桂心一分　赤茯苓半两　川椒一分（去目及闭口者，微炒令去汗）

【用法】上为末，炼蜜为丸，如绿豆大。三岁儿每服五丸，食前以温酒送下。

【主治】小儿阴癫，日夜疼痛。

桃仁丸

【方源】《太平圣惠方》卷九十二。

【异名】桃仁丹（《幼幼新书》卷三十一引张涣方）、牡丹丸（《普济方》卷三九九）。

【组成】桃仁三分（汤浸，去皮尖、双仁，麸炒微黄） 牡丹半两 黄柏一分（微炙，锉） 白蒺藜三分（去刺） 桂心半两 郁李仁三分（汤浸，去皮，微炒）

【用法】上为末，炼蜜为丸，如绿豆大。三岁儿每服七丸，食前以温酒送下。

【主治】小儿小肠虚冷，因多啼气下，致令阴肿。

桃仁丸

【方源】《圣济总录》卷六十五。

【组成】桃仁 杏仁（各汤浸，去皮尖、双仁，细研）各一两 款冬花 贝母各一两（捣细末，与前药和匀）

【用法】上先以沙糖一两，入铫子内销熔后入药同熬黄熟，入臼捣丸，如弹子大。每服一丸，含化咽津。

【主治】咳嗽。

桃仁丸

【方源】《圣济总录》卷七十一。

【组成】桃仁（汤浸，去皮尖、双仁，炒研，以酒二升煎成膏）二两 木香桂（去粗皮） 青橘皮（汤浸，去白，焙） 茴香子（炒）各半两 干姜（炮）一分 槟榔（锉）三分

【用法】上为末，入桃仁煎为丸，如梧桐子大。每服十五丸至二十丸，空心温酒送下。

【主治】肾虚积气。

桃仁丸

【方源】《圣济总录》卷七十七。

【组成】桃仁（去皮尖、双仁，炒令香，别研入）一分 安息香半两（别研入） 木香半两 诃黎勒一两（炮，去核）

【用法】上药将木香、诃黎勒为末，与二味研了药相和，重细研，米饮为丸，如梧桐子大。每服三十丸，空心用暖浆水送下，日晚再服。

【主治】气痢久不愈。

桃仁丸

【方源】《圣济总录》卷一百五十一。

【组成】桃仁（汤浸，去皮尖、双仁，麸炒黄） 牡丹皮 当归（微炒）各三两 川芎 土瓜根（去土，锉） 芍药 桂（去粗皮） 牛膝（酒浸，切，焙） 防风（去叉）各二两 甘草（炙）一两

【用法】上为末，炼蜜为丸，如梧桐子大。每服三十丸，渐加至五十丸，空心温酒送下。

【主治】妇人月水不利，气血不和，脐下绞痛，面色萎黄，身体羸瘦，饮食不下。

桃仁丸

【方源】《圣济总录》卷一百五十三。

【组成】桃仁（汤浸，去皮尖、双仁，麸炒黄） 泽泻 白茯苓（去黑皮） 芍药 瞿麦（用穗） 干姜（炮裂） 生干地黄（焙） 甜葶苈（纸上炒） 当归（切，焙） 甘草（炙） 川芎各一两 大黄（锉，炒）一两半

【用法】上为末，炼蜜为丸，如梧桐子大。每服二十丸，空心、食前温酒送下；米饮亦得。

【主治】妇人因月水不利，血结成积，气攻疼痛。

桃仁丸

【方源】《普济方》卷二百一十七引《卫生家宝方》。

【组成】桃仁（麸炒，去皮尖、双仁） 石菖蒲（去石） 茴香（炒） 苍术（米泔浸一宿，去皮） 胡芦巴（炒） 陈皮（去白）各一两

【用法】上为末，酒糊为丸，如梧桐子大。每服四十丸，空心温酒盐汤送下。

【主治】心肾脾俱虚，水火不相济，少饮多惊，遗溺失精，日渐羸瘦。

桃仁丸

【方源】《仁斋直指小儿方论》卷四。

【组成】桃仁（浸，去皮，麸微炒）三钱 辣桂 牵牛（微炒，碾取仁） 白蒺藜（炒香，捣去刺） 牡丹皮 北大黄各二钱

【用法】上为末，炼蜜为丸，如麻子大。每服五丸或七丸，青皮、木通、葱白入盐少许，煎汤送下；或煎大流气饮研青木香丸送下。

【主治】小儿阴肿。

【备注】方中牵牛，《袖珍小儿方》作黑豆。

桃仁丸

【方源】《普济方》卷三百三十二引《仁存方》。

【组成】桃仁（去皮，炒）一两半 虻虫四十九个（去翅足，炒） 大黄五钱 朱砂三钱 水蛭四十九个（米内炒二味） 穿山甲（炙）三钱

【用法】上为末，炼蜜为丸，如梧桐子大，每服十丸，如一服未效，加至二十丸，空心温酒送下。下恶滞血片，脐下痛却，吃四物汤五七服效。

【主治】妇人脐腹积滞，月经不调，疼痛气闭，腰腿倦弱，寒热，带下冷脓。

桃仁丸

【方源】《普济方》卷三百一十九。

【组成】桃仁一两（汤浸，去皮尖、双仁，麸炒微黄） 川芎 白术各半两 赤茯苓三分 枳壳半两（麸炒微黄，去瓤） 赤芍半两 柴胡一两（去黄） 诃黎勒皮三分 人参一两（去芦头） 酸枣一两（微炒） 生干地黄一两

【用法】上为末，炼蜜为丸，如梧桐子大。每服三十丸，以生姜、荆芥、薄

荷汤送下，不拘时候。

【主治】妇人头目昏重，心神烦乱，或时寒时热，骨节疼痛，不欲饮食。

桃仁方

【方源】《太平圣惠方》卷二十八。

【组成】桃仁五百颗（大者） 吴茱萸三两

【用法】上药相和，入净铁铛中，著微火炒，经一炊久，取桃仁一颗，捻去皮，看似微黄色，即渐加火令极热，铛中微烟出，即乘热取出，于新瓷瓶子盛，厚著纸封瓶口，勿令泄气。每日空心，只取桃仁二十颗，捻去皮，烂嚼，以温酒下。至重者服五百颗即愈。

【主治】冷劳气，不能饮食，渐加黑瘦。

桃仁方

【方源】《圣济总录》卷一百一十五。

【组成】桃仁（汤浸，去皮尖、双仁，炒）

【用法】上药捣如泥，拈如枣核大，谷叶裹，塞耳中；或以故绯帛裹亦佳。

【主治】聤耳，出脓血。

桃仁汤

【方源】《外台秘要》卷七引《集验方》。

【组成】桃仁（去皮尖） 吴茱萸 橘皮 海藻各三两 生姜 茯苓 羌活 蒺藜子（去角）各三两

【用法】上切。以水三大升，煮取九合，分为三服，空心服。

【主治】疝气

【宜忌】忌酢物。

【备注】《圣济总录》有桂、槟榔。

桃仁汤

【方源】《备急千金要方》卷三。

【组成】桃仁五两 吴茱萸二升 黄芪 当归 芍药各三两 生姜 醍醐

（百炼酥） 柴胡各八两

【用法】上㕮咀，以酒一斗，水二升，合煮取三升，去滓，适寒温，先食服一升，一日三次。

【主治】①《备急千金要方》：产后往来寒热，恶露不尽。②《圣济总录》：妊娠堕胎后，血不出腹痛。

桃仁汤

【方源】《备急千金要方》卷四。

【组成】桃仁　朴硝　牡丹皮　射干　土瓜根　黄芩各三两　芍药　大黄　柴胡各四两　牛膝　桂心各二两　水蛭　虻虫各七十枚

【用法】上㕮咀，以水九升，煮取二升半，去滓，分三服。

【主治】妇人月水不通。

桃仁汤

【方源】《备急千金要方》卷四。

【组成】桃仁一升　当归　土瓜根　大黄　水蛭　虻虫　芒硝各二两　牛膝　麻子仁　桂心各三两

【用法】上㕮咀，以水九升，煮取三升半，去滓，纳硝令烊，分为三服。

【主治】月经不通。

桃仁汤

【方源】《备急千金要方》卷四。

【组成】桃仁五十枚　泽兰　甘草　川芎　人参各二两　牛膝　桂心　牡丹皮　当归各三两　芍药　生姜　半夏各四两　地黄八两　蒲黄七合

【用法】上㕮咀，以水二斗，煮取六升半，分六服。

【主治】产后及堕身月水不调，或淋沥不断，断后复来，状如泻水，四体嘘吸不能食，腹中坚痛不可行动，月水或前或后，或经月不来，举体沉重，惟欲眠卧，多思酸物。

桃仁汤

【方源】《备急千金要方》卷二十五。

【异名】桃仁散（《太平圣惠方》卷六十七）。

【组成】桃仁十四枚 大黄 硝石 甘草各一两 蒲黄一两半 大枣二十枚

【用法】上咬咀，以水三升，煮取一升，绞去滓，适寒温，尽服之，当下。下不止，渍麻汁一杯饮之即止。

【主治】从高堕下，落大木车马间，胸腹中有血，不得气息。

桃仁汤

【方源】《备急千金要方》卷二十五。

【异名】桃仁散（《太平圣惠方》卷六十七）。

【组成】桃仁五十枚 大黄四两 芒硝三两 桂心 当归 甘草各二两 虻虫 水蛭各二十枚

【用法】上咬咀，以水八升，煮取三升，绞去滓，适寒温服一升，一日三次。

【主治】①《备急千金要方》：堕落瘀血。②《圣济总录》：妇人因冷，血瘀不通，结积脐腹，发为气痛，经水痞涩，面黄体瘦。

桃仁汤

【方源】《幼幼新书》卷三十引《婴孺方》。

【组成】桃仁二十个（去皮尖）

【用法】以酒一升，煮三沸，去滓，量儿与之。

【主治】小儿暴不得小便。

桃仁汤

【方源】方出《太平圣惠方》卷八十八，名见《圣济总录》卷一七七。

【组成】桃仁二十枚（汤浸，去皮尖，生研用）

【用法】上以水一中盏，煎至五分，去滓，量儿大小，分减与服。当吐为效。如不吐，即非是痎也。

【主治】小儿尸痎，劳瘦，或时寒热。

桃仁汤

【方源】《圣济总录》卷二十六。

【组成】桃仁（汤浸，去皮尖、双仁，炒令黄） 陈曲（炒） 大麦蘖（炒） 桑耳各一分 白术 桂（去粗皮）各一分

【用法】上为粗末，每服三钱匕，水一盏，煎至半盏，去滓，食前温服。

【主治】伤寒后心腹胀痛。

桃仁汤

【方源】《圣济总录》卷二十九。

【异名】治惑桃仁汤（《东医宝鉴·杂病篇》卷三）。

【组成】桃仁（去皮尖、双仁，炒） 槐子 艾各一两

【用法】上咬咀，如麻豆大。每服五钱匕，水一盏半，加大枣三枚（擘破），煎至八分，去滓温服。

【主治】伤寒狐惑蜃病。

桃仁汤

【方源】《圣济总录》卷八十六。

【组成】桃仁（汤浸，去皮尖、双仁，麸炒）二两 白术一两 川芎 附子（炮裂，去皮脐）各三分 荜澄茄半两

【用法】上锉，如麻豆大。每服二钱匕，水一盏，加生姜三片，盐少许同煎，取七分，去滓，食前稍热服，一日三次。

【主治】肾劳虚损，心腹胀满，骨节烦疼。

桃仁汤

【方源】《圣济总录》卷一百五十一。

【组成】桃仁（汤浸，去皮尖、双仁，麸炒黄）十枚 干姜（炮） 芍药 当归（微炒） 芒硝 吴茱萸（汤浸七遍，焙干，微炒）各半两 大黄（锉，炒）一两半 甘草（炙）一分 桂（去粗皮）一两

【用法】上为粗末，每服三钱匕，水一盏，煎七分，去滓服。血快即止。

【**主治**】妇人月水不利，脐腹撮痛。

桃仁汤

【**方源**】《圣济总录》卷一百五十一。

【**组成**】桃仁（汤浸，去皮尖、双仁，炒黄）十五枚　干姜（炮裂）　木香（炮）　芍药　吴茱萸（微炒）　当归（微炙）各一两　甘草（炙）半两　桂（去粗皮）一两半　大黄（锉碎，炒熟）二两

【**用法**】上为粗末。每服三钱匕，水一盏，煎至七分，去滓，加芒硝少许，更煎一二沸，温服。

【**主治**】月水不利，或将下，少腹痛。

桃仁汤

【**方源**】《全生指迷方》卷四。

【**异名**】桃仁散（《医略六书》卷三十）。

【**组成**】苏木　地黄　桃仁（去皮尖，炒）各半两　虻虫（去头足翅，炒）水蛭（炒）各三十枚

【**用法**】上为散。每服五钱，水二盏，煎至一盏，去滓温服。恶露行即住服。

【**功用**】《景岳全书》：逐瘀血。

【**主治**】恶露顿绝，或渐少，腰重痛，下注两股，刺痛如锥刀刺，留血于经络，不即通之，大有痛处，必作痈肿。

【**方论选录**】《医略六书》：产后瘀血不化，遏热于经，而经脉不利，故腰痛不止焉。桃仁破瘀润燥，生地凉血退热，苏木疏经气以破血，虻虫破瘀血以通经，水蛭攻瘀积以流走经络也。水煎温服，使瘀血消化，则遏热自解，而经脉清和，何腰痛之不止哉！

桃仁汤

【**方源**】《幼幼新书》卷十七引张涣方。

【**组成**】桃仁（汤浸，去皮尖并双仁者，麸炒黄）　鳖甲（酥炙微黄）各一两　桂心　黄芩　赤茯苓　川升麻各半两

【用法】上为粗散。每服一钱，水一小盏，煎至五分，去滓温服。

【主治】疟疾。

桃仁汤

【方源】《产孕集》卷下引《妇人大全良方》。

【组成】桃仁二钱（炒）　杏仁二钱（炒）　当归　贝母各二钱　茯苓二钱　干姜　人参各五分

【用法】若咳逆不止欲死者，以肉桂五钱，姜汁三合同熬，稍服半合许，以手摩肺俞令热，以余汁涂之，时摩时涂，汁尽即愈。

【主治】产后血下少，瘀血入肺，窒碍气道所致的气喘。

桃仁汤

【方源】《脉因证治》卷下。

【组成】大桃仁（炒，去皮尖）　茱萸　桂枝　蒺藜　青皮　白茯苓　槟榔　木香　海藻　三棱　莪术

【主治】癞疝。

桃仁汤

【方源】《保婴撮要》卷十四。

【组成】桃仁　大黄（炒）　牡丹皮　芒硝　犀角（镑）　冬瓜仁（研）各二钱

【用法】水煎，入犀角末服。

【主治】肠痈，腹中痛，烦躁不安，壅痛，大便秘涩，亦有绕脐生疮者，但用此药无妨。

桃仁汤

【方源】《瘟疫论》卷上。

【组成】桃仁三钱（研如泥）　丹皮一钱　当归一钱　赤芍一钱　阿胶二钱　滑石二钱

【用法】水煎服。

【主治】疫邪干扰血分所致的溺血。

【加减】小腹痛，按之硬痛，小便自调，有蓄血也，加大黄三钱。

【方论选录】《瘟疫论评注》：方以活血祛瘀的桃仁为主，配合丹皮清热凉血，赤芍、当归活血散瘀，再加滑石、阿胶滋阴清热利尿。全方纯从血分入手，对治疗疫邪干扰膀胱血分而引起尿血等具有一定作用。

桃仁汤

【方源】《医学心悟》卷五。

【组成】桃仁（炒，研）十粒　当归三钱　牛膝二钱　泽兰三钱　苏木一钱

【用法】水煎，热酒冲，空心服。

【主治】产后腰痛。

桃仁汤

【方源】《医学集成》卷三。

【组成】桃仁　归尾　赤芍　大黄　牙皂

【用法】上为末。每服二钱，葱酒调下。

【主治】血疝，瓜形，藏小腹。

桃仁饮

【方源】《圣济总录》卷一百。

【组成】桃仁（汤浸，去皮尖、双仁，炒）　酸枣仁（炒）　人参　赤茯苓（去黑皮）　桂（去粗皮）　丁香　甘草（炙，锉）各等分

【用法】上为粗末。每服五钱匕，水一盏半，煎至八分，去滓，临卧顿服。

【主治】注气，肩膊刺痛不移。

桃仁酒

【方源】方出《肘后备急方》卷三，名见《鸡峰普济方》卷十一。

【组成】桃仁三升（去皮，捣）

【用法】着器中，密封头，蒸之一饮，倾出晒干，绢袋贮，以纳二斗酒中六七日。可饮四五合，稍增至一升。

【主治】卒得咳嗽。

桃仁酒

【方源】方出《证类本草》卷二十三引《食医心镜》，名见《三因极一病证方论》卷十三。

【组成】桃仁一升（去皮尖者）

【用法】熬令黑烟出，热研，捣如脂膏，以酒三升，搅令相和。一服取汗，不过三，愈。

【主治】风劳毒肿疼，挛痛，或牵引小腹及腰痛。

桃仁散

【方源】《备急千金要方》卷四。

【异名】薏苡仁散（《圣济总录》卷一百五十一）。

【组成】桃仁五十枚　䗪虫二十枚　桂心五寸　茯苓一两　薏苡仁　牛膝　代赭石各二两　大黄八两

【用法】上药治下筛，宿勿食，每服一钱匕，温酒调下，一日三次。

【主治】月经来，绕脐痛，上冲心胸，往来寒热，如疟症状。

【方论选录】《千金方衍义》：经来绕脐冲痛，明系干血上逆；往来寒热如疟疾，乃是血室受病，血属少阳也。本分以《金匮》下瘀血汤加桂心以破干血，代赭以镇逆气，牛膝、茯苓、薏苡以资诸药润下之力也。

桃仁散

【方源】《太平圣惠方》卷十二。

【组成】桃仁三分（汤浸，去皮尖、双仁，麸炒微黄）　枳壳三分（麸炒微黄，去瓤）　桂心一两　白术三分　神曲三分（炒令微黄）　麦蘗三分（炒令微黄）

【用法】上为散。每服三钱，以水一中盏，煎至六分，去滓稍热服，不拘时候。

【主治】伤寒，心腹胀满疼痛。

桃仁散

【方源】《太平圣惠方》卷十三。

【组成】桃仁二两（汤浸，去皮尖、双仁，麸炒微黄）　槐子一两（微炒）
熟艾二两（微炒）　黄连一两（去须，微炒）

【用法】上为散。每服三钱，以水一中盏，煎至五分，去滓，食前温服。

【主治】伤寒，䘌虫蚀下部，躁闷痒痛不已。

桃仁散

【方源】《太平圣惠方》卷二十六。

【组成】桃仁一两（汤浸，去皮尖、双仁，麸炒微黄）　诃黎勒二两（煨，
用皮）　桂心一两　半夏一两（汤洗七遍去滑）　五味子一两　槟榔一两　木香一
两　赤芍一两　鳖甲二两（涂醋，炙令黄，去裙襕）　人参一两（去芦头）　陈
橘皮一两（汤浸，去白瓤，焙）　白术一两　柴胡一两半（去苗）　京三棱一两
（煨，锉）　郁李仁一两（汤浸，去皮尖、双仁）

【用法】上为散。每服四钱，以水一中盏，加生姜半分，煎至六分，去滓温
服，不拘时候。

【主治】肺劳上气，胸满，痰唾不利，右胁有积聚，发歇寒热，肌体羸瘦，
食少无力。

桃仁散

【方源】《太平圣惠方》卷二十七。

【组成】桃仁（汤浸，去皮尖、双仁，麸炒微黄）　鳖甲（涂酥，炙令黄，
去裙襕）　白术　附子（炮裂，去皮脐）　诃黎勒（煨，用皮）各一两　川芎　丁
香　桂心　荜澄茄　当归　枳壳（麸炒微黄，去瓤）各三分

【用法】上为散。每服四钱，以水一中盏，加生姜半分，煎至七分，去滓，
食前稍热服。

【主治】风劳，脾肾虚冷，心腹胀疼，骨节烦痛，食少无力。

【宜忌】忌苋菜。

桃仁散

【方源】《太平圣惠方》卷二十八。

【组成】桃仁二两（汤浸，去皮尖、双仁，麸炒微黄）　川大黄二两（锉碎，微炒）　鳖甲一两（涂酥，炙微黄，去裙襕）　吴茱萸半两（汤浸七遍，焙干，微炒）　诃黎勒一两半（煨，用皮）　京三棱一两（炮裂）　木香半两　桂心半两　当归一两

【用法】上为粗散。每服四钱，以水一中盏，煎至六分，去滓，食前稍热服。

【主治】虚劳，积聚结块，心腹胁肋刺痛。

【宜忌】忌苋菜、生冷。

桃仁散

【方源】《太平圣惠方》卷二十八。

【组成】桃仁三分（汤浸，去皮尖、双仁，麸炒微黄）　吴茱萸半两（汤浸七遍，焙干，微炒）　木香半两　京三棱三分（炮，锉）　川芎半两　桂心半两　白术三分　青橘皮半两（汤浸，去白瓤，焙）　柴胡一两（去苗）　诃黎勒三分（煨，用皮）　高良姜二分（锉）　当归半两　槟榔半两　赤芍半两　甘草半两（炙微赤，锉）

【用法】上为散。每服三钱，以水一中盏，加生姜半分，大枣三枚，煎至六分，去滓稍热服，不拘时候。

【主治】气劳羸瘦，膈胁痞坚，脐下冷疼，不欲饮食。

桃仁散

【方源】《太平圣惠方》卷三十一。

【异名】桃仁汤（《圣济总录》卷九十三）。

【组成】桃仁一两（汤浸，去皮尖、双仁，麸炒微黄）　赤茯苓一两　鬼箭羽三分　赤芍三分　人参三分（去芦头）　陈橘皮三分（汤浸，去白瓤，焙）　槟榔四枚　麝香二钱（细研入）

【用法】上为粗散。每服三钱，以水一中盏，加生姜半分，煎至六分，去

滓，食前温服。

【主治】传尸、复连、鬼气，发即四肢无力，日渐黄瘦，乍恶乍好，不能食。

桃仁散

【方源】《太平圣惠方》卷四十三。

【异名】桃仁汤（《圣济总录》卷一百七十四）。

【组成】桃仁三七枚（汤浸，去皮尖、双仁，麸炒微黄）　厚朴一两（去粗皮，涂生姜汁，炙令香熟）　人参半两（去芦头）　陈橘皮一分（汤浸，去白瓤，焙）　麦蘖半两（微炒）　槟榔半两　附子一两（炮裂，去皮脐）　桂心一两　当归一两（锉，微炒）

【用法】上为散。每服三钱，以水一中盏，煎至六分，去滓稍热服，不拘时候。

【主治】冷邪气攻心腹痛，不欲饮食。

桃仁散

【方源】《太平圣惠方》卷四十三。

【组成】桃仁一两（汤浸，去皮尖、双仁，麸炒微黄）　桑根白皮一两　赤茯苓一两　槟榔一两　陈橘皮一两（汤浸，去白瓤，焙）　紫苏茎叶一两

【用法】上为散。每服四钱，以水一中盏，加生姜半分，煎至六分，去滓温服，不拘时候。

【主治】心腹鼓胀，喘促不欲食。

桃仁散

【方源】《太平圣惠方》卷四十八。

【组成】桃仁一两（汤浸，去皮尖、双仁，麸炒微黄，研入）　牵牛子一两（微炒）　槟榔半两　青橘皮半两（汤浸，去白瓤，焙）　木香半两　茴香子一两（微炒）　郁李仁一两（汤浸，去皮，微炒，研入）

【用法】上为细散，研入桃仁、郁李仁令匀。每服二钱，以温酒调下，不拘时候。

【主治】奔豚气，上攻心胸，喘闷胀满。

桃仁散

【方源】《太平圣惠方》卷四十九。

【组成】桃仁一两（汤浸，去皮尖、双仁，麸炒微黄） 吴茱萸一两（汤浸七遍，焙干，微炒） 川乌头一两（炮裂，去皮脐） 槟榔一两 木香一两 当归一两（锉，微炒）

【用法】上为散。每服三钱，以水一中盏，煎至六分，去滓，稍热服，不拘时候。

【主治】痃气急痛，不能饮食。

桃仁散

【方源】《太平圣惠方》卷四十九。

【组成】桃仁一两（汤浸，去皮尖、双仁，麸炒微黄） 鳖甲二两半（涂醋，炙令黄，去裙襕） 京三棱一两（炮，锉） 当归三分（锉，微炒） 肉桂一两（去皱皮） 木香半两 枳实一两（麸炒微黄） 槟榔三分 川大黄三分

【用法】上为粗散。每服三钱，以水一中盏，加生姜半分，煎至六分，去滓温服，不拘时候。

【主治】久积瘕癖，气结不散，面色萎黄，羸瘦食少。

桃仁散

【方源】《太平圣惠方》卷四十九。

【组成】桃仁一两（汤浸，去皮尖、双仁，麸炒微黄） 防葵一两 枳壳三分（麸炒微黄，去瓤） 赤茯苓一两 白术三分 赤芍三分 京三棱一两（微煨，锉） 桂心三分 甘草半两（炙微赤，锉） 鳖甲三两（涂醋，炙令彻黄，去裙襕） 川大黄一两半（锉碎，微炒） 槟榔一两 川芎三分 当归三分（锉，微炒）

【用法】上为散。每服四钱，水一中盏，加生姜半分，煎至六分，去滓，食前温服。

【主治】癖结，气积聚不散。

桃仁散

【方源】《太平圣惠方》卷六十。

【组成】桃仁一两（汤浸，去皮尖、双仁，麸炒微黄） 陈橘皮一两（汤浸，去白瓤，焙） 桂心一两 厚朴一两（去粗皮，涂生姜汁，炙令香熟） 肉豆蔻半两（去壳） 木香半两 皂荚仁二两（炒令黄熟） 白芍药半两

【用法】上为细散。每服二钱，食前以粥饮调下。

【主治】气痔脱肛，肠胃久冷，腹胁虚胀，不思饮食。

桃仁散

【方源】《太平圣惠方》卷六十七。

【组成】桃仁半两（汤浸，去皮尖，生研令细） 当归一分（捣末） 牵牛子半两（生，捣末） 琥珀末一分 腻粉一分

【用法】上药都研拌匀，分为三服。生地黄二两、生姜一两（切细，炒令紫色），入小便一小盏、酒一大盏，煎至一大盏，去滓，空心调下一服。当取下恶血，疼痛立定。

【主治】从高坠下，伤损，腹中血瘀滞疼痛。

桃仁散

【方源】《太平圣惠方》卷六十七。

【组成】桃仁一两（汤浸，去皮尖、双仁，麸炒微黄） 桂心一两 当归一两（锉，微炒） 延胡索一两 川大黄一两（锉碎，微炒） 阿胶二两（捣碎，炒令黄燥） 乱发如鸡子大 生干地黄一两 川芎一两 川椒半两（去目及闭口者，微炒去汗）

【用法】上为末。用酒二升，先煎发并阿胶如糖，用绵滤去滓，然后下诸药末，调令匀，焙干，为细散。每服二钱，以温酒调下，一日三四次。

【功用】接骨止痛。

【主治】伤折疼痛。

桃仁散

【方源】《太平圣惠方》卷七十。

【组成】桃仁二分（汤浸，去皮尖、双仁，麸炒微黄）　桂心半两　柴胡一两（去苗）　鳖甲一两半（涂醋，炙令黄，去裙襕）　琥珀三分（细研）　延胡索三分　牛膝一两（去苗）　紫菀半两（洗去苗土）　细辛半两　羌活半两　川芎半两　木香半两　川大黄半两（锉碎，微炒）　羚羊角屑一两　当归半两（锉碎，微炒）　虎杖半两（锉）　白术半两　赤芍半两

【用法】上为粗散。每服四钱，以水一中盏，加生姜半分，煎至六分，去滓，食前温服。

【主治】妇人血风劳气，经脉久滞，或时寒热，四肢疼痛，不思饮食。

桃仁散

【方源】《太平圣惠方》卷七十。

【组成】桃仁半两（汤浸，去皮尖、双仁，麸炒微黄）　鳖甲二两（涂醋，炙令黄，去裙襕）　琥珀一两（细研）　肉桂一两（去粗皮）　赤芍三分　当归三分（锉碎，微炒）　白术三分，木香半两　诃黎勒皮半两　干姜半两（炮裂，锉）　人参半两（去芦头）　延胡索三分　赤茯苓三分　陈橘皮一两（汤浸，去白瓤，焙）　牛膝三分（去苗）

【用法】上为粗散。每服四钱，以水一中盏，加生姜半分，煎至六分，去滓，食前温服。

【主治】妇人冷劳气滞，经脉不通，腹胁妨闷，四肢羸瘦，不思饮食。

桃仁散

【方源】《太平圣惠方》卷七十一。

【组成】桃仁半两（汤浸，去皮尖、双仁，麸炒微黄）　柴胡一两（去苗）　鳖甲一两（涂醋，炙令黄，去裙襕）　厚朴三分（去粗皮，涂生姜汁，炙令香熟）　槟榔三分　枳壳三分（麸炒微黄，去瓤）　乌梅肉三分（微炒）　赤芍三分　白术三分　甘草半两（炙微赤，锉）　川大黄一两（锉碎，微炒）

【用法】上为粗散。每服四钱，以水一中盏，加生姜半分，煎至六分，去

滓，食前稍热服。

【主治】妇人痃癖气，令人羸瘦，寒热食少。

桃仁散

【方源】《太平圣惠方》卷七十一。

【组成】桃仁一两（汤浸，去皮尖、双仁，麸炒微黄）　鳖甲一两（涂醋，炙令黄，去裙襕）　桂心一两　枳壳一两（麸炒微黄，去瓤）　桑寄生一两　川芎一两　槟榔一两　郁李仁一两（汤浸，去皮，微炒）

【用法】上为散。每服四钱，以水一中盏，加生姜半分，煎至六分，去滓，食前温酒调服。

【主治】妇人疝瘕，腹中拘急，心胁胀满。

桃仁散

【方源】《太平圣惠方》卷七十一。

【组成】桃仁一两（汤浸，去皮尖、双仁，麸炒微黄）　诃黎勒皮三分　白术三分　当归三分　京三棱一两（微炮，锉）　赤芍三分　鳖甲一两半（涂醋，炙令黄，去裙襕）　陈橘皮三分（汤浸，去白瓤，焙）

【用法】上为散。每服三钱，水一中盏，加生姜半分，煎至六分，去滓，食前稍热服。

【主治】妇人瘕痞，心腹胀满，不能饮食，体瘦无力。

桃仁散

【方源】《太平圣惠方》卷七十二。

【组成】桃仁一两（汤浸，去皮尖、双仁，麸炒微黄）　泽兰二两　牛膝二两（去苗）　当归二两（锉，微炒）　桂心二两　牡丹二两　赤芍二两　生干地黄二两　甘草一两（炙微赤，锉）　半夏一两（汤洗七遍去滑）　人参一两（去芦头）　蒲黄二两　川芎二两

【用法】上为散。每服五钱，以水一大盏，加生姜半分，煎至五分，去滓温服，一日三次。

【主治】妇人月水不调，或淋沥不断，断后复来，状如泻水，四体虚弱，不

能饮食，腹中坚痛，举体沉重，唯欲眠。

桃仁散

【方源】《太平圣惠方》卷七十二。

【组成】桃仁一两（汤浸，去皮尖、双仁，麸炒微黄） 茜根一两半 虻虫二七枚（微炒，去翅足） 水蛭二七枚（炒令微黄） 赤芍一两 木通一两（锉） 川芒硝一两 川大黄一两半（锉碎，微炒）

【用法】上为散。每服三钱，以水一中盏，煎至六分，去滓，空腹温服，如人行十里再服。良久当利下黑血黄涎，亦如泔淀。如下不多，次日再服，使令绝其根本。

【主治】妇人月水不通，年月深远，面上皯皰，黑如噀墨，每思咸酸之物，食之不已，意无足时，此由凝血在脏，热入血室，即歌咏言笑，悲泣不止。

【宜忌】一月以上不得吃面并驴、马、猪、牛等肉。

【备注】《医方类聚》引本方有琥珀一两。

桃仁散

【方源】《太平圣惠方》卷七十九。

【组成】桃仁一两（汤浸，去皮尖、双仁，麸炒微黄） 当归一两（锉，微炒） 赤芍三分 琥珀三分 延胡索三分 川芎半两 鬼箭羽一两 川大黄一两（锉碎，微炒） 桂心半两 鳖甲一两（涂醋，炙令黄，去裙襕）

【用法】上为散。每服一钱，以水一中盏，加生姜半分，煎至六分，去滓温服，不拘时候。

【主治】产后余血不散，结成癥块，疼痛。

桃仁散

【方源】《太平圣惠方》卷七十九。

【组成】桃仁一两（汤浸，去皮尖、双仁，麸炒微黄） 葵子一两 川大黄一两（锉碎，微炒） 甜瓜子一两 青橘皮一两（汤浸，去白瓤，焙） 槟榔一两 当归一两（锉，微炒） 甘草半两（炙微赤，锉）

【用法】上为散。每服三钱，以水一中盏，煎至六分，去滓温服，不拘时候。

【主治】产后大小便秘涩，心腹胀满，时时抽撮疼痛。

桃仁散

【方源】《太平圣惠方》卷八十。

【异名】牡丹皮汤《圣济总录》卷一百六十）。

【组成】桃仁一两（汤浸，去皮尖、双仁，麸炒微黄）　生干地黄一两　蓬莪术一两　槟榔一两　牛膝三分（去苗）　桂心三分　牡丹皮三分　当归一两（锉，微炒）

【用法】上为粗散。每服三钱，以水一中盏，加生姜半分，煎至六分，去滓，稍热服，不拘时候。

【主治】产后恶露不下，脐腹气滞，时攻胁肋疼痛。

桃仁散

【方源】《太平圣惠方》卷八十。

【组成】桃仁一两（汤浸，去皮尖、双仁，麸炒微黄）　赤芍　川芎　当归（锉，微炒）　蓳蒿子　桂心　琥珀　鬼箭羽各三分　甘草半两（炙微赤，锉）

【用法】上为粗散。每服三钱，以水一中盏，加生姜半分，煎至六分，去滓，稍热服，不拘时候。

【主治】产后恶露不尽，腹胁疼痛。

桃仁散

【方源】《太平圣惠方》卷八十。

【组成】桃仁三分（汤浸，去皮尖、双仁，麸炒微黄）　当归半两（锉，微炒）　木香半两　川芎半两　干姜一分（炮裂，锉）

【用法】上为细散。每服一钱，以热酒调下，不拘时候。

【主治】产后恶露不尽，腹胁疼痛。

桃仁散

【方源】《太平圣惠方》卷八十一。

【组成】桃仁半两（汤浸，去皮尖、双仁，麸炒微黄）　蓬莪术三分　桂心

半两　当归一两（锉，微炒）

【用法】上为细散。每服一钱，以热酒调下，不拘时候。

【主治】产后败血不散，上冲心腹，痛不可忍。

桃仁散

【方源】《太平圣惠方》卷八十三。

【异名】桃仁汤（《圣济总录》卷一百七十四）。

【组成】桃仁（汤浸，去皮尖、双仁，麸炒微黄）　赤芍　桔梗（去芦头）桂心各半两　甘草一分（炙微赤，锉）

【用法】上为粗散。每服一钱，以水一小盏，煎至五分，去滓温服，不拘时候。

【主治】小儿心痛不可忍。

桃仁散

【方源】《太平圣惠方》卷八十六。

【组成】桃仁三分（汤浸，去皮尖、双仁，麸炒微黄）　知母半两　鳖甲三分（涂醋，炙微黄，去裙襕）　赤茯苓三分　川升麻半两　黄芩半两　甘草一分（炙微赤，锉）

【用法】上为粗散。每服一钱，以水一小盏，煎至五分，去滓温服，一日三四次。

【主治】小儿疟疾，发歇寒热，小便赤黄。

桃仁散

【方源】《太平圣惠方》卷八十八。

【组成】桃仁三十七枚（汤浸，去皮尖、双仁，麸炒微黄）　木香一分　人参一分（去芦头）　虎头骨一分（涂酥，炙令黄）　槟榔一分　京三棱一分（微煨，锉）　白芥子一分　款冬花半两　朱砂半两（细研，水飞过）　麝香一分（细研）　干桃柳叶各半两　桂心一分

【用法】上为细散。每服半钱，以温水调下，不拘时候。

【主治】小儿尸疰、鬼癖，心腹往来疼痛，或加寒热恍惚，形色多般。

桃仁散

【方源】《太平圣惠方》卷九十二。

【组成】桃仁（汤浸，去皮尖、双仁，麸炒）　木香　狗脊　白芜荑　狼牙草　苦楝根皮（锉）　鹤虱　槟榔各半两

【用法】上为细散。三岁儿每服半钱，煎苦楝根汤调下，一日三四次。

【主治】小儿蛔虫咬心痛。

桃仁散

【方源】《普济方》卷一百三十七引《博济》。

【组成】桃仁一两（汤浸，去皮尖）　大黄一两（川者，以湿纸裹煨两度）桂心一两（去皮）　甘草半两（炙）　牙硝一两

【用法】上锉细，熟炒，杵罗为末。每服三钱，用温水调下，不拘时候。如伤寒后有余毒，依法服。

【功用】疏利脏腑。

【主治】伤寒狂乱，霍乱心疼。

桃仁散

【方源】《传家秘室》。

【组成】桃仁（去皮尖，炒令黄）　赤茯苓一两　赤芍三分　人参三分　陈皮三分　槟榔四个　麝香一钱

【用法】上为细末。每服三钱，加生姜半分，水一盏，煎至六分，和滓，早、晚食前服。

【主治】室女传尸伏连。

桃仁散

【方源】《圣济总录》卷一百五十三。

【组成】桃仁（汤浸，去皮尖、双仁，炒）二两　刘寄奴（去根，锉碎）蓬莪术（炮，细锉）　当归（炙，锉）　茴香子（微炒）　乌药（锉）　陈橘皮（汤浸，去白，焙）　桂（去粗皮）　干姜（炮，锉）　木香　附子（炮裂，去皮脐）

川芎　白术　桑黄（锉）　高良姜（锉）各一两

【用法】上为细末。每服二钱匕，温酒或醋汤调下，空心、晚食前服。

【主治】妇人因月水不通，血积不散，气攻疼痛，积聚成块。

桃仁散

【方源】《鸡峰普济方》卷十六。

【组成】桃仁　当归　干姜　白芷　芎各一两

【用法】上为细末。每服二钱，水七分，酒三分，煎至六分，去滓温服，不拘时候。

【主治】血气不调，脐腹撮痛，及产后小腹痛。

桃仁散

【方源】《杨氏家藏方》卷十。

【组成】桃仁（汤浸，去皮尖，麸炒黄）　大腹子（面裹煨黄色）　白术　赤茯苓（去皮）　紫苏子各一两　木香　甘草（炙）各半两

【用法】上为细末。每服二钱，煎紫苏汤调下，不拘时候。

【主治】脾弱下虚，气不升降，荣卫不调，水道不利，三焦不顺，面目虚浮，环脐肿胀，坐卧不安。

桃仁散

【方源】《朱氏集验方》卷四。

【组成】桃仁不拘多少（螺粉炒却，不用粉）

【用法】上为细末。空心酒调服。

【主治】①《朱氏集验方》：男子脾痛不可忍。②《外科大成》：阴肿作痒。

桃仁散

【方源】《普济方》卷三百二十四。

【组成】桃仁一两（汤浸，去皮尖、双仁，麸炒微黄）　川芎　槟榔

【用法】上为散。每服四钱，水一盏，加生姜半分，煎至六分，去滓，食前温酒服之。

【**主治**】妇人疝瘕，腹中拘急，心胁胀满。

【**备注**】方中川芎、槟榔用量原缺。

桃仁散

【**方源**】《普济方》卷三百五十一。

【**组成**】桃仁六十枚　厚朴一两　芍药一两　当归一两

【**用法**】以水三升，煎二升，分二服。

【**主治**】妇人产后血下不尽，腹痛不可忍。

【**加减**】未愈，加锦纹大黄一两。

桃仁散

【**方源**】《上清紫庭追痨仙方》。

【**组成**】桃仁（汤泡，去皮尖，面炒令黄）　赤茯苓各一两（去皮）　芍药
人参各三分　槟榔四个　陈皮三分（去白）　犀角　安息香各一分　麝香二钱

【**用法**】上为细末。每服二钱，加生姜五片，水一盏，煎至六分，早、晚食
前服。若取下虫头赤，便服天竺黄饮子补护心脏，未取下虫，亦须先服之护心。

【**主治**】妇人室女一切蓄热，腹内闷着，骨蒸，室女经脉不行，瘦劳肌热。

桃仁散

【**方源**】《济阴纲目》卷十四。

【**组成**】桃仁　葵子　滑石　槟榔各等分

【**用法**】上为细末。每服二钱，空心葱白汤调下。

【**主治**】妇人膀胱气滞血涩，大小便闭。

【**方论选录**】《医略六书》：产后禀厚体充，房劳过度而血瘀气滞，故小腹胀
满疼痛，大小便秘涩不通焉。桃仁破瘀血以润大肠，槟榔破滞气以通气化，冬葵
子滑窍道，飞滑石利小水也。为散，葱白汤下，使瘀血顿化，则滞气自消，而
膀胱得操施化之令，肠胃自辗传送之权，其小腹疼痛无不退，何大小便有不通之
患哉！

桃仁散

【方源】《郑氏家传女科万全方》卷一。

【组成】桃仁　生地　人参　甘草　桂心　蒲黄　半夏　当归　川芎　赤芍　牛膝　丹皮

【用法】加生姜三片，煎七分，空心服。

【主治】妇人月水淋漓不断，或前或后，及腹中疼痛。

桃仁散

【方源】《洞天奥旨》卷十二。

【组成】桃仁二十一粒（研烂）　雄黄末二钱　白薇末二钱　炙甘草五分

【用法】上药各为细末。先用针刺鸡肝无数孔，蘸药末，纳阴户中，日三易之。

【主治】阴疳。

桃仁粥

【方源】方出《证类本草》卷二十三引《食医心镜》，名见《太平圣惠方》卷九十七。

【组成】桃仁三两（去皮尖）

【用法】以水一升，研取汁，和粳米二合煮粥食之。

【功用】活血通经，祛瘀止痛。

【主治】咳嗽气喘，胸膈痞满，疰癖血癥，血瘀所致的心腹疼痛；妇女血滞经闭、痛经，及跌打损伤等。

桃仁粥

【方源】《太平圣惠方》卷九十六。

【组成】桃仁二十一枚（去皮尖）　生地黄一两　桂心一两（末）　粳米三合（细研）　生姜一分（并地黄、桃仁，以酒三合，研绞取汁）

【用法】先用水煮米作粥，次下桃仁等汁，更煮令熟，调入桂心末，空腹食之。

【主治】邪气攻心，腹痛。

桃仁煎

【方源】方出《肘后备急方》卷一，名见《圣济总录》卷五十五。

【组成】桃仁七枚（去皮尖）

【用法】熟研，水合顿服，良。

【主治】卒心痛，或患三十年者。

桃仁煎

【方源】《备急千金要方》卷三。

【异名】桃仁酒（《太平圣惠方》卷九十五）。

【组成】桃仁一千二百枚

【用法】捣令细熟，以上好酒一斗五升，研滤三四遍，如作麦粥法，以极细为佳。纳长项瓷瓶中，密塞，以面封之。纳汤中煮一伏时不停火，亦勿令火猛，使瓶口常出在汤上，无令没之，熟讫出，温酒服一合，一日二次，丈夫亦可服。

【功用】①《备急千金要方》：补益悦泽。②《太平圣惠方》：下三虫。

【主治】①《备急千金要方》：妇人产后百疾，诸气。②《太平圣惠方》：痃癖，心腹疼痛，肌肤瘦弱，面无颜色。

【方论选录】《千金方衍义》：桃仁虽能逐瘀，然随乌药、莪术则专于破血；随芎、归、芍药则相胥和血。若单用一味，破之与和惟在多用少用之间。兼之以酒，为产后和血圣药。但所禀柔脆，坐草无伤，无所留滞者不在此例。

桃仁煎

【方源】《备急千金要方》卷四。

【异名】桃仁煎丸、桃仁丸（《太平圣惠方》卷七十二）、攻积桃仁煎（《医略六书》卷三十一）、桃黄煎（《顾氏医径》卷四）。

【组成】桃仁　虻虫各一升　朴硝五两　大黄六两

【用法】上四味为末，别治桃仁，以醇苦酒四升纳铜铛中，炭火煎取二升，下大黄、桃仁、虻虫等，搅勿住手，当欲可丸，下朴硝，更搅勿住手，良久出之，可丸乃止。取一丸如鸡子黄投酒中，预一宿勿食服之，至晡时，下如大豆汁，或如鸡肝凝血、蛤蟆子，或如膏，此是病下也。

【主治】①《备急千金要方》：带下，经闭不通。②《医略六书》：血瘕、血积，脉涩洪大。

【方论选录】《医略六书》：妇人血瘀热结，渐成血积、血瘕，故经闭不行，脐腹闷痛不止焉。桃仁破瘀结以消瘕积，大黄荡瘀热以化瘕聚，朴硝软坚结，虻虫破积血也。醋煮以收之，酒下以行之，使热降瘀消，则冲任调和，而经闭无不通，血瘕无不化，安有脐腹闷痛之患哉！

桃仁煎

【方源】《备急千金要方》卷十二。

【组成】桃仁一斤（末）　胡麻一升（末）　酥半斤　牛乳五升　地黄十斤（取汁）　蜜一斤

【用法】上药合煎如饧，旋服。

【功用】补血。

桃仁煎

【方源】《养老奉亲》。

【组成】桃仁二两（去皮尖，熬末）　赤饧四合

【用法】相和微煎三五沸即止。空心含少许，渐渐咽汁尤益。

【主治】老人上气，热，咳嗽引心腹痛，满闷。

桃仁煎

【方源】《圣济总录》卷四十。

【组成】桃仁一千枚（汤退皮尖、双仁，研如面）

【用法】上以牛乳五升，解如浆水，于铜器内盛，在重汤内煎，瓷器中盛。每服两匙，空心温酒调下。

【主治】霍乱转筋不止。

桃仁煎

【方源】《鸡峰普济方》卷二十。

【组成】桃仁　茴香各一两　木香半两　硇砂　阿魏各一分　蝎梢五十个

【用法】上为末，以桃仁膏和匀。每服一枣大，空心以葱白酒化下。

【主治】胁肋脐腹气结，疼痛如锥刺，及气奔上不下。

【加减】若气大段不快，加槟榔三个。

桃仁煎

【方源】《医略六书》卷三十。

【组成】桃仁三钱　当归三钱　赤芍钱半　桂心钱半　砂糖三钱（炒黑）

【用法】水煎，去滓温服。

【主治】产后恶露不尽，脉弦滞涩。

【方论选录】产后恶露不尽，瘀血留结，故腹中坚痛，不可忍焉。桃仁泥破瘀开结，当归身养血荣筋，赤芍破血泻血滞，甜桂心通闭温经脉，砂糖炒黑以去瘀和血。水煎温服，务使恶露去尽，则血无瘀结之患，而经脉融和，何虑腹中坚痛不减哉！

桃仁膏

【方源】方出《备急千金要方》卷六，名见《普济方》卷五十八引《海上方》。

【组成】桃仁

【用法】捣，以猪脂和。敷之。

【主治】①《备急千金要方》：冬月唇干坼出血。②《证类本草》：产后遍身如粟粒，热如火者。

桃仁膏

【方源】《三因极一病证方论》卷十八。

【组成】桃仁（去皮尖）　枯矾　五倍子各等分

【用法】上药后二味为末，研桃仁膏拌匀敷之。

【主治】产后阴肿妨闷。

桃仁膏

【方源】《景岳全书》卷五十四引《是斋百一选方》。

【组成】桃仁（炒，去皮尖） 大茴香（炒）各等分

【用法】上为细末。每服二钱，先以葱白二寸煨熟，蘸药细嚼，空心以热酒下。

【主治】①《景岳全书》引《是斋百一选方》：气血凝滞，疝气，膀胱小肠气，痛不可忍。②《罗氏会约医镜》：血疝，小腹硬而有形，大便秘结而黑，小水利。

桃仁膏

【方源】《御药院方》卷十。

【组成】桃仁不拘多少（汤浸，去皮尖）

【用法】研如泥，同蜜少许，一处用温水化开，涂摩患处，用玉屑膏涂贴。

【功用】悦皮肤。

【主治】皲裂。

桃仁膏

【方源】《普济方》卷三百九十五。

【组成】桃仁 杏仁 巴豆各一枚 朱砂少许

【用法】上为末，饭为丸，如米大。每服一丸，以米饮送下。

【主治】霍乱吐泻。

桃术汤

【方源】《观聚方要补》卷一引《本草汇言》。

【组成】桃仁三钱 柴胡 半夏 槟榔 鳖甲 干姜各二钱 白术四钱

【用法】水煎服。

【主治】风暑不调，饮食停结，寒热如疟，日久不愈，内有蓄血。

桃灵丹

【方源】《寿世保元》卷五。

【组成】桃仁五钱　五灵脂五钱（火煨裂）

【用法】上为末，醋糊为丸，如梧桐子大。每服二十丸，酒送下，或醋汤送下。

【主治】诸般心腹气痛，或瘀血作痛。

桃灵散

【方源】《痧证汇要》卷一。

【组成】桃仁（去皮尖，水研，沥干，用纱布包好，干灰中压一夜）三两　五灵脂（生用，酒拌，晒干）二两　延胡索（酒拌，晒干）二两　广木香（生研）一两　广陈皮一两　滴乳香五钱　陈香圆（炒）二两　没药五钱

【用法】上为末。每服三钱，淡盐汤调下，重者二服。

【功用】通行气血。

【主治】痧胀腹痛，手足拘挛，俗称蛅蜘蜘瘟。

【宜忌】孕妇忌服。

桃枝汤

【方源】《外台秘要》卷二十九引《深师方》。

【异名】桃仁汤（《普济方》卷三百一十一）。

【组成】桃枝一握（中指长，锉）　芒硝五分　大黄四两　当归　甘草（炙）桂心各二两　虻虫二十枚（去翅足，熬）　水蛭二十枚（熬）　桃仁五十枚（去皮尖，熬）

【用法】上㕮咀，以水八升，煮取三升，去滓，温分三服。内消。

【主治】堕落瘀血。

桃姜散

【方源】《仙拈集》卷一。

【组成】桃仁四十粒（去皮尖，炒黄）　干姜（炒黑）五钱

【用法】上为末。酒煎服。

【主治】瘀血作痛。

桃姜煎

【方源】《陈素庵妇科补解》卷五。

【组成】桃仁（去皮尖，研）二十粒　干姜（缓则炮）一钱　当归五钱　川芎一钱　黑荆芥五钱　红花二钱　泽兰一钱二分　炒黑豆百粒　童便一杯

【功用】逐瘀血，生新血。

【主治】产后不慎，风冷袭于胞门，恶露不下，而上逆冲心则发晕，额出冷汗，口噤牙紧。

【方论选录】心藏神主血。产后气血两亏，心神已恍惚不定，梦寐惊恐，乃瘀血乘虚冲逆，神为之散，失其主宰，遂至昏晕，不省人事，非辛热之药安能以逐瘀。桃仁、干姜、红花、泽兰，味虽辛热，而性不猛；佐以黑荆，则入血分；配以黑豆，风热尽去；加以童便，清心安神；而芎、归二味，所以生新。

桃仁涂方

【方源】《圣济总录》卷十一。

【组成】桃仁（去皮尖，双仁，生用）　杏仁（去皮尖，生研）各三两　胡麻（生研）　凝水石（研如粉）各二两

【用法】上药各为末，别研芸苔菜绞取汁，和以白蜜，入前研药，搅为稀膏。用涂患处，干即易之。

【主治】风毒赤疹，浮肿成瘑瘟。

桃仁煎丸

【方源】《太平圣惠方》卷四十八。

【组成】桃仁三两（汤浸，去皮尖，双仁，细研，以酒三升同硼砂煎成膏）　硼砂一两半（不夹石膏，细研）　鳖甲一两（涂醋炙令黄，去裙襕）　川乌头半两（去皮脐，锉碎，盐拌炒令黄）　紫菀半两（去苗土）　猪牙皂荚半两（去皮子，涂酥炙令焦黄）　防葵半两　木香三分　槟榔三分　干姜（炮裂，锉）

【用法】上为细末，入桃仁、硼砂煎中溶和为丸，如梧桐子大。每服十五

丸，食前以生姜汤送下。

【主治】息贲气。右胁下结硬如杯，心胸胀痛，不能饮食，胸膈壅闷，咳嗽喘促。

桃仁煎丸

【方源】《太平圣惠方》卷七十九。

【组成】桃仁四十九枚（汤浸，去皮尖、双仁，研如膏） 生地黄汁一升 生牛膝汁一升 白蜜五两（以上四味，同于石锅中，慢火熬如稀饧） 鳖甲一两半（涂醋炙令黄，去裙襴） 京三棱一两（微煨，锉） 当归一两（锉，微炒） 延胡索一两 干漆一两（捣碎，炒令烟出） 芫花半两（醋拌炒干） 水蛭四十九枚（炒令黄） 虻虫四十九枚（去翅足，微炒） 槟榔一两 川大黄一两（锉碎，微炒） 桂心二两 琥珀一两

【用法】上件药鳖甲以下为细末，入前煎中溲和，捣三二百杵为丸，如梧桐子大。每服二十丸，食前以温酒送下。

【主治】产后恶血，结成癥块，羸瘦无力。

桃仁澡豆

【方源】《备急千金要方》卷六。

【组成】桃仁 芜菁子各一两 白术六合 土瓜根七合 毕豆面二升

【用法】上药治下筛。以醋浆水洗手面。

【功用】悦泽，去野黯。

桃红饮子

【方源】《杂病源流犀烛》卷十三。

【异名】桃红饮（《类证治裁》卷五）。

【组成】桃仁 红花 川芎 当归 威灵仙 麝少许

【用法】水煎服。

【主治】痹证兼有瘀血者。

桃仁石膏汤

【方源】《幼科直言》卷五。

【组成】桃仁　石膏（煅）　陈皮　枳壳　大黄　归尾　黄芩　甘草

【用法】水煎服。

【主治】小儿伤寒至八九十日之间，传入足厥阴肝经，大便结塞，小便赤色，腹痛，昏迷作渴者。

桃仁芍药汤

【方源】《备急千金要方》卷三。

【异名】桃仁散（《太平圣惠方》卷八十一）。

【组成】桃仁半升　芍药　川芎　当归　干漆　桂心　甘草各二两

【用法】上㕮咀，以水八升，煮取三升，分三服。

【主治】①《备急千金要方》：产后腹痛。②《太平圣惠方》：产后恶血未尽，攻心腹痛。

【方论选录】《医略六书》：产后冲任不调，不能操蓄泄之权，而瘀血内结，故腹痛环脐牵引不宁焉。桃仁破瘀血以开结，当归养冲任以荣经，赤芍破瘀泻血滞，桂心通闭温经脉，芎行血中之气，漆灰化瘀结之血，甘草缓中州以和胃气也。水煎温服，使瘀化结开，则经脉清和，而腹痛无不止，安有牵引环脐之害乎。

【备注】本方方名，《医略六书》引作"桃仁煎"。《太平圣惠方》中有干姜。

桃仁当归汤

【方源】《证治准绳·类方》卷六。

【组成】桃仁（去皮尖）二钱　当归尾（酒洗）　玄胡索各一钱半　川芎　生地黄　赤芍（炒）　吴茱萸　青皮（醋炒）各一钱　牡丹皮八分

【用法】水二盅，加生姜三片，煎八分，食前服。

【主治】疝因瘀血作痛。

桃仁当归汤

【方源】《症因脉治》卷四。

【组成】桃仁 当归 丹皮 郁金 泽兰叶 楂肉 红花 山栀 赤曲 赤芍

【主治】血滞腹痛，不作胀，不饱满，饮水作呃，遇夜更痛，痛于一处，定而不移，脉芤涩或沉细。

桃仁延胡汤

【方源】《古今医彻》卷三。

【组成】桃仁泥十粒 木香 炮姜各五分 炙甘草三分 香附（醋炒） 延胡索（醋煮） 广皮各一钱 钩藤 泽兰各一钱半 砂仁五分

【用法】水煎服。

【主治】心痛素喜食热物者，瘀血停于胃口也。

桃仁红花汤

【方源】《症因脉治》卷二。

【组成】桃仁 红花 苍术 生玄胡 生蒲黄 泽兰 芍药 楂肉 枳壳

【主治】产后恶露不行。

桃仁红花汤

【方源】《痧胀玉衡》卷下。

【组成】桃仁（去皮尖） 红花 苏木各一钱 青皮八分 乌药四分 独活六分 白蒺藜（去刺，捣末）一钱二分

【用法】水二盅，煎七分，微温服。

【主治】痧症血结不散。

桃仁红花汤

【方源】《治疹全书》卷下。

【组成】桃仁 红花 玄胡 川芎 白芍 连翘 丹皮 牛膝 柴胡 黄芩

青皮　银花

【用法】水煎服。

【主治】疹后月事适来适断，寒热往来如疟，日间了了，暮则谵语，妄见妄闻者。

桃仁苦酒汤

【方源】方出《肘后备急方》卷二，名见《外台秘要》卷二。

【组成】桃仁十五枚　苦酒二升　盐一合

【用法】煮取六合，服之。

【主治】伤寒蟨疮。齿无色，舌上白，喜睡眠，愦愦不知痛痒处，或下痢。

桃仁承气汤

【方源】《儒门事亲》卷十二。

【组成】桃仁十二个（去皮尖）　官桂　甘草　芒硝各半两

【用法】上锉，如麻豆大。每服三五钱，水一大盏，煎至七分，去滓温服。

【主治】妇人月事沉滞，数月不行，肌肉不减。

桃仁承气汤

【方源】《伤寒全生集》卷二。

【组成】桃仁　大黄　芒硝　甘草　桂枝　丹皮　枳实

【用法】用水煎至一盅，入大黄一二沸，再下芒硝一沸，热服。取下黑物。

【主治】①《伤寒全生集》：蓄血证。②《明医指掌》：跌仆伤损。

【加减】外有热，加柴胡；在上，加桔梗、苏木；在下，加牛膝；两胁并小腹硬满痛者，加青皮、川芎、归尾、芍药，痛甚加延胡索、红花；血未下，加童便、姜汁少许；若头面身黄者，姜滓绵裹擦之，其黄自退矣。

【备注】方中枳实，《明医指掌》作"枳壳"。

桃仁承气汤

【方源】《正体类要》卷下。

【组成】桃仁　芒硝　甘草各一钱　大黄二钱

【用法】水煎服。

【主治】伤损，血滞于内作痛，或发热、发狂。

桃仁承气汤

【方源】《校注妇人良方》卷七。

【组成】桃仁半两　大黄（炒）二两　甘草二钱　肉桂一钱

【用法】姜水煎，发日五更服。

【主治】妇人瘀血，小腹急痛，大便不利，或谵语口干，漱水不咽，遍身黄色，小便自利；或血结胸中，手不敢近腹，寒热昏迷，其人如狂。

【方论选录】《医略六书》：室女血瘀，冲任结滞小腹，而蓄泄不灵，故腹痛不止，经闭不通焉。桃仁生用破积血以开瘀结，大黄醋煮逐瘀血以通经脉，甘草和中缓胃，官桂通经活血也。水煎温服，使瘀血消化则冲任调和，而月事时下，何腹痛之有哉！

桃仁承气汤

【方源】《仁斋直指附遗方论》卷六。

【组成】桃仁　大黄　桂枝　芒硝　甘草　当归　苏木　红花

【用法】入酒、童便，煎服。

【主治】跌仆损伤，瘀血作腹痛者。

桃仁承气汤

【方源】《证治准绳·幼科》卷六。

【组成】桃仁二十一个（去皮尖，研泥，勿煎）　大黄二钱　官桂　红花各一钱　甘草半钱

【用法】上三味，锉细，水一盏，煎至七分，去滓，入桃仁泥化开，食前服。

【主治】小儿痘后失血，血自大便出者。

桃仁承气汤

【方源】《疹科正传》。

【组成】桃仁　红花　当归　生地　甘草　青皮　白芍　大黄

【用法】水煎服。

【主治】疹后蓄血证。

桃仁承气汤

【方源】《症因脉治》卷一。

【组成】桃仁　大黄　甘草　桂枝　芒硝　枳壳　归尾

【主治】内伤胃脘痛之有死血者。其症日轻夜重，或喞喞作声，得寒则痛，得热暂缓，脉涩结；又治血臌腹胀，下焦蓄血，小腹闷痛，腹胀不减，肚大紫筋，腿足或见血缕，小便反利，大便或黑，脉芤或涩，或见沉数，或见细微，或见沉伏，或见牢实。

桃仁承气汤

【方源】《伤寒大白》卷三。

【组成】桃仁　大黄　枳壳

【主治】蓄血腹痛。

桃仁承气汤

【方源】《灵验良方汇编》卷上。

【组成】桃仁五钱　大黄一两　甘草二钱　肉桂一钱　生姜二片

【用法】水煎服。

【主治】瘀血，小便急痛，大便不利，发热谵语，或血结胸中，痛不可逆。

桃仁洗面方

【方源】《外台秘要》卷三十二引《延年秘录》。

【组成】桃仁五合（去皮）

【用法】上一味，用粳米饭浆水研之令细，以浆水捣取汁，令桃仁尽即休，微温用，洗面时长用，极妙。

【功用】去风，令光润。

桃仁桂心汤

【方源】方出《太平圣惠方》卷六十七，名见《普济方》卷三百一十一。

【组成】桃仁一两（汤浸，去皮尖、双仁）　桂心一两　菴蔄子一两　川大黄一两（锉碎，微炒）　荷叶蒂三七枚

【用法】上为散。每服五钱，以水一大盏，煎至五分，加朴硝一分，搅令匀，空腹分为二服。以利下恶血为度。

【主治】打损瘀血在脏，攻心烦闷。

桃仁雄黄膏

【方源】《医宗金鉴》卷四十九。

【组成】桃仁　雄黄末

【用法】桃仁研膏，合雄黄末，鸡肝切片，蘸药纳户中。其虫一闻肝腥，皆钻肝内唼食，将肝提出，其病即愈。

【主治】阴痒。

桃仁鳖甲汤

【方源】《四圣心源》卷十。

【组成】桃仁三钱　鳖甲三钱　丹皮三钱　丹参三钱　桂枝三钱　甘草二钱

【用法】煎大半杯，温服。

【主治】产后瘀血蓄积，木郁腹痛者。

【加减】内热，加生地；内寒，加干姜。

桃红四物汤

【方源】《医门八法》卷四。

【组成】桃仁一钱（炒，研）　红花一钱　全当归一两（生用）　川芎一钱　生地五钱　乳香二钱　生白芍二钱　怀牛膝三钱

【主治】积乳，吹乳，拓乳。

桃花化浊汤

【方源】《医醇賸义》卷三。

【组成】桃仁二钱　红花五分　牛膝二钱　延胡索一钱　归尾一钱五分　赤芍一钱　丹参二钱　茵陈三钱　泽泻一钱五分　车前二钱　降香五分　血余炭一撮

【功用】通利下焦，兼去瘀。

【主治】女劳瘅，膀胱急，小腹满，身尽黄，额上黑，足下热，大便黑而时溏，此因血瘀不行，积于膀胱少腹。

桃核承气汤

【方源】《伤寒论》。

【异名】桃仁承气汤（《医方类聚》卷五十四引《伤寒括要》）。

【组成】桃仁五十个（去皮尖）　桂枝二两（去皮）　大黄四两　芒硝二两　甘草二两（炙）

【用法】上以水七升，煮取二升半，去滓，纳芒硝，更上火微沸。下火，先食，温服五合，一日三次，当微利。

【功用】《中医方剂学》：破血下瘀。

【主治】下焦蓄血，少腹急结，大便色黑，小便自利，甚则谵语烦渴，其人如狂，至夜发热，及血瘀经闭，痛经，跌打损伤。

①《伤寒论》：太阳病不解，热结膀胱，其人如狂，少腹急结者。②《外台秘要》引《古今录验》：往来寒热，胸胁逆满。③《丹溪心法》：吐血，觉胸中气塞，上吐紫血者。④《柯氏方论》：女子月事不调，先期作痛与经闭不行者。⑤《嵩崖尊生》：牙根出臭汗。⑥《类聚方广义》：痢疾身热，腹中拘急，口干唇燥，舌色殷红，便脓血者；淋家，小便急结，痛连腰腿，茎中疼痛，小便涓涓不通者；打仆疼痛，不能转利。⑦《喉科种福》：刺伤咽喉，肿痛非常，有碍饮食者。

【宜忌】①《外台秘要》引《古今录验》：忌海藻、菘菜。②《中医方剂学》：孕妇忌服。

【方论选录】①《医方考》：桃仁，润物也，能泽肠而滑血；大黄，行药也，能推陈而致新；芒硝，咸物也，能软坚而润燥；甘草，平剂也，能调胃而和中；

桂枝，辛物也，能利血而行滞。又曰：血寒则止，血热则行。桂枝之辛热，君以桃、硝、黄，则入血而助下行之性矣，斯其治方之意乎！②《古方选注》：桃仁承气，治太阳热结解而血复结于少阳枢纽间者，必攻血通阴，乃得阴气上承，大黄、芒硝、甘草本皆入血之品，必主之以桃仁，直达血所，攻其急结，仍佐桂枝泄太阳随经之余热，内外分解，庶血结无留恋之处矣。

桃仁青蒿煎丸

【方源】《圣济总录》卷一百七十七。

【组成】桃仁（汤浸，去皮尖，研）半两　麝香（研）一分　柴胡（去苗）丹砂（研）　紫菀（去苗土）　鳖甲（去裙襕，醋炙）各一两

【用法】上六味，除麝香、丹砂外，并捣罗为末，共研匀，用青蒿汁、童便、生地黄汁各一盏，于银石器内熬汁，入药末一半，慢火再熬，搅得所，余药末尽和匀，杵为丸，如绿豆大。每服五七丸至十丸，空心、食前，煎陈粟米饮送下，一日三次。

【功用】长肌肉，退热。

【主治】小儿十五岁以下，骨蒸热劳，盗汗，体热咳嗽，烦躁发渴。

桃仁承气饮子

【方源】《赤水玄珠》卷十八。

【异名】桃仁承气汤（《寿世保元》卷二）。

【组成】桃仁　桂枝　芒硝　大黄　芍药　柴胡　青皮　当归　甘草　枳实

【用法】以水二盅，加生姜三片煎，临服入苏木煎汁三匙服。

【功用】疏肝行气，通瘀生新。

【主治】蓄血证。热邪传里，热蓄膀胱，其人如狂，小水自利，大便黑，小腹满痛，身目黄，谵语，烦渴，脉沉有力。

桃仁朱砂煎酒

【方源】《太平圣惠方》卷三。

【组成】桃仁二升（汤浸，去皮尖、双仁，麸炒微黄，细锉）　朱砂二两（细研）

【用法】以无灰好清酒三斗，取瓷瓶三只盛酒，逐斗分桃仁、朱砂入瓶内，封头。一依煮酒法度，不拘时候，温饮一小盏。

【功用】益血长肉，除瘦弱，悦颜色。

【主治】肝风，筋脉挛急疼痛。

【宜忌】忌羊血。

破血汤

【方源】《保命歌括》卷三十二。

【组成】桃仁（去皮尖，研）　红花（酒洗）　川芎　香附（童便浸）　青皮各等分

【用法】上㕮咀，水煎服。

【功用】破血行气。

【主治】瘀血所致胁痛。

破血散聚汤

【方源】《丹台玉案》卷五。

【组成】桃仁　红花　归尾　牛膝各一钱　三棱　蓬术各二钱　苏木　木通官桂　青皮　穿山甲各八分

【用法】酒煎，空心服。

【主治】血臌肿胀，坚硬如石，朝宽暮急，脐凸发喘。

逐瘀化痰汤

【方源】《眼科临证笔记》。

【组成】桃仁泥四钱　粉丹皮三钱　当归三钱　川芎二钱　半夏三钱　胆星三钱　青礞石二钱　天竺黄五分　大白三钱　陈皮一钱半　甘草一钱

【用法】水煎服。

【主治】胞轮跳动症。两眼不赤不疼，跳动不安，常觉心乱，目胀头晕。

润肠丸

【方源】《赤水玄珠》卷十五。

【组成】桃仁　麻仁　当归尾　大黄　羌活各五钱　升麻　红花　郁李仁

【用法】上除桃仁、麻仁另研为泥外，余为末，炼蜜为丸，如梧桐子大。每服三五十丸，空心白汤送下。

【主治】脾胃中伏火秘结，及风结、血结。

润燥汤

【方源】《万氏家传点点经》卷一。

【异名】桃杏散、开滞散。

【组成】桃仁　杏仁　大黄各二钱

【用法】共研末。煎一碗，蜜兑服。

【主治】大便不通，小便自利；及酒疾湿毒成淋，气凝血枯，小便不通，小腹作痛，肿结肾囊。

润肠五仁丸

【方源】《医略六书》卷三十。

【组成】桃仁三两　杏仁二两（去皮）　松子仁三两　郁李仁三两　柏子仁三两

【用法】上为末，蜜为丸。每服三钱，米饮送下。

【主治】产后血瘀便秘，脉沉涩滞者。

【方论选录】产后血瘀，气逆不能施化津液而肠胃枯涩，大便燥结不通。桃仁破瘀血以润燥，杏仁降逆气以润肠，松子仁润胃燥以解郁，柏子仁养心神以泽枯，郁李仁润肠散结以宣通也。蜜丸以润之，饮下以和之，使瘀化气平，则津液施化而胃肠无枯涩之虞，何秘结之足患乎？

通圣散

【方源】《普济方》卷二百四十九引《卫生家宝》。

【组成】桃仁六两（去皮尖）　硇砂一两半（去砂石，研）

【用法】上生为末。每服一钱，煎生葱酒调下。一服立止，更不再发。

【主治】小肠气，痛不可忍。

通幽汤

【方源】《脾胃论》卷下。

【组成】桃仁泥　红花各一分　生地黄　熟地黄各五分　当归身　炙甘草　升麻各一钱

【用法】上㕮咀，都作一服。水二大盏，煎至一盏，去滓，食前稍热服之。

【功用】润燥通塞。①《脾胃论》：脾胃初受热中，幽门不通，上冲，吸门不开，噎塞，气不得上下，大便难。②《古今医鉴》：燥热内甚，血液俱耗，以致大便闭结。③《证治准绳·类方》：胀满。

【方论选录】①《医方集解》：此手足阳明药也。当归、二地滋阴以养血，桃仁、红花润燥行血，槟榔下坠而破气滞。加升麻者，天地之道，能升而后能降，清阳不升，则浊阴不降，经所谓地气上为云，天气下为雨也。②《医林纂要》：当归身辛甘而润，滋而能行，可以化湿而为血，调热而顺气，独用其身者，以养血而专治幽门也。升麻甘辛寒，行肝气以达脾胃，而达之膻中，使清气升则浊气自降。槟榔苦涩温，能敛气而降泄之，以燥湿除痰，使下行而达于下极，治二便闭结，里急后重。此与升麻一升一降，皆所以通壅塞。桃仁苦甘辛润，缓肝火，和脾土，去瘀血，生新血，润枯槁。红花辛甘苦，功专润燥行血，去瘀生新。生地黄滋阴血以达于上，以助当归而润幽门之槁；熟地黄坚肾水以守于下，而安下焦命门之火。甘草厚脾土而滋血气、和阴阳也。

通神丸

【方源】《普济方》卷二百五十。

【组成】大桃仁二百个（去皮尖，研，以童子小便一盏半，石器内文武火熬成膏，刮出）　真阿魏三分　干蝎十个（全者，去毒）　真麝香半钱

【用法】上为末，桃仁膏为丸，如梧桐子大。每服二丸，空心酒送下，每日二次。

【功用】去败脓，消膜外肿胀。

【主治】肾气偏坠，疝气肿痛，水流不止，兼肾痈。

通经逐瘀汤

【方源】《医林改错》卷下。

【组成】桃仁八钱（研）　红花四钱　赤芍三钱　山甲四钱（炒）　皂刺六钱　连翘三钱（去心）　地龙三钱（去心）　柴胡一钱　麝香三厘（绢包）

【用法】水煎服。

【功用】活血化瘀，解毒。

【主治】痘形攒簇，蒙头覆釜，周身细碎成片，或夹疹夹斑，浮衣水泡，其色或紫或暗或黑，其症或干呕、烦躁，昼夜不眠，逆形逆症，皆是瘀血凝滞于血管。

【加减】大便干燥，加大黄二钱，便利去之；五六日后，见清浆、白浆，将麝香去之，加黄芪五钱，将山甲、皂刺减半；至七八日后，桃仁、红花亦减半，黄芪可用八钱。此方指四五岁而言，若一二岁，分两可减半；若七八岁，分两可加一半。

【方论选录】《医林改错评注》：方中用连翘、柴胡解毒，麝香、山甲、地龙、皂刺通络，赤芍、桃仁、红花逐瘀。

清热行血汤

【方源】《医宗金鉴》卷四十九。

【组成】桃仁一钱　红花一钱　丹皮　五灵脂　生地各二钱　甘草五分　穿山甲　赤芍各一钱

【用法】水煎服。

【主治】妇人热入血室，经来即断，或下血，头汗出。

清凉退赤丹

【方源】《眼科锦囊》卷四。

【组成】桃仁　杏仁各一钱　白矾五分　食盐三分　铅丹四分

【用法】上为细末，以鸡子白调和，涂眼胞上；或乳汁调匀，亦佳。

【主治】热眼，刺痛焮肿尤剧者。

散瘕汤

【方源】《杂病源流犀烛》卷十一。

【组成】桃仁　枳实　山栀　山楂　泽泻　木通　赤苓

【主治】疝瘕。因阳明受湿热，传入太阳，发热恶寒，小腹闷痛，及小肠膀胱气痛，不得小便者。

滋肠五仁丸

【方源】《杨氏家藏方》卷四。

【异名】五仁丸（《世医得效方》卷六）。

【组成】桃仁　杏仁各一两（麸炒，去皮尖）　柏子仁半两　松子仁半分　郁李仁一钱（麸炒）　陈橘皮四两（别为末）

【用法】上共将五仁别研为膏，令与陈橘皮末同研匀，炼蜜为丸，如梧桐子大。每服三十丸至五十丸，食前米饮送下。要看虚实加减。

【主治】老人及气血不足之人，大肠闭滞，传导艰难。

催生汤

【方源】《万病回春》卷六。

【组成】桃仁（炒，去皮）　赤芍　牡丹皮（净）　白茯苓（去皮）　官桂各一钱

【用法】上锉一剂。水煎，热服。候产母腹痛、腰痛，见胞浆水下者方可服。

【主治】①《万病回春》：难产。②《医略六书》：血实产难，脉紧涩滞者。

【方论选录】《医略六书》：方内桃仁破瘀通经以运胎，官桂温经散寒以缓胎，赤芍破瘀活血以逐胎，赤苓渗湿利营以下胎，丹皮凉血泻热以防上僭也。水煎热服，俾经寒外散，则血瘀顿化而胎孕灵活，产门自开，何致生产艰难，不得顺下哉！

塞耳丸

【方源】《太平圣惠方》卷三十六。

【异名】桃仁膏（《普济方》卷五十四）。

【组成】桃仁一分（汤浸，去皮）　松脂一分　椒目末半分　巴豆七枚（去皮心）

【用法】上药捣炼膏，拈为枣核大，绵裹一丸塞耳中，三日一易之。

【主治】耳聋。

鳖甲桃仁煎丸

【方源】《杂类名方》。

【组成】桃仁五两（汤浸，去皮尖，用水研、滤取三升）　荆三棱二两（煨黄）　鳖甲（九肋者，醋炙黄）三两　木香　槟榔　青橘皮（去瓤，炒）各一两

【用法】上先取桃仁汁，慢火熬至二升，再加好醋一升，再熬如糊，将余药五味细末拌和为丸，如梧桐子大。每服五七十丸，空心淡醋汤送下，每日二次。

【主治】诸积。

癫狂梦醒汤

【方源】《医林改错》卷下。

【组成】桃仁八钱　柴胡三钱　香附二钱　木通三钱　赤芍三钱　半夏二钱　腹皮三钱　青皮二钱　陈皮三钱　桑皮三钱　苏子四钱（研）　甘草五钱

【用法】水煎服。

【主治】癫狂，哭笑不休，詈骂歌唱，不避亲疏，许多恶态。

（二）方名含"桃仁"称谓的方剂

广术香附桃仁丸

【方源】《保命歌括》卷二十七。

【组成】海石　三棱　莪术　香附子（以上俱用醋煮，炒干）　红花　桃仁（去皮尖）　五灵脂各等分

【用法】上为细末，蒸饼为丸，如梧桐子大。每服五十丸，白汤送下。

【主治】腹中积块。

木香桃仁丹

【方源】《幼幼新书》卷三十一引张涣方。

【组成】木香　桃仁（汤浸，去皮尖、双仁，麸炒香熟）　黑狗脊　鹤虱（拣净）各一两　槟榔一分　苦楝根皮半两

【用法】上为细末，攒猪胆汁为丸，如黍米大。每服十粒，点麝香汤下，不拘时候。

【主治】小儿蛔虫攻心，痛不可忍。

四物桃仁汤

【方源】《症因脉治》卷一。

【组成】当归尾　赤芍　川芎　怀生地　桃仁　独活　香附

【主治】内伤腰痛，瘀血停滞。

【加减】有寒者，加桂枝；有热者，加大黄。

加减苏子桃仁汤

【方源】《医宗金鉴》卷八十八。

【组成】苏子三钱　苏木（末）一钱　红花一钱　桃仁（炒）　麦冬　橘红各三钱　赤芍　竹茹　当归（酒洗）各二钱

【用法】水二盅，煎一盅，渣二盅，煎八分，温服。

【主治】瘀血内聚，心经瘀热，大肠干燥者。

加减桃仁承气汤

【方源】《温病条辨》卷三。

【组成】大黄三钱（制）　桃仁三钱（炒）　细生地六钱　丹皮四钱　泽兰二钱　人中白二钱

【用法】水八杯，煮取三杯，先服一杯。候六时，得下黑血，下后神清渴减，止后服。不知，渐进。

【主治】热病经水适至，十数日不解，舌痿饮冷，心烦热，神气忽清忽乱，脉右长左沉，瘀热在里者。

当归桃仁汤

【方源】《伤寒大白》卷二。

【组成】当归　桃仁　红花　丹皮　山楂　泽兰叶

【主治】血蓄上焦发狂者，如狂喜忘，漱水在口，不能下咽，寸脉见芤者。

【加减】倘不应，再加枳壳、大黄，直达大肠。

当归桃仁汤

【方源】《伤寒大白》卷二。

【组成】当归　桃仁

【主治】蓄血。

红花桃仁汤

【方源】《兰室秘藏》卷下。

【组成】黄柏一钱五分　生地黄一钱　泽泻八分　苍术六分　当归梢　汉防己　防风梢　猪苓各五分　麻黄二分　红花半分　桃仁十个

【用法】上锉，如麻子大。水三盏，煎至一盏，去滓，稍热，食前服之。

【功用】补北方，泻中央。

【主治】痔漏经年。因而饱食，筋脉横解，肠游为痔。

红花桃仁汤

【方源】《症因脉治》卷一。

【组成】大黄　枳壳　厚朴　桃仁　红花　赤芍　当归尾

【主治】内伤死血停滞胁肋，胁肋作痛，或左或右，或左右皆痛，或左右攻冲，或时痛时止，或常痛不休，脉两关芤涩。

红花桃仁汤

【方源】《症因脉治》卷一。

【组成】红花　桃仁　当归尾　赤芍　泽兰叶　楂肉　丹皮　山栀

【主治】血分素热，又喜辛辣之物，伤其阴血，停积于中，而成内伤死血胃脘痛，日轻夜重，成唧唧作声，得寒则痛，得热暂缓，脉涩结。

红花桃仁汤

【方源】《症因脉治》卷一。

【组成】红花　桃仁　赤芍　当归尾　秦艽　独活

【主治】瘀血停滞，内伤腰痛，日轻夜重，痛定一处，不能转侧，尺脉芤涩。

红花桃仁汤

【方源】《症因脉治》卷二。

【组成】红花　桃仁　丹皮　楂肉　赤芍　泽兰　归尾　红曲

【主治】外感内伤吐血，血紫成块，胸痛；上焦蓄血，血臌腹胀不减，紫筋血缕在上者。

【加减】大便结，加酒煮大黄；血臌胸痛，加郁金，甚加韭汁；血臌胁痛，加青皮，甚加枳壳。

红花桃仁汤

【方源】《伤寒大白》卷二。

【组成】红花　桃仁　赤芍　当归身

【功用】行血活血。

【主治】蓄血。

【加减】加山楂、香附，以散凝结；加山栀，以散热结；加韭汁，以散寒结。

红花桃仁煎

【方源】《陈素庵妇科补解》卷一。

【组成】红花　当归　桃仁　香附　延胡索　赤芍　川芎　乳香　丹参　青皮　生地

【功用】行血顺气。

【主治】妇人月水不通，瘀血凝滞，日久不治，则成癥瘕，有热结下焦而经闭者，有寒袭胞门而经闭者，此症必时时作痛，或少腹板急。

【加减】热，加酒炒大黄；寒，加肉桂、熟艾。

【方论选录】是方红花、桃仁、青皮、延胡索、乳香皆行血；而四物养血，改生地、赤芍凉血破血；丹参去旧血生新血，必用香附佐之者，以行三焦也。

羌活桃仁汤

【方源】《观聚方要补》卷四引《吕氏经验方》。

【组成】羌活　桃仁　红花　牛膝　玄胡索　大黄各等分

【用法】水二盏，葱一根，煎服。

【主治】坠堕闪挫，气血凝滞，攻刺腰痛。

细辛桃仁汤

【方源】《圣济总录》卷四十一。

【组成】细辛（去苗叶）　桃仁（汤浸，去皮尖、双仁）各二两　山茱萸一两　柏子仁二两　桂（去粗皮）　甘草（炙）各一两　防风（去叉）　白茯苓（去黑皮）各二两

【用法】上为粗末。每服三钱匕，水一盏半，加大枣三枚（擘破），同煎至一盏，去滓，空心、食前温服，一日三次。

【主治】肝经不足，风寒乘之，气留胸中，筑塞不通，胁满筋急，不得太息。

经验羌活桃仁汤

【方源】《保命歌括》卷十三。

【异名】羌活桃仁汤（《寿世保元》卷九）。

【组成】玄胡索　桃仁（去皮尖）　杜仲（炒）　红花　牛膝　破故纸（炒）苍术（炒）　归尾　羌活　官桂　小茴香（炒）各等分

【用法】水一盏，酒半盏，煎八分，调乳香末少许同服。

【主治】坠堕挫闪，气血凝滞，攻刺腰痛。

香附桃仁丸

【方源】《保命歌括》卷二十七。

【组成】香附子（醋煮）四两　桃仁（去皮尖）一两　海石（醋煮）二两
白术一两

【用法】上为细末，神曲为丸。白汤送下。

【主治】妇人血块如盘，有孕，难服峻药。

桂枝桃仁汤

【方源】《鸡峰普济方》卷十七。

【组成】桂枝　赤芍各三两　熟干地黄二两　桃仁　甘草各一两

【用法】上为粗末。每服五钱，水二盏，加生姜三片、大枣一枚，煎至一
盏，去滓，食前温服。

【主治】妇人月经不行，腹痛较甚，或脐下有积块者。

桂枝桃仁汤

【方源】《万氏女科》卷一。

【组成】桂枝　槟榔各一钱五分　白芍　生地　枳壳各一钱　桃仁二十五粒
炙草五分

【用法】加生姜、大枣为引。更宜常服四制香附丸。

【主治】肠覃。因经行之时，寒气自肛门而入客大肠，以致经血凝涩，月信
虽行而血却少，其腹渐大，如孕子状。

桂枝丹皮桃仁汤

【方源】《四圣心源》卷十。

【组成】桂枝三钱　芍药三钱　丹皮三钱　桃仁二钱　茯苓三钱　丹参三钱

【用法】水煎大半杯，温服。

【主治】经血凝滞闭结。

【加减】上热，加黄芩；中寒，加干姜；中气不足，加人参；血块坚硬，加
鳖甲、䗪虫；脾郁，加砂仁。

桂枝当归桃仁汤

【方源】《医学摘粹》。

【组成】桂枝三钱 芍药三钱 当归三钱 桃仁三钱 甘草二钱 茯苓三钱
川芎三钱 红花三钱

【用法】水煎大半杯,温服。

【主治】妇人经脉闭结,经血凝滞而不行。

【加减】上热,加黄芩;中寒,加干姜;中气不足,加人参;血块坚硬,加
鳖甲、䗪虫;脾郁,加砂仁。

桃仁丸

【方源】《宣明论方》卷三。

【组成】草乌头(生用) 五灵脂三两 桃仁(取霜)一两

【用法】上为末,酒糊为丸,如梧桐子大,以青黛为衣。每服五丸,嚼胡桃
仁以温酒送下。

【主治】一切风毒,遍身疼痛,四肢拘急。

【备注】方中草乌头用量原缺。

桃仁汤

【方源】方出《备急千金要方》卷二十五,名见《张氏医通》卷十四。

【组成】荆芥半分 䗪虫三十枚 大黄 川芎各三两 蒲黄五两 当归 桂
心 甘草各二两 桃仁三十枚

【用法】上㕮咀,以水一斗,煮取三升,分三服。

【主治】腹中瘀血,痛在腹中不出,满痛短气,大小便不通。

【方论选录】《千金方衍义》:破瘀诸汤莫如桃仁承气、抵当、下瘀血三方,
最为吃紧。此于桃核承气采用其四,抵当汤中采用其二,下瘀血汤全用其三。既
有䗪虫,可无藉于虻、蛭,既非坚积,可无取于芒硝,加荆芥、川芎、蒲黄、当
归,缓散其血,以和上药之迅也。

桃仁汤

【方源】《全生指迷方》卷四。

【异名】桃仁散(《医略六书》卷三十)。

【组成】苏木 地黄 桃仁(去皮尖,炒)各半两 虻虫(去头足翅,炒)

水蛭（炒）各三十枚

【用法】上为散。每服五钱，水二盏，煎至一盏，去滓温服。恶露行即住服。

【功用】逐瘀血。

【主治】恶露顿绝，或渐少，腰重痛，下注两股，刺痛如锥刀刺，留血于经络，不即通之，大有痛处，必作痈肿。

【方论选录】《医略六书》：产后瘀血不化，遏热于经，而经脉不利，故腰痛不止焉。桃仁破瘀润燥，生地凉血退热，苏木疏经气以破血，虻虫破瘀血以通经，水蛭攻瘀积以流走经络也。水煎温服，使瘀血消化，则遏热自解，而经脉清和，何腰痛之不止哉！

桃仁汤

【方源】《朱氏集验方》卷十一。

【组成】木馒头（切碎，用葱炒） 桃仁（盐炒）各等分

【用法】上为细末。每服二钱，温酒下。

【主治】小儿吊疝。

桃仁汤

【方源】《普济方》卷三百八十八。

【组成】茴香 紫苏 槟榔各一两 木通 当归 人参 巴戟（去心） 赤茯苓各三钱 桃仁（炒，去皮）半两

【用法】上㕮咀，每服一钱，水半盏，煎三分，去滓，食前服。

【主治】小儿气淋，水道不通，余沥疼痛。

桃仁汤

【方源】《竹林女科》卷一。

【组成】当归尾 赤芍 生地黄 香附（童便制） 牡丹皮 红花 玄胡索 桃仁（另捣如泥，冲服）

【用法】水煎，临服时入桃仁泥，空心服。

【主治】经来腰腹痛，而气滞血实者。

【加减】形瘦有火，加黄芩、黄连；形肥多痰，加枳壳、苍术、半夏。

桃仁散

【方源】方出《太平圣惠方》卷五十，名见《普济方》卷二百零五。

【组成】桑根白皮一两（锉） 桃仁一两（汤浸，去皮尖、双仁，麸炒微黄）
木香半两

【用法】上为散。每服三钱，以水一中盏，加生姜半分，煎至六分，去滓，
稍热服，不拘时候。

【主治】膈气，心胸妨闷，常欲呕吐，汤水不下。

桃仁散

【方源】《普济方》卷三百一十二引《圣济总录》。

【组成】好大黄二两 桃仁三十枚（去皮尖及双仁）

【用法】上捣，以水五升，煮取三升，分为三服。去血后，作地黄酒服，随
能服多少，或用酒一碗煎，去滓服之。

【主治】从高坠下伤内，血在腹聚不出。

【宜忌】血过百日，或微坚者，不可复下之，虚极杀人也。

桃仁散

【方源】《杨氏家藏方》卷八。

【组成】白茯苓（去皮） 五灵脂（去沙土） 马兜铃各半两 杏仁三十枚
（去皮尖，蛤粉炒） 桃仁二十枚（去皮尖，蛤粉炒）

【用法】上为细末。每服二钱，水一盏半，加萝卜三片，同煎至一盏，去
滓，加黄蜡一块，如皂子大，再煎候蜡熔，食后、临卧通口服。

【主治】远年一切肺疾，咯吐脓血，渐成劳证。

桃仁散

【方源】《杨氏家藏方》卷十六。

【异名】杜牛膝散（《世医得效方》卷十五）、桃花散（《普济方》卷
三百三十三）。

【组成】红花　当归（洗，焙）　杜牛膝　桃仁（焙）各等分

【用法】上为细末。每服三钱，空心、食前温酒调下。

【主治】妇人、室女血闭不通，五心烦热。

桃仁散

【方源】《御药院方》卷八。

【组成】荆芥半两　大黄（生用）　蒲黄各二两　川芎　桂　木通　当归各一两　桃仁四十枚（汤浸，去皮尖，麸炒）

【用法】上为细末。每服二钱，用温酒调下，不拘时候。微利为度。

【主治】被压笮损，瘀血在腹中，疼痛不散，心胸短气，大小便不通。

桃仁煎

【方源】《仁斋直指方论》卷九。

【组成】大川椒（出汗）　生犀角　当归　续断各一两　桃仁（去皮，炒）鳖甲（醋炙黄）各一两半　蛤蚧一对（去头足，洗，酥炙）　木香　白矾（煅）猪牙皂角各半两　安息香　苏合香　雄黄各一分　麝香一钱

【用法】上为末，炼蜜为丸，如梧桐子大。每服二十丸，米饮送下；或用正川椒泡汤送下。

【主治】劳疰传尸，骨蒸倦弱。

桃仁大黄汤

【方源】《外台秘要》卷七引《崔氏方》。

【组成】鬼箭羽二两　桃仁六十枚（去皮尖）　芍药四两　鬼臼二两（削去皮）　橘皮一两　当归二两　生姜五两　桂心二两　柴胡一两　朱砂二两（研，汤成下）　麝香一分（研，汤成下）　朴硝二两（研，汤成下）　大黄三两（别浸）

【用法】上切，以水九升，急火煮取三升，温分三服，如人行相去六七里服。但得快利三四行，必愈。

【主治】心腹痛不可忍，似疰病者；或暴得恶疰，搅刺欲死。

桃仁大黄汤

【方源】《诚书》卷十五。

【组成】大黄　朴硝各五分　丹皮　瓜蒌仁　桃仁（去皮尖）各一钱

【用法】水煎服。

【主治】肠痈未成脓，肿痛溲闭，坚硬。

桃仁四物汤

【方源】《万氏女科》卷一。

【组成】归尾　川芎　赤芍　丹皮　香附　玄胡索各一钱　生地　红花各五分　桃仁二十五粒

【用法】水煎服。

【主治】经水将行，腰胀腹痛者，此气滞血实也。

【加减】瘦人责其有火，加黄连（炒）、黄芩（炒）各一钱；肥人责其有痰，加枳壳、苍术各一钱。

桃仁苏木汤

【方源】《普济方》卷三百四十六引《指南方》。

【组成】地黄　芍药各三两　当归　川芎　苏木　桃仁一百个（去皮尖）水蛭七个

【用法】上为粗末。每服五钱，水二盏，煎至一盏，去滓温服。

【主治】恶露正行或绝，忽尔腰痛。

桃仁承气汤

【方源】《普济方》卷一百三十四引《德生堂方》。

【组成】枳实一钱　厚朴二钱　桃仁二十四个（去皮尖，切碎）　大黄三钱（另研下）

【用法】上㕮咀，如法修制，作一服。水一盏半，煎取一盏，却下大黄末，每二三沸，去滓温服。大便内下黑白血粪为愈。此下之重剂。

【主治】伤寒鼻口出血，及大便秘结，小便黑赤如血，此小腹中有瘀血故也。

桃仁承气汤

【方源】《瘟疫论》卷上。

【组成】大黄四钱　芒硝二钱　桃仁十八粒　当归二钱　芍药二钱　丹皮二钱

【用法】水煎服。

【主治】蓄血证。

桃仁恒山丸

【方源】《鸡峰普济方》卷十四。

【组成】恒山　桃仁　黄芪各一两　香豉一合

【用法】上为细末，炼蜜为丸，如梧桐子大。每至发日，空心煎桃仁汤下十丸，于发时再一服。

【主治】瘴疟，发作不定，但热不寒。

桃仁滑石汤

【方源】《不居集》下集卷十一。

【组成】栀子　丹皮　归尾　赤芍　五灵脂　滑石　桃仁

【功用】去瘀消癥。

【主治】积瘀。

柴胡桃仁汤

【方源】《医学摘粹》。

【组成】柴胡三钱　桃仁三钱　石膏三钱　骨碎补三钱

【用法】水煎半杯，热服，徐咽。

【主治】虫牙。

黄连香附桃仁丸

【方源】《保命歌括》卷二十七。

【组成】黄连（一半用吴茱萸半两同炒，去茱萸；一半用益智仁同炒，去益智）一两半　莱菔子（炒）一两半　台芎　山栀仁　三棱　莪术（二味醋煮）麦芽（炒）　神曲（炒）　桃仁（去皮尖）各五钱　香附子（童便浸，焙干）　山楂肉各一两

【用法】上为细末，蒸饼为丸，如梧桐子大。每服五十丸，以姜汤送下。

【主治】小儿食积、痰饮、血块在两胁动作，雷鸣，嘈杂，眩运，身热。

粳米桃仁粥

【方源】《太平圣惠方》卷九十六。

【组成】粳米二合　桃仁一两（去皮尖、双仁，研）

【用法】以桃仁和米煮粥。空腹食之。

【主治】上气咳嗽，胸膈伤痛，气喘。

橘皮桃仁丸

【方源】《鸡峰普济方》卷九。

【组成】雷丸　狼牙刺　陈橘皮　贯众　桃仁　芜荑　青葙子　蜀漆　桃白皮　吴茱萸根各一两　白僵蚕三十七个　乱发灰三分

【用法】上为细末，炼蜜为丸，如梧桐子大。每服三十丸，空心粥饮送下。以虫下为度。

【主治】劳热伤心，有长虫长一尺，贯周心为病，令人心痛。

第七节　桃仁的化学成分与现代药理作用研究

　　桃仁在历代医药典籍中记载丰富，广泛应用于养生、保健与治疗多个方面。随着现代分子生物学与药物化学等技术在中药研究领域的应用，桃仁的主要化学成分逐渐被发现并明确，其药理作用也逐渐被人们所认可与重视。此节将对桃仁的化学成分及其现代药理作用的研究进展进行爬梳，明晰桃类药物药效作用的物质基础。

一、桃仁的化学成分研究

桃仁是中医活血化瘀常用的一种中药，其主要的活性成分包括苷类、脂肪油类、蛋白质、氨基酸、挥发油、甾醇及其糖苷、黄酮及其糖苷、微量元素等。

其一，苷类。包含苦杏仁苷（3.5%）、甲基 –α–D– 呋喃果糖苷，甲基 –β–D– 吡喃葡萄糖苷、野樱苷[1]。

其二，脂肪油类。含有高级脂肪酸的三甘油酯（50%）、甘油酯质或可溶性甘油磷脂。颜永刚等研究发现，桃仁具体包含88.6%～92.1%的三酸甘油酯、2.2%～2.3%的1–二脂酸基甘油醇、0.8%～1.7%的游离脂肪酸、1.0%～1.6%的甾醇酯、0.9%～1.6%的1，3–二脂酸基甘油醇、0.31%～1%的单脂酰基甘油醇的中性脂质体，还包括43.7%～44.7%的磷脂酰胆碱、35.5%～37.4%的磷脂酰乙醇胺、17.1%～19.9%的磷脂酰丝氨酸等成分[2]。

其三，蛋白质与氨基酸。桃仁含 PR–A、PR–B 等多种蛋白质，总计分子量为2.13万的白色蛋白[3]。桃仁具体含有天冬氨酸、苏氨酸、丝氨酸、谷氨酸、脯氨酸、羟脯氨酸、甘氨酸、丙氨酸、胱氨酸、缬氨酸、蛋氨酸、异亮氨酸、亮氨酸、酪氨酸、苯丙氨酸、鸟氨酸、赖氨酸、组氨酸、精氨酸等氨基酸成分[4]。

其四，挥发油。包含苯甲醛、醋酸乙酯、3–甲 –2– 戊酮、1– 羟甲基肼、1– 甲基 –1– 丙基肼等成分[5]。

其五，甾醇及其糖苷。杨晓静等采用气相色谱和气相色谱 – 质谱联用技术确定了桃仁甾醇中含有豆甾醇乙酸酯、菜油甾醇乙酸酯、β– 谷甾醇乙酸酯、麦

［1］森重英明，伊田喜光，庄司顺三. 桃仁の成分研究［J］. 生药学杂志，1983，37（1）：46.

［2］颜永刚，雷国莲，刘静. 中药桃仁的研究概况［J］. 时珍国医国药，2011，22（9）：2262–2264.

［3］王仁芳，范令刚，高文远. 桃仁化学成分与药理活性研究进展［J］. 现代药物与临床，2010，25（6）：426–429.

［4］张玲，李宝国. 桃仁和苦杏仁营养成分比较［J］. 食品科学，1994（4）：41.

［5］颜永刚，雷国莲，刘静. 中药桃仁的研究概况［J］. 时珍国医国药，2011，22（9）：2262–2264.

角烷甾醇乙酸酯等化学成分[1]。有关报道表明，桃仁甾醇类成分还有 β– 谷甾醇、4α– 甲基豆甾二烯 –7-2-24（28）–3β– 醇、24– 次甲基阿尔延醇、豆甾二烯 –7，2–24（28）–3 β– 醇等；菜油甾醇，菜油甾醇 –3–O–β–D– 吡喃葡萄糖苷，菜油甾醇 –3–O–β–D（6–O– 油酰）– 吡喃葡萄糖苷，菜油甾醇 –3–O–β–D（6–O– 棕榈酰）– 吡喃葡萄糖苷，7– 去氢燕麦甾醇，β– 谷甾醇 –3–O–β–D– 吡喃葡萄糖苷，β– 谷甾醇 –3–O–β–D（6–O 棕榈酰）– 吡喃葡萄糖苷，β– 谷甾醇 –3–O–β–D（6–O– 油酰）– 吡喃葡萄糖苷等[2]。

其六，黄酮及其糖苷。含有槲皮素、槲皮素葡萄糖苷、山奈酚及其葡萄糖苷、洋李苷、（＋）– 儿茶酚、二氢山萘酚等[3]。

其七，其他成分。除上述主要化学成分，桃仁还含有蔗糖和葡萄糖，钾、钙、镁、铁、钠、锌、铜、锰等微量元素，乳糖酸，绿原酸，香豆酰奎宁酸，3– 阿魏酰奎宁酸，3– 咖啡酰奎宁酸，尿囊素酶，24– 亚甲基环木菠萝烷醇，柠檬甾二烯醇等。

二、桃仁的现代药理作用研究

一是对心血管的保护作用。桃仁有扩张血管、减少血管阻力、增加血流量、降低血浆黏度、改善微循环的作用。裴瑾等通过实验观察得出桃仁油能明显降低寒凝血瘀证大鼠全血黏度、血浆黏度，降低红细胞压积及纤维蛋白原，明显扩大正常小鼠耳廓微动脉、微静脉口径，增加毛细血管开放量，证明桃仁油可显著改善动物的血液流变学及耳廓微循环[4]。汪宁等报道，将桃仁的水提酒沉制剂，pH中性，剂量为 20 mg/kg，直接注射入股动脉，记录给药后 10 分钟内血流量的变化，计算得出，血流量（峰值）增加234%、10 分钟血流量增加30.1%、血管阻力减少65.4%，并将同剂量生理盐水动脉注射作为对照组，两者有显著区别，实

[1] 杨晓静，李和. 桃仁油不皂化物与脂肪酸成分的分离与分析 [J]. 农业与技术，2005（1）：84–87.

[2] 颜永刚，雷国莲，刘静. 中药桃仁的研究概况 [J]. 时珍国医国药，2011，22（9）：2262–2264.

[3] 林小明. 桃仁化学成分和药理作用研究进展 [J]. 蛇志，2007（2）：130–132.

[4] 裴瑾，颜永刚，万德光. 桃仁油对动物血液流变学及微循环的影响 [J]. 中成药，2011，33（4）：587–589.

验结果表明桃仁提取物具有增加血流量及减少血管阻力的作用[1]。徐列明等通过观察桃仁提取物治疗肝炎后肝硬化 54 例的临床 B 超和实验检查发现，桃仁提取物对改善肝脏微循环、提高肝脏血流量和肝组织胶原酶活性、降低门静脉压力有一定作用[2]。

二是抑制血小板凝集作用。桃仁能提高血小板中 cAMP 水平，抑制血小板聚集，抗血液凝固。赵润芝用延安山桃仁煎剂给动物灌胃 7～8 天，实验结果表明，桃仁药剂具有抗血凝作用，表现为出血时间、血浆复钙时间均显著延长，凝血时间、凝血酶原时间也都显著延长，血块回缩由回缩完全变成无回缩[3]。桃仁活性成分甘油三酯具有抗凝血作用，其凝血时间延长率为 37.0%[4]。王雅君等通过桃仁注射液小鼠体内、外给药，分别测定凝血酶和 ADP 诱导血小板聚集率，表明其对血小板凝聚有明显抑制作用，强度随着桃仁剂量的增加而增强；并对成年健康受验者和心血管疾病患者体外给药，经凝血诱导血小板凝聚率测定表明，无论是血小板集聚正常的人还是血小板集采升高的人，桃仁抗血小板凝聚作用明显[5]。

三是有兴奋收缩子宫的作用。刘娟等通过动物实验表明，桃仁水提取物对小鼠离体子宫肌有兴奋作用，当桃仁液浓度为 9.901 mg/mL 时，离体子宫兴奋作用最强，子宫肌活动力最为明显；实验还证明，桃仁对小鼠离体子宫的兴奋作用与兴奋组织胺受体 H_1、M 受体、肾上腺素 -α 受体有关[6]。桃仁醇提取物对豚鼠的子宫有收缩作用，对产后子宫给药 20 分钟后，可引起明显的间歇收缩，有时仅

［1］汪宁，刘青云，彭代银.桃仁活血化瘀作用的研究进展［J］.安徽中医学院学报，2002，21（3）：63.

［2］徐列明，朱剑亮，刘成.桃仁提取物合虫草菌丝对肝炎后肝硬化肝窦毛细血管化的逆转作用观察［J］.中国中西医结合杂志，1994（6）：362-363.

［3］赵润芝.桃仁药理作用与临床应用研究进展［J］.延安大学学报（自然科学版），1984（1）：76-81.

［4］赵强，李莹，孔令升.桃仁化学成分及药理作用研究进展［J］.天水师范学院学报，2008（2）：56-59.

［5］王雅君，刘宏鸣，李吉.桃仁抑制血小板聚集作用的研究［J］.上海医药，1998（3）：27-28.

［6］刘娟，王天益，郑动才.桃仁及其复方合剂对小白鼠子宫作用的机理研究［J］.四川畜牧兽医学院学报，1999（3）：1-6.

稍增加收缩振幅而收缩间歇变短。桃仁对假孕大鼠的卵巢、子宫内分泌功能有明显影响，它能增加子宫静脉中地诺前列素（$PGF_{2\alpha}$）的含量，降低卵巢对 HCG 的结合能力，减轻子宫重量[1]。

四是抗炎、抗氧化性的作用。桃仁对早期炎症有较强的治疗效果，能抗角叉菜胶足跖肿，抑制肉芽形成，降低毛细血管的通透性。桃仁所含的苦杏仁苷有抗炎作用，且以口服抗炎效果最好[2]。桃仁水煎液有强抗炎作用，经过透析、离心、凝胶过滤、冷冻干燥得到的两种蛋白质 PR-A、PR-B 的粉末，在角叉菜胶足跖浮肿抗炎实验中，静脉给药 2.5 mg/kg，两种蛋白质分别显示 36.8%、49.9% 的抗炎活性，而口服吲哚美辛 4 mg/kg，显示 26.3% 的抗炎活性[3]。王亮通过实验表明，桃仁多糖具有抗氧化性的能力，对羟基自由基（·OH）和超氧阴离子自由基（·O_2^-）有抑制作用，且在同等桃仁多糖溶液浓度下对·O_2^- 的清除率要明显高于对·OH 的清除率[4]。方美善等通过动物实验表明，桃仁乙醇提取物能提高痴呆模型小鼠脑组织 SOD、GSH-Px 活性，降低痴呆模型小鼠脑组织 MDA 含量，具有清除氧自由基和抗氧化的功能，达到对痴呆小鼠脑组织氧化损伤改善和保护作用[5]。

五是抗过敏、抗肿瘤作用。桃仁有抑制过敏反应抗体产生及抗体形成细胞产生，与抑制同种被动皮肤过敏反应的作用，对由恶唑酮引起的接触性皮炎也有明显的抑制作用。有报道表明，桃仁水提取物有明显抑制抗体的作用，其作用强度，每日生药 100 mg/kg，相当于免疫抑制剂依米兰每日 5～10 mg/kg。有动物实验研究表明，桃仁水提取物能抑制小鼠血清中的皮肤过敏抗体及鼹鼠脾溶血性

［1］GE RENYONG, ZHOU CHUHUA, SHE YUNCHU. Influence of stigma croci and semen persicae on function of ovary-uterus in pseudopregnant rats［J］.Journal of traditional Chinese Medicine，1983，3（1）：23-26.

［2］庄司顺三.桃仁的化学、药理和生物化学［J］.国外医学（中医中药分册），1987（4）：31-36.

［3］张秋海，欧兴长.桃仁的研究进展［J］.基层中药杂志，1993（3）：42-45.

［4］王亮.桃仁多糖对·OH 及·O_2^- 的清除研究［J］.大连民族学院学报，2009，11（1）：96.

［5］方美善，张红英.桃仁提取物对痴呆模型小鼠脑组织 SOD，GSH-Px 活性和 MDA 含量的影响［J］.中国实验方剂学杂志，2012，18（16）：236-238.

细胞的产生，其乙醇提取物口服能抑制小鼠含有皮肤过敏性抗体的抗血清引起的被动皮肤过敏反应（PCA 反应）的色素渗出量[1]。此外，桃仁有一定的抗肿瘤作用，初步认为苦杏仁苷对肝瘤细胞有一定的选择性，苦杏仁苷的水解产物氢氰酸和苯甲醛对癌细胞有协同破坏作用；苦杏仁苷能帮助体内胰蛋白酶消化癌细胞的透明样黏蛋白被膜，使体内白细胞更易接近癌细胞，并吞噬癌细胞。运晨霞等通过实验研究炒桃仁总蛋白（PSP）对 S180 肉瘤小鼠的 T 淋巴细胞亚群及肿瘤细胞凋亡的影响，实验结果表明，经 PSP 治疗可有效调节 CD^{4+}/CD^{8+} 细胞的失衡状态，恢复机体正常的免疫状态，证明 PSP 具有抗肿瘤的作用[2]。

六是润燥滑肠作用。桃仁对肠管有收缩作用，但其缓下作用并不是通过促进肠道蠕动以加速排便，而是由于桃仁中含有 45% 的脂肪油，有润肠之效，提高肠内容物黏膜的润滑性而易于排便[3]。

七是抗肝纤维化、损伤的作用。桃仁提取物抗四氯化碳（CCl_4）所致大鼠肝纤维化作用明显，其通过促进 I、III、IV、VI 型肝内胶原和纤维连接蛋白的降解，显著减少了纤维肝内的纤维间隔，使肝组织结构修复、肝纤维化发生逆转。桃仁提取物对肝硬化及肝纤维化有良好的治疗作用。此外，桃仁提取物对肝损伤也有保护作用。许贞爱等通过动物实验发现，桃仁乙醇提取物可降低 CCl_4 和乙醇诱导急性肝损伤小鼠血清中 ALT、AST 活性，可降低肝匀浆中 AST、ALT 活性，降低肝重指数，提高肝匀浆中 SOD 活性和 GSH 含量，降低 MDA 含量，表明桃仁乙醇提取物对急性肝损伤有一定的保护作用，其机制可能与抗脂质过氧化作用有关[4]。

八是镇痛、镇静、镇咳作用。桃仁的甲醇提取物作扭体法试验有强的镇痛作用，其镇痛作用强度为氨基比林的 50%；但从这部分得到的苦杏仁苷只有弱的活性（80 mg/kg），而其所含的两种蛋白质（PR-A、PR-B）10 mg/kg 静脉给药

［1］颜永刚，雷国连，刘静. 中药桃仁的研究概况［J］. 时珍国医国药，2011，22（9）：2262-2264.

［2］许惠玉，运晨霞，王雅贤. 桃仁总蛋白对荷瘤鼠 T 淋巴细胞亚群及细胞凋亡的影响［J］. 齐齐哈尔医学院学报，2004（5）：485-487.

［3］林小明. 桃仁化学成分和药理作用研究进展［J］. 蛇志，2007（2）：130-132.

［4］许贞爱，张红英，朴惠顺. 桃仁提取物对小鼠急性肝损伤的保护作用［J］. 中国医院药学杂志，2011，31（2）：120-123.

与口服吲哚美辛（1 mg/kg）的镇痛强度相当。所含苦杏仁苷对实验性炎症有显著的抗炎镇痛作用。苦杏仁苷的水解产物氢氰酸和苯甲醛对癌细胞有协同破坏作用，它们的进一步代谢产物分别对改善肿瘤病人的贫血及缓和肿瘤病人的疼痛等有一定的作用。桃仁苦杏仁苷在酶的作用下分离出的氢氰酸对呼吸中枢呈镇静作用，因此有镇咳的功效[1]。

总之，桃仁富含苷类、脂肪油类、蛋白质、氨基酸、挥发油、甾醇及其糖苷、黄酮及其糖苷等活性成分，呈现出丰富的药理作用和药用功能。对比传统中医对桃仁性味功用认识与现代药理研究成果不难发现，二者在治疗某些疾病的认识上是一致的。例如，桃仁具有活血祛瘀功效，与桃仁能够扩张血管、增加血流量、改善微循环、抗血栓与镇痛的药理作用相关；桃仁的润肠通便功效，与桃仁富含脂肪油，能够提高肠内容物黏膜的润滑性有关系；桃仁具有止咳平喘功效，与桃仁含有苦杏仁苷，可以镇静止咳有一定的联系。可见古代医家对桃仁的功用认识与现代活性成分研究成果的契合度是较高的。这体现了传统中医的特色，即通过古代医者千百年医疗实践的锤炼，呈现出中医药防治疾病所具有的真正效能。中医药的有效性是发现药效物质基础的前提，其有效性评价不仅可以为中医药基础研究提供研究方向，提高资源的利用水平，还能够加速中医药走向世界的进程。

综上，本章系统地考察了桃仁的品种、质量与入药药效关系，炮制对桃仁功用的影响；并基于历代医学文献记载，对桃仁的药性、功效主治及用药沿革的认识演变过程进行归纳和总结。多数医家认为桃仁"味苦、甘，平"，兼有"味辛""性温""性寒"的观点，桃仁入心包经、肝经、大肠经、肺经，是"沉降"的药物。《要药分剂·泻剂下》揭示了桃仁药性、功效主治的医理关系："桃仁味苦能泻血热，体润能滋肠燥。若连皮研碎多用，走肝经，主破蓄血，逐月水，及遍身疼痛，四肢木痹，左半身不遂，左足痛甚者，以其疏经活血行血，有去瘀生新之功；若去皮捣烂少用，入大肠，治血枯便闭，血燥便难，以其濡润凉血和血，有开结通滞之功。"表明桃仁具有通经导瘀、和血调经之效，善行血滞、祛瘀力强的特点，主治跌打损伤、瘀血肿痛，妇科瘀血证之月经不调、行经腹痛、

---

［1］梅全喜.现代中药药理与临床应用手册［M］.3 版.北京：中国中医药出版社，2016：682.

经闭癥瘕，产后诸瘀诸痛，蓄血发狂，咳嗽气喘及肺痈、肠痈等。桃仁内富含油脂，具有润燥滑肠作用，是以对于津枯血虚、大肠失润、大便秘结者，亦为常用之品。

在方剂上，利用计算机数理统计、关联规则和网络图谱等发现技术，数据挖掘并分析出桃仁2264首古方配伍使用药物668种，治疗病证819种，涉及内、外、妇、儿、五官、时气等各科。桃仁方剂对血结、血秘、血瘀、血燥、留血、畜血、血痛、血瘕、血聚积滞不行，或产妇恶露留难、心腹胀痛，或跌仆伤损、心腹瘀滞，或伤寒太阳随经瘀热在里、血蓄成狂，偶感寒热邪气"等的治疗具有突出作用。尤其是在妇产科上的应用，对于妇人血风劳气，风虚劳冷，风邪惊悸，虚损补益，崩中漏下，月水不调，带下，阴痒，血瘕痛，积聚，无子，妊娠咳嗽，妊娠堕胎，半产，产后身热、产后血闭、产后阴肿、产后秘塞等诸疾，可谓是"女性要药"！

运用数据挖掘技术分析得出，方剂中"桃仁－当归"为核心药对，"桃仁－当归－红花－川芎－赤芍－甘草"为核心药组，对治疗妇人血凝气滞、月经不调、经期诸痛、腰腹痛、蓄血等瘀血痛证、妇科病种具有较大优势。另外，现代药理研究发现，桃仁的活性成分具有降低全血黏度、血浆黏度，减少血管阻力，增加血流量，改善血液流变与微循环，抗凝血、抑制血小板聚集及镇痛的作用，契合桃仁活血祛瘀的功效之意，展现出传统中药有效性的优势和特色。

第四章　桃类其他药物的药用史考略

桃树一身皆是宝，除桃仁是中医常用药材外，《本草纲目·果部第二·果之一》还记载了桃实、桃毛、桃枭、桃花、桃叶、桃枝、桃茎白皮、桃胶及桃木制品如桃符、桃橛，以及桃的附属物桃寄生、桃蠹虫等，都有养生保健或药用价值。本章将对我国古代医药文献中有关桃类药物（除桃仁外）的记载进行全面系统的爬梳，明晰桃类药物的药性、功效主治的认识演变过程，分析方剂应用治疗病种。

第一节　桃子的古代医药文献记载

桃子，也称桃（《黄帝内经》）或桃实（《名医别录》），是蔷薇科植物桃 Prunus persica（L.）Batsch 或山桃 Prunus davidiana（Carr.）Franch. 的鲜果或果脯。桃实的性状是核果近球形，有沟，表面有短绒毛。其果肉多汁，呈白色、粉红色或黄色，离核或黏核。桃是五果之一，不仅色香味美多汁，而且具有保健与药用价值。桃子作为药物在《灵枢·五音五味》中有记载："果桃，手太阴，脏肺，色白，味辛，时秋。"这是较早对桃子药性的描述。南北朝时期的本草著作《名医别录·下品·桃核》载桃，曰："味酸，多食令人有热，生太山。"这是较早对桃子的性味、禁忌及产地的说明，后世医家在此基础上对桃子的药用认识进一步发展完善。下文将系统搜集整理医药文献中桃的记载内容，考证桃子的名称、药性、功效主治的认识演变及食用禁忌。

一、桃子的名称

从古至今，关于桃子的称谓或异名不多，主要有"桃""桃实""桃子"等。可见桃子在中国广袤大地上是一个常见的事物，人们对它形成了相对统一的认识。

其一，桃。关于"桃"较早见于《灵枢·五味》，云："五果枣甘，李酸，栗咸，杏苦，桃辛……五谷为养，五果为助……"该书记载了桃的"味"及"助"的作用。现存最早的本草专书《神农本草经·下经·桃核仁》对桃进行了释义："《说文》云：桃，果也。《玉篇》云：桃，毛果也。"又如明代李时珍《本草纲目·果部·果之一》曰："桃性早花，易植而子繁，故字从木、兆，十亿曰兆，言其多也，或云从兆谐声也。"该书记载了桃的称谓，并对其释名。

其二，桃实。该称谓较早见于《名医别录·下品·桃核》，曰："其实，味酸，多食令人有热。生太山。""其"，这里指代桃。后世本草著作《本草经集注》《新修本草》都沿用了此记载。又如唐代孟诜《食疗本草·食物本草·果类》曰："桃枭，即桃实，著树不落。"记载了一种特殊的桃实。元代李杲《食物本草·果部·五果类》曰："桃实，味辛、酸、甘，热，微毒。"该书以"桃实"为名称详细记载了它的药性。明清时期的一些医家也认可了"桃实"的称谓，在著作中进行使用。例如明代李中梓《雷公炮制药性解·果部·桃仁》云："桃实，多食令人发热。"明代李梴《医学入门·本草分类·治燥门》云："桃实，味酸，无毒。多食令人发热。"清代张璐《本经逢原·果部·桃仁》记载："桃实甘酸，多食令人腹热作泻。"他们都以"桃实"为名称对其药味和使用禁忌进行说明。

其三，桃子。"桃子"这个名称出现相对较晚，直到元代才出现。元代吴瑞《日用本草·果品类》记载："桃子，味甘、酸，微毒。"该书以"桃子"为称谓概述其药性。又如明代兰茂《滇南本草》第一卷记载："桃子，味甘、酸，性温，微毒。"明代李时珍《本草纲目·序例·饮食禁忌》曰："鳖肉忌（苋菜、薄荷、芥菜、桃子、鸡子、鸭肉、猪肉、兔肉）……桃子忌（鳖肉）。"该书以"桃子"为名称描述其与鳖肉相禁忌的事实。又如清代凌奂《本草害利·肝部药队》记载"桃子辛酸甘热、微毒，多食令人有热痈疖"，清代姚澜《本草分经·足厥阴肝·桃仁》记载："桃子辛酸甘热微毒，多食有热生痈疖，有损无益。"清代徐大

椿《药性切用·果部·桃仁》记载："桃子：辛酸甘热，多食，壅热生痈。"这 3
部本草著作都以"桃子"为名称记述了其药性与禁忌。

二、桃子药性的认识演变

（一）桃子性味及毒性的认识演变

1. 桃子性味的认识演变

《灵枢·五味》最早记载了桃子味辛："五果枣甘，李酸，栗咸，杏苦，桃
辛。"南北朝时期陶弘景所撰《名医别录·下品·桃核》和《本草经集注·果菜
米谷有名无实·果部药物·桃核仁》记载："（桃）其实：味酸。"陶氏认为桃味
酸。唐代官修药典《新修本草》以《本草经集注》为蓝本，沿袭了陶氏关于桃子
性味的观点。

唐代著名医家孙思邈，人称"药王"，其著作《备急千金要方·食治方》"序
论第一"篇载"五味所配法……桃辛"，"果实第二"篇载"其实味酸"，该书认
为桃味辛、酸。五代日华子所撰《日华子本草·果部》载"桃，热"。

宋代唐慎微《证类本草·下品·桃核仁》载"实，味酸"，沿用了前人对桃
子性味的认识。金元时期李杲所撰《食物本草·果部·五果类》云"桃实，味
辛、酸、甘，热"，较系统全面地概述了桃仁的性味，超过了前人对桃子的性味
认识。元代贾铭《饮食须知·果类》载："桃子，味甘、酸，性温"，也很有建树
地提出桃子的性温说。又如元代忽思慧《饮膳正要·果品·桃》曰"味辛、甘"，
元代吴瑞《日用本草·果品类》云"桃子，味甘、酸"。可见元代医家对桃子的
性味认识超过了前人，基本上都认识到桃子味甘。

明代兰茂《滇南本草》继承了元代贾铭关于桃子性味的观点，认为"桃子，
味甘、酸，性温"。明代李时珍《本草纲目·果部·果之一》云"（桃）实，气
味辛、酸、甘，热"，赞同了李杲关于桃仁性味的观点。清代不少本草著作多沿
用李杲、李时珍关于桃仁性味的观点，例如，吴仪洛《本草从新》、姚澜《本草
分经》、徐大椿《药性切用》。此外，清代汪绂所著《医林纂要探源》虽非本草专
书，但在本书卷二"药性·果部"部分记载了"桃，甘，辛，温（种不一）。夏
熟者多酸，秋冬熟者微有辛味"，强调桃的种类不同对应的性味有差别。

综上所述，古代医籍关于桃子的性味认识相对稳定，唐宋之前桃味酸或辛，
元及之后医家认识到桃的甘味，逐步完善桃"味辛、酸、甘"。至于桃子的四气，

五代及之后医家才逐渐认识到桃子性热或性温,除程度有所差别外,未见其他观点。

2. 桃子毒性的认识演变

唐以前的本草著作未记载桃子的毒性。唐代孙思邈《备急千金要方·食治方·果实第二》载桃子"其实味酸,无毒",这是对桃子无毒性较早的记载。但是五代《日华子本草·果部》认为"桃,热,微毒",提出了桃有微毒的观点。

此后,多数医家赞同桃子"有微毒"的观点,在本草著作记载中较为常见,例如,元代李杲《食物本草》、吴瑞《日用本草》、贾铭《饮食须知》,明代兰茂《滇南本草》、李时珍《本草纲目》,清代吴仪洛《本草从新》、姚澜《本草分经》等。也有医家如忽思慧《饮膳正要》、李梴《医学入门·本草分类》认为桃子无毒,但未成为主流观点。

综上,唐代以后多数医家及本草典籍认为桃子有"微毒",也有部分医者提出桃子"无毒"的观点,但不常见。桃子性味及毒性的文献记载见表4-1。

表4-1 桃子性味及毒性的本草古籍文献记载

序号	年代	出处	四性(气)五味及毒性
1	南北朝	《名医别录》	味酸
2		《本草经集注》	味酸
3	唐	《新修本草》	味酸
4		《新修本草》	味辛、酸,无毒
5	五代	《日华子本草》	热,微毒
6	宋	《证类本草》	味酸
7		《食物本草》	味辛、酸、甘,热,微毒
8	元	《饮膳正要》	味辛、甘,无毒
9		《日用本草》	味甘、酸,微毒
10		《饮食须知》	味甘、酸,性温,微毒
11	明	《滇南本草》	味辛、酸、甘,性温,微毒
12		《本草纲目》	辛、酸、甘,热,微毒

续表

序号	年代	出处	四性（气）五味及毒性
13		《医学入门·本草分类》	味酸，无毒
14		《医林纂要探源·药性》	甘，辛，温。夏熟者多酸，秋冬熟者微有辛味
15	清	《本草从新》	辛、酸、甘，热，微毒
16		《本草分经》	辛、酸、甘，热，微毒
17		《药性切用》	辛、酸、甘，热

（二）桃子归经的认识演变

《灵枢·五音五味》曰："果桃，手太阴，脏肺，色白，味辛，时秋……桃色白而有毛，肺之果也。在气主手太阴，在脏为肺，在色为白，在味为辛，在时为秋。"该书表明桃为肺之果，又因"在气主手太阴"，提示桃子可能入手太阴肺经。此后，历代中医药学典籍关于桃子归经的相关记载极少，直到清代才有医家论述。清代汪绂《医林纂要探源·药性·果部》载"属金，养肺，泻肺，体有毛者多入肺"，明确了桃子入肺经。

虽然古代医药文献关于桃子归经的记载较少，但是可从其功效和主治相关文献描述中窥测医家对桃子归经的认识。如明代李时珍《本草纲目·果部·果之一》引孙思邈观点，云："肺之果，肺病宜食之。"李梴《医学入门·本草分类·治燥门》云："桃实……有味辛者，肺病宜食。"两书都认为食桃有益于治疗肺病，与入肺经相对应。又如（日）丹波康赖《医心方·五果》引用崔禹锡《食经》关于桃子的功用，曰："食之令下利，益面色，养肝气。"从食桃助养"肝气"可以推测，该书认为桃子入肝经。《大明本草》载桃子功效："润肠，活血，消积。"兰茂《滇南本草》第一卷"桃"篇曰："实……通月经，润大肠，消心下积。"两书认为桃子有利于"润肠"，可以推测桃子入大肠经。概括而言，桃子入肺经、肝经及大肠经。

历代医家及医药典籍对桃子的药性认识相对稳定，桃子味以辛、酸、甘为主。对于桃子的四气，性热或性温，医家程度认识略有不同。关于桃子毒性的认识，有呈微毒或无毒两种主要观点。至于桃子的归经，相关记载很少，主要入肺经、肝经及大肠经。

三、桃子功效和主治的认识演变

我国现存最早的药物学专著《神农本草经》只记载了"桃"称谓，并进行释义，未对其功效主治进行论说。直到隋唐时期，隋代医家崔禹锡《食经》才对桃子的功用进行记载："食之令下利，益面色，养肝气。"虽然《食经》原书已散佚，但可从（日）丹波康赖《医心方》参阅相关内容。五代《日华子本草·果部》云"益色"；元代李杲《食物本草·果部·五果类》载"作脯食，益颜色。肺之果，肺病宜食之"；元代吴瑞《日用本草·果品类》载"除鬼祟，益颜色"。可见一些医家已认识到桃子"益颜色"的功效。

元代忽思慧《饮膳正要·果品》记载桃"利肺气，止咳逆上气，消心下坚积，除卒暴击血，破癥瘕，通月水，止痛"，该书详细记载了桃子的功效主治，提出桃子"活血消积"的观点。

明代薛已《本草约言》载桃"益色辟邪"。宁源《食鉴本草·果品》载桃"除鬼祟，益颜色"，二者继承了前人对桃子益色、辟邪、除鬼祟作用的认识。

此外，一些医家对于桃子的功用有了新的认识。明代兰茂《滇南本草》第一卷"桃"篇记载："治蛊积，通月经，润大肠，消心下积……大黄桃，形似香橼，食之神清气爽，延年乌须……能解邪气、美颜色。"该书提出了"润肠"的功效。明代李时珍《本草纲目·果部·果之一》记载："作脯食，益颜色（大明）。肺之果，肺病宜食之（思邈）。冬桃，食之解劳热（出《尔雅注》）。"李氏较前人提出桃子"解劳热"的观点。清代王士雄《随息居饮食谱·果食类》记载："熟透啖之，补心活血，解渴充饥。以晚熟大而甘鲜者胜。"该书提出桃"活血、生津、解渴"的见解。

总的来说，纵观历代本草医学典籍关于桃子功效主治的记载，元代之前桃子的主要作用是"益颜色"，元代及之后一些医家认识到桃子"活血消积、生津润肠"的作用，用于咳逆上气、积聚闭经、肠燥便秘、津少口渴等。

四、桃子的食用禁忌

南北朝时期陶弘景所撰《名医别录·下品·桃核》《本草经集注·果菜米谷有名无实·果部药物·桃核仁》均载有桃子的禁忌，曰："多食令人有热。"后代本草古籍《新修本草》《日华子本草》等都继承了此观点。

　　唐代孙思邈《备急千金要方·食治方·果实第二》曰："多食令人有热。黄帝云：饱食桃入水浴，成淋病。"药王承袭前人观点，引用《黄帝内经》记载，认为食桃洗浴易得淋病。他在《千金翼方·本草下·果部》又载桃的禁忌，云："味酸，不可多食，伤筋骨。"孟诜《食疗本草·食物本草·果类》曰："桃能发诸丹石，不可食之。生者尤损人。"该书较早提出食桃引发丹石毒，并认为生食有害。五代韩保昇《蜀本草·果部》载"服术人云禁食桃也"，较早提出"术"与"桃"相禁。

　　元代李杲《食物本草·果部·五果类》云："多食令人中热，服术人忌食。又不可与鳖同食，食之浴水成淋病。"该书系统总结了前人关于桃子的禁忌认识，又提出"桃"与"鳖"相禁的观点。元代贾铭《饮食须知·果类》云："多食损脾助热，令膨胀，发疮疖。同鳖肉食，患心痛。食桃浴水，令泄泻成淋及寒热病，能发丹石毒。生桃尤损人，食之有损无益。五果列桃为下。服术人忌之。"该书对桃子的禁忌认识较为全面。

　　明代李时珍在继承前人观点的基础上，对桃子的禁忌又有新的认识。《本草纲目·果部·果之一》云："诜曰：能发丹石毒，生者尤损人。思邈曰：《黄帝书》云，食桃饱，入水浴，令人成淋及寒热病。瑞曰：桃与鳖同食，患心痛。服术人忌食之。"李氏系统总结了前人关于桃的禁忌认识，并提出"生桃多食，令人膨胀及生痈疖，有损无益。五果列桃为下以此"的观点。

　　此后，医家对桃子的使用禁忌虽然表述不同，但内涵多沿用李氏观点。例如，明代兰茂《滇南本草》曰："多食动脾助热，令人膨胀，发疮疖。服术不可食之。又不可与鳖同食，能发丹石毒。食桃浴水令人泻。此物有损无益，故五果列桃为下品。"薛己《本草约言》云："发丹石毒。多食令人有热。服术人忌食。又不可与鳖同食，食之浴水成淋病。其类甚多。"清代王士雄《随息居饮食谱》"果食类"篇记载："多食生热，发痈疮、疟痢、虫疳诸患。"又如卷四"果类"记载："多食损脾助热，令膨胀，发疮疖。同鳖肉食，患心痛。食桃浴水，令泄泻成淋，及寒热病。能发丹石毒。生桃尤损人，食之有损无益。五果列桃为下，服术人忌之。"《医林纂要》《本经逢原》《本草省常》《食鉴本草》等关于桃子使用禁忌的表达也不尽相同。

　　由上可见，食桃过量会有不良反应，造成腹热作泻、膨胀、生痈疖等，与鳖肉同食患心痛，食桃浴水得淋病，服用白术者忌食桃。但是我们也要理性看待食桃的禁忌，不能夸大，食桃的功效和益处也不应被忽略。

五、桃子的用药与食疗

桃子不仅有丰富的营养价值，还可以用以组方用药，例如：正气丹（方源于《治痘全书》卷十四），用于治疗痘疮初犯者，方用嫩桃实、红花、甘草、桔梗、人参、黄芪、橘红、蝉蜕、防风，以生姜、酒为引。桃子在现代食疗中多有应用。例如，《中国保健营养》载鲜桃炖冰糖，治疗肺燥咳喘，方用鲜桃 3 个（去皮）和冰糖 30 g 炖烂，喝汤吃桃，弃核，每日 1 次；另载鲜桃汁，治面黄起皱，方用鲜桃 2 个，去皮捣泥取汁，拌少量淘米水擦面，每日 1 次，长期坚持，有美肤、去皱、养颜之功效。

第二节　桃花的古代医药文献记载

桃花出自《神农本草经》，又名桃华（《名医别录》）、毛桃花（《本草纲目》），为蔷薇科植物桃 Prunus persica（L.）Batsch 或山桃 Prunus davidiana（Carr.）Franch. 的花。陶弘景《名医别录》记载桃花"三月三日采，阴干"，说明了其采摘时节和加工方法。李时珍在《本草纲目》中则强调毛桃之花入药才显药效。自古桃花素有美容养颜的传说，桃花作为药物，在《神农本草经》中记载为"令人好颜色"。东晋葛洪《肘后备急方》记载桃花应用"葛氏服药取白方"，具有美白和细腰身的功效，而李时珍则认为："桃花性走泄下降，利大肠甚快……若久服，即耗人阴血，损元气，岂能悦泽颜色耶？"真相到底如何？下文将全面爬梳、系统整理古代医药文献中关于桃花的记载，考察桃花的名称、药性、功效主治的认识演变及使用禁忌。

一、桃花的名称

通过查阅古医籍文献，可见关古籍中于桃花的称谓主要有桃花、桃华、毛桃花。

关于"桃花"。《神农本草经·下经·桃核仁》记载："桃花，杀注恶鬼，令人好颜色……三月三日采，阴干。"该书首载桃花的名称、功用、采摘时节与加工方法。《本草经集注·果菜米谷有名无实·果部药物·桃核仁》记载："桃花：杀疰恶鬼，令人好颜色，味苦，平，无毒。主除水气，破石淋，利大小便，下三虫，悦泽人面。三月三日采，阴干。"该书详细记载了桃花名称、药性、功用及采摘加工。此后，《蜀本草》《经史证类备急本草》《本草纲目》《本草品汇精要》等本草著作都沿用了《本草经集注》关于桃花的记载。《本草图经》《汤液本草》《本草发挥》《本草乘雅半偈》《本草易读》《雷公炮制药性解》《本草新编》《本草备要》《本草从新》《本草分经》《药性切用》等典籍都有以"桃花"为称谓的相关记载。

关于"桃华"。《名医别录·下品·桃核》记载："桃华，味苦，平，无毒。主除水气，破石淋，利大小便，下三虫，悦泽人面。三月三日采，阴干。"该书以"桃华"称谓概述了它的药性、功效主治及采摘加工方法。唐代《新修本草》沿用了《名医别录》的记载。清代孙鼎宜撰诊法专书《脉经钞·百病死生脉法》曰："仲夏得之此脉，桃华落而死。"该书记载了"桃华"的名称，并以桃华凋谢的时节作为病逝节点。

另外，桃花还别名"毛桃花"。明代李时珍《本草纲目》第二十九卷记载治疗"干粪塞肠，胀痛不通"的处方，即"用毛桃花湿者一两，和面三两，作馄饨煮熟，空心食之"，该方强调使用毛桃花，推测李氏认为方剂入药毛桃的花才有效果。

二、桃花药性的认识演变

（一）桃花性味及毒性的认识演变

1.桃花性味的认识演变

南北朝时期陶弘景所撰二书《名医别录·下品·桃核》与《本草经集注·果菜米谷有名无实·果部药物·下品·桃核仁》较早记载了桃花的性味："味苦，平。"此后医家及医药著作关于桃花的性味都沿用了"味苦，性平"的观点。如唐代《新修本草》，五代《蜀本草》，宋代《开宝本草》《嘉祐本草》《经史证类备急本草》《经史证类大观本草》《政和新修经史证类备用本草》《绍兴校定经史证类备急本草》，元代《日用本草》，明代《本草纲目》《本草品汇精要》《本草汇言》，清代《本草新编》《本草备要》《本草从新》《得配本草》《本草分经》《药性切用》《药性纂要》等。时至今日，医药学上关于桃花四气五味的认识仍是"味苦，性平"，可见自古至今对其性味认识是非常稳定的。

2. 桃花毒性的认识演变

纵观历代本草及其他医药典籍关于桃花的毒性记载情况，从南北朝时期陶弘景《名医别录》与《本草经集注》，到唐代《新修本草》、五代《蜀本草》，到宋元时期《证类本草》《日用本草》，再到明代《本草纲目》等，都认为桃花是无毒的。至清代，本草古籍关于桃花的记载都不再描述其毒良，可能是默认桃花为无毒之物。

总的来说，爬梳历代医药文献中有关桃花性味及毒性的记载（表4-2），基本上都认为桃花"味苦，性平，无毒"。

表4-2　桃花性味及毒性的本草古籍文献记载

序号	年代	文献出处	四性（气）五味及毒性
1	南北朝	《名医别录》	味苦，平，无毒
2		《本草经集注》	味苦，平，无毒
3	唐	《新修本草》	味苦，平，无毒
4	五代	《蜀本草》	味苦，平，无毒
5	宋	《开宝本草》	味苦，平，无毒
6		《嘉祐本草》	味苦，平，无毒
7		《经史证类备急本草》	味苦，平，无毒
8		《经史证类大观本草》	味苦，平，无毒
9		《政和新修经史证类备用本草》	味苦，平，无毒
10		《绍兴校定经史证类备急本草》	味苦，平，无毒
11	元	《日用本草》	味苦，平，无毒
12	明	《本草品汇精要》	味苦，平，无毒
13		《本草纲目》	苦，平，无毒
14		《本草汇言》	味苦，气平，无毒
15		《本草集要》	味苦
16	清	《本草新编》	味苦

序号	年代	文献出处	四性（气）五味及毒性
17		《本草备要》	苦，平
18		《本草从新》	苦，平
19		《得配本草》	苦，平
20		《本草分经》	苦，平
21		《药性切用》	苦，平
22		《药性纂要》	味苦，气平

（二）桃花归经的认识演变

所谓归经理论，是经金元时期张元素、李杲和王好古等人提出并形成概念，到明清时期才逐渐发展、完善、成熟。关于桃花归经内容的记载，历代中医药典籍涉及相对较少，直到明代后期倪朱谟《本草汇言·果部果类》。该书载桃花"味苦，气平，无毒。入手少阴，足厥阴经"，倪氏提出桃花入手少阴心经、足厥阴肝经，并完整概述桃花药性。清代严西亭、施澹宁、洪缉庵合撰的《得配本草·果部·桃》对桃花的归经也有记载，"入足阳明经"，即桃花入胃经。

此外，清代杨时泰所辑《本草述钩元·五果部·桃》："（桃）花……下降利大肠甚快"。又如王逊《药性纂要·果部·五果类》记载："（桃）花……性走泄下降，利大肠甚快。"虽然两书没有直接表明桃花的归经，但从它的功用描述"利大肠""泄下"推测，桃花应该入大肠经。

总而言之，历代医家及医药著作关于桃花的归经认识主要有入心经、肝经、胃经和大肠经，现代的《中华本草》（国家中医药管理局 1999 年版）、《中药大辞典》（南京中医药大学）等沿用了桃花入"心、肝、大肠经"的观点。

三、桃花功效和主治的认识演变

关于桃花的功用，首载于《神农本草经·下经·桃核仁》，曰："桃花：杀注恶鬼，令人好颜色。"该书认为桃花具有杀疰、美颜护肤的功效。

西晋葛洪《肘后备急方·治面疱发秃身臭心惛鄙丑方第五十二》记载了桃花应用，"葛氏服药取白方"，方用"取三树桃花，阴干，末之，食前，服方寸匕"，该方具有美白和瘦身之功效。

南北朝时期陶弘景对桃花的功效主治认识进一步丰富，陶氏所辑《名医别录·下品·桃核》记载："主除水气，破石淋，利大小便，下三虫，悦泽人面。"其另一著作《本草经集注·果菜米谷有名无实·果部药物·桃核仁》记载桃花："杀疰恶鬼，令人好颜色。主除水气，破石淋，利大小便，下三虫，悦泽人面。"该书合并了《神农本草经》与《名医别录》二书有关桃花功用的记载，可见陶氏在前人功用认识基础上，提出桃花具有利水、杀虫作用的观点。

隋至五代时期，唐代《新修本草》、五代后蜀《蜀本草》继承《本草经集注》关于桃花功用的认识，并增加了"主下恶气，消肿满，利大小肠"的观点，认识到桃花"消肿"的功效。

唐代孙思邈《备急千金要方》载桃花应用处方，据统计有求子（1首）、美肤（4首）、肉极（1首）、秘涩（1首）、腰痛（1首）、痔瘘（1首），另一著作《千金翼方》认为桃花是治疗鬼魅、杀三虫通用药，并载桃花方剂美肤（5首）、白秃（1首），上述桃花方剂应用体现了桃花具有活血化瘀、利水通便的功效。王焘《外台秘要》记载了桃花方剂，治疗肉极热（1首）、脚气（1首）、三虫（1首）、瘑疮（1首）、美肤（6首）、美发（2首）。另外孟诜《食疗本草·桃人（仁）》载桃花治疗心腹痛及秃疮的用法，体现了桃花止痛美肤的功用。

宋金元时期，宋代《开宝本草》《嘉祐本草》《经史证类备急本草》《经史证类大观本草》《政和新修经史证类备用本草》《绍兴校定经史证类备急本草》沿用了《新修本草》《蜀本草》关于桃花功效主治的记载。元代吴瑞《日用本草·果品类》记载："（桃）花杀鬼邪，治石淋，利大小便，下三尸虫，悦人容面，好颜色。"该书关于桃花功用的记载，虽然与《神农本草经》等本草著作不同，但是基本内涵是一致的。

宋代大型方书《太平圣惠方》记载了很多桃花应用处方，涉及心劳（1首）、肉极（1首）、美容（7首）、白秃（1首）、脚气（1首）、五膈气（1首）、劳疰（1首）、杀虫（2首）、大便不通（1首）、雀瘘（1首）、妇人方（4首）、小儿方（2首）。另一部方书《圣济总录》关于桃花应用处方涉及热痹、肉热极（2首），伤寒（1首），肾心痛（1首），便秘（1首），杀三虫（1首），面皯（1首），发背（1首），难产（1首）。宋代两部官修综合方书所载桃花处方在治疗五膈气、劳疰与发背方面超越了前人的认识，扩大了其应用范围，体现出桃花活血祛瘀的功效。

明清时期，大部分医家基本沿用前人关于桃花功用的观点，但也有部分医家产生了新的认识。明代刘文泰《本草品汇精要》、王纶《本草集要》、陈士铎《本草新编》关于桃花功效主治的记载，基本承袭了《本草经集注》的相关认识。明代倪朱谟《本草汇言·果部果类》记载："桃花，破妇人血闭血瘕（《产宝》），血风癫狂之药也。"该书阐述了桃花活血化瘀之功效。

尤其是李时珍《本草纲目·果部·果之一》系统总结了历代医家及医药著作对于桃花功效主治的观点："杀疰恶鬼，令人好颜色（《本经》）。悦泽人面，除水气，破石淋，利大小便，下三虫（《别录》）。消肿满，下恶气（苏恭）。治心腹痛及秃疮（孟诜）。"李氏也提出了新认识："利宿水痰饮积滞，治风狂。研末，敷头上肥疮，手足瘑疮。"该认识为后人所传承。例如清代汪昂《本草备要》、吴仪洛《本草从新》沿用了李时珍关于桃花"下宿水，除痰饮，消积聚，利二便，疗风狂"的观点。此外，姚澜《本草分经》、徐大椿《药性切要》、王逊《药性纂要》、赵其光《本草求原》也有类似论述。

清代严洁、施雯、洪炜同纂《得配本草》，关于桃仁功用，该书记载："散滞血，破石淋，逐痰饮，疗积痛，杀三虫，化痘毒。（痘出二三日，焦紫及丹者，此可治之。）得温酒，治痰饮宿水及脚气肿痛。和面服，下燥粪。捣猪脂，敷脓瘘。"其中"化痘毒"是桃花功效的新应用。

明代综合方书《普济方》载有桃花应用方剂，据统计涉及心劳（1首）、肉极（1首）、便秘（4首）、白秃（2首）、美容（15首）、伤寒（1首）、诸痹（2首）、诸疟（1首）、五膈（1首）、杀虫（2首）、湿脚气（1首）、发背（1首）、诸瘘（1首）、无子（1首）等方面，基本上延续了前人方剂的应用范围。

明代王肯堂所撰《证治准绳》也记载了很多桃花处方，如用于痘疹（4首）、小儿食疳（1首）、美容（2首）、痹（1首）的处方。其中，王氏利用桃花方剂治疗痘疮很有创见，扩大了其应用范围。又如清代郭志邃《痧胀玉衡·备用要方》载有桃花方剂降香桃花散，方用降香（五钱），牛膝（二两），桃花，红花，大红凤仙花（各七钱），白蒺藜（一两），共末，黑砂糖调童便冲服，用于治疗痧毒中肾。郭氏应用桃花方剂治疗痧毒堪称首创，为前人所不及。

综上，纵观历代医家及医药著作关于桃花功效和主治的发展演变记载情况（表4-3），可见桃花具有活血化瘀、利水通便的功效，主治心腹痛、肿满、恶气、宿水、痰饮、积滞、风狂、疮疹、石淋、二便不通、痘毒等。

表4-3　桃花功效主治的本草古籍文献记载

序号	年代	文献出处	功效主治相关内容摘要
1	汉	《神农本草经》	桃花杀注恶鬼，令人好颜色
2	南北朝	《名医别录》	主除水气，破石淋，利大小便，下三虫，悦泽人面
3		《本草经集注》	杀疰恶鬼，令人好颜色。主除水气，破石淋，利大小便，下三虫，悦泽人面
4	唐	《新修本草》	杀疰恶鬼，令人好颜色。主除水气，破石淋，利大小便，下三虫，悦泽人面。下恶气，消肿满，利大小肠
5		《食疗本草》	治心腹痛及秃疮
6	五代	《蜀本草》	杀疰恶鬼，令人好颜色。主除水气，破石淋，利大小便，下三虫，悦泽人面。下恶气，消肿满，利大小肠
7	宋	《开宝本草》	杀疰恶鬼，令人好颜色。主除水气，破石淋，利大小便，下三虫，悦泽人面。下恶气，消肿满，利大小肠
8		《嘉祐本草》	杀疰恶鬼，令人好颜色。主除水气，破石淋，利大小便，下三虫，悦泽人面。下恶气，消肿满，利大小肠
9		《经史证类备急本草》	杀疰恶鬼，令人好颜色。主除水气，破石淋，利大小便，下三虫，悦泽人面。下恶气，消肿满，利大小肠
10		《经史证类大观本草》	杀疰恶鬼，令人好颜色。主除水气，破石淋，利大小便，下三虫，悦泽人面。下恶气，消肿满，利大小肠
11		《政和新修经史证类备用本草》	杀疰恶鬼，令人好颜色。主除水气，破石淋，利大小便，下三虫，悦泽人面。下恶气，消肿满，利大小肠
12		《绍兴校定经史证类备急本草》	杀疰恶鬼，令人好颜色。主除水气，破石淋，利大小便，下三虫，悦泽人面。下恶气，消肿满，利大小肠

续表

序号	年代	文献出处	功效主治相关内容摘要
13	元	《日用本草》	杀疰恶鬼，令人好颜色。主除水气，破石淋，利大小便，下三虫，悦泽人面。下恶气，消肿满，利大小肠
14		《本草品汇精要》	桃花杀疰恶鬼，令人好颜色。主除水气，破石淋，利大小便，下三虫，悦泽人面
15	明	《本草纲目》	杀疰恶鬼，令人好颜色。悦泽人面，除水气，破石淋，利大小便，下三虫。消肿满，下恶气。治心腹痛及秃疮。利宿水痰饮积滞，治风狂。研末，敷头上肥疮，手足癞疮。 附方16首，主治大便艰难，产后秘塞，大、小便不通，心腹积痛，疟疾不已，痰饮宿水，脚气肿痛，腰脊作痛，脓瘘不止，头上秃疮，头上肥疮，黄水面疮，足上癞疮，雀卵面疱，干粪塞肠，胀痛不通，面上粉刺瘟子，令面光华
16		《本草汇言》	破妇人血闭血瘕，血风癫狂
17		《本草集要》	杀疰恶鬼，令人好颜色。除水肿石淋，利大小便，下三虫。酒渍服之，除百病
18		《本草新编》	杀鬼疰，令人好颜色，除水肿石淋，利大小便，下三虫。渍酒服之，能除百病也
19		《本草备要》	下宿水，除痰饮，消积聚，利二便，疗风狂
20		《本草从新》	下宿水，除痰饮，消积聚，利二便，疗风狂
21		《本草述钩元》	利痰饮，散滞血则愈，产后大小便不通
22	清	《得配本草》	散滞血，破石淋，逐痰饮，疗积痛，杀三虫，化痘毒。治痰饮宿水及脚气肿痛，下燥粪，脓瘘
23		《本草分经》	攻决，下水除痰，消积聚，利二便，疗疯狂
24		《药性切要》	消积下滞，利水除痰，除痰饮滞血
25		《药性纂要》	治气实人病水饮肿满积滞、大小便闭
26		《本草求原》	治饮积下痢，惊怒伤肝致痰饮滞血而发狂，产后二便不通

四、桃花的使用禁忌

关于桃花方剂配伍应用的禁忌，早在《神农本草经·下经·草药中部》中就有记载："贝母，厚朴、白薇为使，恶桃花……"后世本草著作如《新修本草》《证类本草》《汤液本草》《本草纲目》《本草品汇精要》《本草乘雅半偈》《雷公炮制药性解》《炮炙全书》《炮炙大法》等均沿用此论述。

南朝宋时雷敦所撰《雷公炮炙论·禽兽虫鱼果菜米·果下·桃核人》记载："凡使桃花，勿用千叶者，令人鼻衄不止，目黄。"又如清代《得配本草·果部·桃》云："桃花……千叶者令人鼻衄不止，不可用。多用则泻。"关于"千叶桃花不可用"的观点，《本草从新》《本草分经》也有类似记载。

宋代唐慎微《证类本草·下品·诸果有毒》言："桃花食之，令人患淋。"明代刘文泰《本草品汇精要》也记载了此观点。明代李时珍《本草纲目·果部·果之一》云："桃花性走泄下降，利大肠甚快……若久服，即耗人阴血，损元气，岂能悦泽颜色耶？"又如清代吴仪洛《本草从新·果部》云："以攻决为用，但可施于气实有余之证。若无故而因除百病、美颜色诸谬说而服之，为害不小。"李时珍和吴仪洛认为桃花之峻利不可久用、乱用，桃花"悦泽颜色"是谬说。

现代《中华本草》（国家中医药管理局1999年版）、《中药大辞典》（南京中医药大学）关于桃花的宜忌或使用注意记载为"不宜久服，孕妇禁服"；并对桃花的使用方法和用量进行了规定：可以捣敷或研末调敷外用，也可煎汤研末内服，其中内服煎汤，3～6 g或研末服，每次1.5 g，每日2～3次[1]。

综上，桃花使用禁忌有三方面：其一，方剂配伍中贝母与桃花相恶；其二，千叶桃花勿用，否则会致鼻衄不止、目黄和下泻；其三，桃花峻利、利大肠，不可误服、乱服和久服。

五、桃花用药医疗与美容养生

（一）美容和养生保健

桃花入药可以养颜和养生，达到美容、轻身长寿的功效。例如，《备急千金

---

[1] 南京中医药大学. 中药大辞典：下册［M］. 2版. 上海：上海科学技术出版社，2014：2206.

要方》卷六载桃花丸，方用桃花二升，桂心、乌喙、甘草各一两。上为末，炼蜜为丸，如大豆大，每服十丸，一日二次，十日易形，具有令人洁白光悦的功用。《本草纲目》卷二十九引《圣济总录》令面光华方，三月三日收桃花，七月七日收鸡血，和涂面上，三、二日后脱下，则光华颜色也。《太平圣惠方》卷九十四载神仙服百花方，方用桃花（三月三日采）、蒺藜花（七月七日采）、甘菊（九月九日采）、枸杞叶（春采）、枸杞花（夏采）、枸杞子（秋采）、枸杞根（冬采）各等分，上阴干为散，每服二钱，以水调下，一日三次，久服具有轻身长寿的功效。《摄生秘剖》卷四载百花如意醋春酝，方用桃花瓣一两、角沉香一两、玫瑰花一两、蔷薇露一两、梅花蕊一两、韭菜花一两、核桃肉八两、白酒浆五斤、好烧酒五斤，前七味用一绢袋盛之，悬于坛中，再入二酒，封固窨月余，随意饮之，可达到益肾、固精、坚阳之功用。《本草纲目》卷二十五载逡巡酒，方用桃花三两三钱（三月三日收）、马蔺花五两五钱（五月五日收）、脂麻花六两六钱（六月六日收）、黄甘菊花九两九钱（九月九日收）。上各阴干，用糯米饭一升，白水一瓶，曲一丸及面一块，封良久成矣，具有补虚益气、益寿耐老、好颜色之功用。逡巡酒的采药、用药剂量条件苛刻，带有某些原始巫术的性质。

（二）用药治疗

桃花用药在本草和其他医学典籍中有很多记载。仅李时珍《本草纲目》第二十九卷记载历代桃花方剂配伍应用就有 15 首附方，分别主治足上瘑疮，大便艰难，腰脊作痛，脓痿不止，心腹积痛，头上秃疮，黄水面疮，大、小便不通，疟疾不已，痰饮宿水，脚气肿痛，头上肥疮，雀卵面疱，干粪塞肠，胀痛不通，面上粉刺瘟子。具体内容如下。

引《肘后备急方》治疗足上瘑疮，方用桃花、食盐等分杵匀，醋和敷之。

引《千金要方》治疗大便艰难，方用桃花为末，水服方寸匕，即通；又方，治疗腰脊作痛，三月三日取桃花一斗一升，井华水三斗，曲六升，米六斗，炊熟，如常酿酒，每服一升，日三服，神良；又方，治疗脓痿不止，桃花为末，猪脂和敷之，日二。

引《食疗本草》治疗心腹积痛，方用三月三日采桃花晒干杵末，以水服二钱匕，良；又方，治疗头上秃疮，三月三日收未开桃花阴干，与桑椹（赤者）等分作末，以猪脂和，先取灰汁洗去痂，即涂之。

引《海上集验方》治疗头上肥疮、黄水面疮，方用一百五日寒食节收桃花为末，食后以水半盏调服方寸匕，日三，甚良；又方，治疗产后秘塞，大、小便不通，用桃花、葵子、滑石、槟榔等分，为末，每空心葱白汤服二钱，即利。

引《梅师方》治疗疟疾不已，方用桃花为末，酒服方寸匕良。

引《崔氏纂要方》治疗痰饮宿水的桃花散，方用收桃花阴干为末，温酒服一合，取利，觉虚，食少粥，不似转下药也。

引《外台秘要》治脚气肿痛，方用桃花一升，阴干为末，每温酒细呷之，一宿即消。

引《太平圣惠方》治疗雀卵面疱，方用桃花、冬瓜仁研末等分，蜜调敷之，治疗干粪塞肠，胀痛不通，用毛桃花湿者一两，和面三两，作馄饨煮熟，空心食之，日午腹鸣如雷，当下恶物也；又方，治疗面上粉刺，瘪子如米粉，用桃花、丹砂各三两，为末，每服一钱，空心井水下，日三服，十日知，二十日小便当出黑汁，面色莹白也。

此外，药用桃花还主治月经不调、积年不孕、肉极热、难产、五膈气、小儿食痞、痈疽、霍乱、痘疹、郁热眼疾、痧毒中肾、噎食等。

《备急千金要方》卷二载吉祥丸，方用桃花二两、天麻一两、五味子二两、覆盆子一升、柳絮一两、白术二两、川芎二两、牡丹一两、桃仁一百枚、菟丝子一升、茯苓一两、楮实子一升、干地黄一两、桂心一两。上为末，炼蜜为丸，如豆大，每服五丸，用于治疗妇人寒瘀凝结子宫，月经不调，积年不孕，具有补肝养血、助脾肾正气的功用。

《外台秘要》卷十六引《删繁方》的石南散，方用桃花、薯蓣、天雄（炮）、菊花、甘草（炙）各四分，石南（炙）五分，黄芪三分，山茱萸七分，真珠二分，石膏（碎）八分，升麻、葳蕤各六分。上为散，每服方寸匕，食后温清酒送下，一日二次，用于治疗肉极热，则体上如鼠走，或风痹，唇口坏，皮肤色变。该书卷二十六引《范汪方》的白蔹丸，方用桃花、白蔹、狼牙、瞿芦、贯众各三分，橘皮二分，芫荑一分，上药治下筛，炼蜜为丸，如小豆大，用于治疗三虫。

《太平圣惠方》卷七十七载抵圣散，方用桃花（三月三日采）、红兰花（六月六日取）、蜀葵花（五月五日采）、凌霄花（七月七日采）、大麦（七月十日采）各一分。上为细散，每服一钱，以热酒调下，用于治疗难产，具有催生之功用。该书卷五十载桃花散，用桃花三两（当年者）、槟榔三两、缩砂二两（去皮）、马牙硝二两、吴茱萸一两（汤浸七遍，焙干，微炒）。上为细散，每服一钱，以热酒调下，用于治疗五膈气、食饮不下、渐将羸瘦。该书卷八十六载桃花散，用桃花一分、干蟾（涂酥，炙令黄）、青黛（细研）、赤芍、肉豆蔻（去壳）、紫笋茶各半两。上为细散，每服半钱，以温粥饮调下，用于治疗小儿食疳、腹胀。

《圣济总录》卷一百三十一载桃花汁，方用桃花不拘多少，平旦承露采取，以酽醋研绞，去滓取汁，涂敷疮上，有虫即出，用于治疗发背疮、痈疽。

《鸡峰普济方》卷二十八载清花丹，方用桃花、空青、定粉、白石脂、朱砂各一两，盐花四两，上研如面，入瓷瓶中，以盐盖之，固济，每日五丸，空心以温酒送下，用于治疗霍乱肚胀、冷气心痛、肠风、血气虚冷及小儿疳痼。

《证治准绳·幼科》卷四载二花散，方用桃花五钱（阴干）、梅花一两（阴干）、丝瓜五钱（阴干）、朱砂二钱（水飞过）、甘草一钱（去皮火煨）。上为细末，每服五分半，未痘时蜜水调下，用于治疗小儿痘疹已出未出、不发不起、隐在皮肤之间，热症。

《眼科锦囊》卷四载甘草营实汤，方用白桃花、甘草各中，大黄、营实各大，用水煎服，用于治疗胃中支饮、腹中雷鸣，或吐黄水，郁热上攻眼目者。

《痧胀玉衡》卷下载降香桃花散，方用桃花、红花、大红凤仙花各七钱，降香五钱，牛膝二两，白蒺藜一两。上为末，黑砂糖调，童便冲服，用于治疗痧毒中肾。

《医略六书》卷三十载桃花丹，方用桃花三两（炒黑）、大黄三两（醋煮）、代赭三两（醋煅）。上为末，薄荷汁为丸，每服三钱，沸汤送下，用于治疗血胀、噎食、脉洪涩大。

现代桃花在食疗和用药方面也有应用。例如，桃花馄饨，用鲜全桃花60 g，面粉200 g，将鲜全桃花洗净，加姜葱末、味精、精盐等调料与肉馅拌匀，用常规方法包馄饨，此馄饨用于大便秘结、水肿、小便不利。桃花散，用桃花30 g、葵子30 g、滑石30 g、槟榔30 g，将上述原料捣为末，用葱白汤服用，此散治产后大小便秘涩。桃花末，取桃花适量，晒干研成细末，冲服，此末治心腹痛，酒服治疟疾证。面白敷，用橘皮10 g、桃花10 g、白瓜子10 g。上述原料捣碎过筛取末，饭后酒服1汤匙，此敷活血祛痰，全身而均白。桃花白芷酒，用桃花250 g、白芷30 g、白酒1000 g，采集含苞初放的桃花放入瓶内，加白芷，用酒浸泡30天左右饮用，此酒治黄褐斑、妊娠或产后黑斑。

第三节　桃叶的古代医药文献记载

桃叶出自《名医别录》，又名桃心（《本草图经》），为蔷薇科植物桃 *Prunus persica*（L.）Batsch 或山桃 *Prunus davidiana*（Carr.）Franch. 的叶，夏季采叶，鲜用或晒干。现代《中华本草》[1]（1999 年版）对其描述为：桃叶片多卷缩成条状，湿润展平后长圆状被针形，长 6～15 cm，宽 2～3.5 cm。先端渐尖，基部宽楔形，进缘具细锯齿或粗锯齿；上面深绿色，较光亮，下面色较淡，质脆。不晚于秦汉时期，桃叶已作为药物应用于临床。长沙马王堆汉墓之帛书《五十二病方》载桃叶应用"干骚（瘙）方"，用于治疗某种皮肤病[2]。南北朝时期，陶弘景在《名医别录》下品"桃核"篇较早概述了桃叶的药性与功用："味苦，平，无毒。主除尸虫，出疮中虫。"陶氏的此观点得到后世医家的继承与进一步发展完善。本节将广泛搜集整理古医籍文献中桃叶的内容，系统归纳总结桃叶的名称、药性、功效主治的认识演变。

一、桃叶的名称

纵览历代医药典籍中关于桃叶的记载，笔者发现，从古至今桃叶的称谓相对单一、集中，主要有桃叶、桃心的名称。

其一，"桃叶"。它较早见于春秋战国时期《五十二病方·干骚（瘙）方》，曰："煮桃叶，三沏，以为汤。之温内，饮热酒，已，即入汤中，有（又）饮热酒其中，虽久骚（瘙）【已】（四一七）。"最早记载桃叶这一称谓的本草典籍是南北朝时期的《名医别录·下品·桃核》，曰："其叶，味苦，平，无毒。主除尸虫，出疮中虫。"这里的"其"指代桃，此后多数中医药学典籍都以"桃叶"为名称进行记载。如隋至五代时期的本草古籍《新修本草》《食疗本草》《日华子本草》《蜀本草》，方书典籍《备急千金要方》《外台秘要》等；宋元时期本草古籍

---

［1］国家中医药管理局《中华本草》编委会. 中华本草：第 4 册［M］. 上海：上海科学技术出版社，1999：83.

［2］庞境怡，张如青.《五十二病方》之"干骚（瘙）"探讨［J］. 国医论坛，2015（2）：59–61.

《证类本草》《日用本草》，方书典籍《太平圣惠方》《圣济总录》等；明清时期本草古籍《滇南本草》《本草纲目》《本草备要》《本草分经》，方书典籍《普济方》《简便单方》《卫生易简方》等。

其二，"桃心"。该名首见于宋代苏颂所撰《本草图经》，曰："叶，多用作汤导药，标嫩者名桃心，尤胜。"该书还对桃心进行了释名，即桃叶嫩的为桃心。此后本草著作《证类本草》《本草纲目》《本草从新》《得配本草》《本草害利》沿用了"桃心"的名称及相关释名记载，而以"桃心"之名入药应用，在《太平圣惠方》《圣济总录》《普济方》《奇效良方》等方书中都有相关记载。

二、桃叶药性的认识演变

（一）桃叶性味及毒性的认识演变

1. 桃叶性味的认识演变

关于桃叶的性味，较早见于南北朝时期《名医别录·下品·桃核》，曰"其叶，味苦，平"。陶氏的另一部重要的本草著作《本草经集注·果菜米谷有名无实·果部药物·桃核仁》云"其叶，味苦、辛，平，无毒"，进一步丰富了桃叶的性味。

隋唐至元代时期的本草典籍承袭了《本草经集注》关于桃叶"味苦、辛，平"的观点，如《新修本草》《蜀本草》《开宝本草》《嘉祐本草》《经史证类备急本草》《经史证类大观本草》《政和新修经史证类备用本草》《绍兴校定经史证类备急本草》等，但五代日华子所撰《日华子本草·果部》关于桃叶的四气提出不同意见，认为其性"暖"。

明清时期，一些医家对于桃叶的性味产生了新的认识。明代李时珍《本草纲目·果部·果之一·桃》载"叶……气味苦，平"，与前人观点相比减少了"味辛"。多数后世医家沿用了李氏关于桃叶"味苦，平"的观点，如倪朱谟《本草汇言》、吴仪洛《本草从新》、严西亭等《得配本草》、姚澜《本草分经》、徐大椿《药性切用》、闵钺《本草详节》等。此外，清代叶天士《本草再新·卷五果部》提出"桃叶，味甘，性温"，其中桃叶四气为"温"类似日华子"暖"的观点，而五味为"甘"是前人所未载，非常具有创见。

总的来说，明清以前桃叶的性味为"味苦、辛，性平"，明清时期桃叶的四气五味为"味苦，性平"。《中华本草》（国家中医药管理局 1999 年版）、《中药大辞典》（南京中医药大学）等现代著作都认为桃叶"味苦、辛，性平"，而《全国中草药汇编》载桃叶"苦，平"，由此可见，古今对桃叶四气五味的认识基本一致，差异不大。

2. 桃叶毒性的认识演变

爬梳历代本草古籍关于桃叶毒性记载，如南北朝时期《名医别录》《本草经集注》，唐代《新修本草》，五代《蜀本草》，宋代《开宝本草》《嘉祐本草》《证类本草》《大观本草》等，明代《本草纲目》《本草汇言》《本草品汇精要》等，表明桃叶无毒性。至于清代一些本草著作基本不再标明桃叶的毒良与否，可能是默认桃叶无毒。

（二）桃叶归经的认识演变

医药古籍中关于桃叶的归经记载极少，直至清代才有寥寥医书涉及。清代叶天士《本草再新·果部》记载桃叶的归经为"入脾、肾二经"，并对桃叶药性与功用之间关系进行了论说，云"桃叶味甘，性温，无毒……味甘而润，故能补肾"。

现代《实用临床中药手册》[1]、《临床中药辞典》[2]、《中药大辞典》[3]、《中华本草》[4]关于桃叶的归经一致认为"归脾、肾经"，符合古人对桃叶的归经认识。

总而言之，古今医家对桃叶药性的认识无太大差别，主要是"味苦、辛，性平，无毒，入脾经、肾经"，各别医家及著作还提出性"暖"或"温"的观点。虽然对桃叶归经的记载极少，但是对其认识基本相同，历代本草古籍中桃叶性味有毒性的记载见表4-4。

表4-4　桃叶性味及毒性的本草古籍文献记载

序号	年代	出处	四性（气）五味及毒性
1	南北朝	《名医别录》	味苦，平，无毒
2		《本草经集注》	味苦、辛，平，无毒

[1] 郭建生，潘清平. 实用临床中药手册［M］. 长沙：湖南科学技术出版社，2016：50.

[2] 郭国华. 临床中药辞典［M］. 长沙：湖南科学技术出版社，2007：459.

[3] 南京中医药大学. 中药大辞典：下册［M］. 2版. 上海：上海科学技术出版社，2014：2206.

[4] 国家中医药管理局《中华本草》编委会. 中华本草：第4册［M］. 上海：上海科学技术出版社，1999：83.

续表

序号	年代	出处	四性（气）五味及毒性
3	唐	《新修本草》	味苦、辛，平，无毒
4	五代	《日华子本草》	暖
5		《蜀本草》	味苦、辛，平，无毒
6	宋	《开宝本草》	味苦、辛，平，无毒
7		《嘉祐本草》	味苦、辛，平，无毒
8		《经史证类备急本草》	味苦、辛，平，无毒
9		《经史证类大观本草》	味苦、辛，平，无毒
10		《政和新修经史证类备用本草》	味苦、辛，平，无毒
11		《绍兴校定经史证类备急本草》	味苦、辛，平，无毒
12	明	《本草纲目》	苦，平，无毒
13		《本草汇言》	味苦，气平，无毒
14		《本草约言》	味苦
15		《本草品汇精要》	味苦、辛，平，无毒
16	清	《本草从新》	苦，平
17		《得配本草》	苦、辛
18		《本草分经》	苦，平
19		《药性切用》	苦，平
20		《本草再新》	味甘，性温，无毒
21		《本草详节》	味苦，气平

三、桃叶功效和主治的认识演变

春秋战国时期《五十二病方·干骚（瘙）方》记载："煮桃叶，三沔，以为汤。之温内，饮热酒，已，即入汤中，有（又）饮热酒其中，虽久骚（瘙）【已】（四一七）。"应用该方可以治疗某种皮肤病。

西晋葛洪《肘后备急方》载有桃叶应用处方，根据统计可用于治疗霍乱（1首）、瘘（1首）、百虫入耳（1首）。

南北朝时期，陶弘景《名医别录·下品·桃核》与《本草经集注·果菜米谷有名无实·果部药物·桃核仁》都载有桃叶的功用，即"主除尸虫，出疮中虫"。陈延之《小品方》载桃叶用于治疗"霍乱腹疼"与"伤寒汗不出"等。

隋唐至五代时期，关于桃叶功用的认知不仅沿袭前人的观点，也产生了新的认识。唐代《新修本草》、五代韩保昇《蜀本草》沿用了《名医别录》《本草经集注》关于桃叶功效主治的记载。五代吴越日华子所撰《日华子本草·果部》载"桃叶……治恶气，小儿寒热、客忤"，丰富了对桃叶功用的认识。

唐代孟诜《食疗本草·桃人（仁）》载桃叶用于治疗女阴生疮："女人阴中生疮，如虫咬、疼痛者，可生捣叶，绵裹内阴中，日三四易，瘥。亦煮汁洗之。今案：煮皮洗之良。"上文印证了桃叶"出疮中虫"的功效。

孙思邈《备急千金要方》《千金翼方》（两书合称《千金方》）载桃叶应用方剂，如用于治疗小儿时气（1首），杀虫（1首），百虫入耳（3首），伤寒汗不出（3首），头痛（1首），湿䘌（2首），霍乱腹疼（1首），瘑疮、癣、火烧疮（3首），水毒（1首）。孙氏对上述桃叶处方应用，体现了桃叶发汗消湿、杀虫解毒之功效。王焘《外台秘要》所载处方也有很多用到了桃叶，如治疗伤寒汗不出（2首）、天行病（2首）、霍乱腹痛（2首）、头痛（1首）、虫入耳（1首）、五痔（2首）的处方，及杀虫（1首）、小儿方（3首），这些桃叶处方治疗的病证反映出桃叶具有清热解毒、杀虫的作用，其中，应用桃叶治疗天行病为前人所未见。

宋金元时期，关于桃叶的功效主治认识基本沿用前人的观点，并予以丰富发展。其一，本草理论方面。《开宝本草》《嘉祐本草》《证类本草》等典籍沿用了《新修本草》《蜀本草》中关于桃叶"主除尸虫，出疮中虫"的相关记载。但《证类本草·下品·桃核仁》中有关桃叶处方治疗"大小便不通"是较有创见的，其扩大了桃叶主治应用范围。其二，桃叶方剂临证应用方面。《太平圣惠方》《圣济总录》《普济本事方》等方书基本引用延续了《千金方》《外台秘要》中关于桃叶应用内容和治疗病证范围，没有更多突破和创新。

明清时期对桃叶功用理论进行总结并产生了新的认识。明代李时珍《本草纲目·果部·果之一·桃》总结了前人关于桃叶功用的认识，曰："除尸虫，出疮中小虫（《别录》）。治恶气，小儿寒热客忤（大明）。"李氏还提出了新的观点："疗伤寒、时气、风痹无汗，治头风，通大小便，止霍乱腹痛。"这丰富了桃叶功用的本草理论认识。又如明代倪朱谟《本草汇言·果部》系统概述了历代桃叶功效主治观点，云："桃叶，破妇人血闭血瘕（《产宝》），定小儿客忤寒热，惊邪鬼气（《日华》），去风杀虫之药也（《别录》）。"其中关于桃叶治疗血闭血瘕，为前代医家较少论及。清代叶天士《本草再新·果部》记载桃叶的功用为"发汗，除痰，消湿，杀虫"，有关"除痰"的论说丰富了桃叶功效主治的认识。

明代方书《普济方》载有许多桃叶方剂应用，涉及皮虚（1首），二便不通（3首），头痛（1首），美容（3首），虫入耳（2首），伤寒（5首），时气（2首），积聚（2首），疟疾（1首），霍乱（2首），诸疮、癣（7首），诸痔瘘（6首），杀虫（4首），蛇虫伤（2首），水毒（1首），尸疰（1首），劳瘵（1首）等方面。其中桃叶方剂用于美白、治疗白秃及积聚是新的认识，扩大了其临证应用范围。

总而言之，纵览本草及方书典籍中关于桃叶功效和主治的发展演变记载（表4-5），桃叶具有祛风清热、燥湿解毒、杀虫的功效，主治头风、风痹无汗、恶气、疮疡、癣疮、积聚、血闭血瘕、霍乱腹痛、二便不通、肠痔等。

表4-5　桃叶功效主治的本草古籍文献记载

序号	年代	出处	功效主治相关内容摘要
1	梁	《名医别录》	主除尸虫，出疮中虫
2		《本草经集注》	主除尸虫，出疮中虫
3	唐	《新修本草》	主除尸虫，出疮中虫
4		《食疗本草》	治女人阴中生疮
5	五代	《日华子本草》	治恶气，小儿寒热客忤
6		《蜀本草》	主除尸虫，出疮中虫
7	宋	《开宝本草》	主除尸虫，出疮中虫
8		《嘉祐本草》	主除尸虫，出疮中虫
9		《证类本草》	主除尸虫，出疮中虫。 附方主治女人阴中生疮，杀三虫，治风、项强不得顾视，肠痔，下部疮已块洞，诸虫入耳，大小肠并不通，小儿伤寒等
10	明	《滇南本草》	洗疮除风，熬水洗眼可除尸气冲着
11		《本草品汇精要》	主除尸虫，出疮中虫。 附方主治女人阴中生疮，恶气，小儿寒热，客忤，肠痔，诸虫入耳

序号	年代	出处	功效主治相关内容摘要
12		《本草蒙筌》	煮熏头风，杀鬼疰精物，铺席卧又辟不祥
13		《本草纲目》	除尸虫，出疮中小虫。治恶气，小儿寒热客忤。疗伤寒、时气、风痹无汗，治头风，通大小便，止霍乱腹痛。 载桃叶蒸汗法、桃叶汤熏法、阮河南桃叶蒸法等发汗法，并附方11首，主治风袭项强、不得顾视，小儿伤寒时气，二便不通，霍乱腹痛吐利，除三尸虫，肠痔出血，女人阴疮，足上瘑疮，鼻内生疮，身面癣疮，诸虫入耳
14		《本草易读》	女人阴疮，鼻中生疮，身面生癣
15		《雷公炮制药性解》	主恶气客忤，阴户生虫痛痒，及疮中虫
16		《本草汇言》	破妇人血闭血瘕，定小儿客忤寒热，惊邪鬼气，去风杀虫
17		《本草约言》	主除尸虫，出疮中虫
18	清	《本草备要》	发汗
19		《本经逢原》	治传尸，杀瘵虫、疮中小虫
20		《本草从新》	杀虫发汗
21		《得配本草》	一切疮虫尸虫。诸虫入耳，虫蚀阴户
22		《本草分经》	杀虫发汗
23		《药性切用》	杀虫发汗
24		《本草再新》	发汗，除痰，消湿，杀虫
25		《本草详节》	主饮汁，出疮中虫，诸虫入耳，揉塞两耳即出

四、桃叶用药医疗与美容

（一）美容

桃叶入药可以到达美容的功效，例如《普济方》卷五十一载桃花圆，方用桃叶二两，桂心、乌喙、甘草各一两。上为末，丸如大豆许，每服十丸，日二服，十日易形。一方有白附子、甜瓜、杏仁各一两，为七味，具有治疗黑䵟，令人洁白光悦的功效。

（二）用药医疗

桃叶在发汗上有妙用。《本草图经·果部》云："桃叶，多用作汤导药，标嫩者名桃心，尤胜。张文仲治天行，有支太医桃叶汤熏身法，水一石，煮桃叶，取七斗，以为铺席，自围衣被盖上，安桃汤于床箦下，乘热自熏，停少时当雨汗，汗遍，去汤待歇，速粉之，并灸大椎。陈廪丘《蒸法经》云：连发汗，汗不出者死，可蒸之，如中风法。以问张苗，苗曾有疲极汗出，卧单簟中冷，但苦寒倦。四日凡八过发汗，汗不出，烧地桃叶蒸之，则得大汗，被中傅粉极燥，便瘥。后用此发汗得出，蒸发者，烧地良久，扫除去火，可以水小洒，取蚕沙，若桃叶、柏叶、糠及麦麸皆可。取用易得者，牛马粪亦可用，但臭耳。取桃叶欲落时，可益收干之，以此等物著火处，令厚二三寸，布席坐上，温覆用此，汗出若过热，当审细消息，大热者重席，汗出周身便止，温粉粉之，勿令过。此法旧云出阮河南也。"

除发汗法，桃叶用药在中医药典籍中有很多记载。例如，李时珍《本草纲目》第二十九卷记载历代桃叶方剂配伍应用有 11 首附方，分别用于足上痫疮，诸虫入耳，身面癣疮，风袭项强、不得顾视，二便不通，霍乱腹痛吐利，除三尸虫，女人阴疮，小儿伤寒时气，鼻内生疮。

《本草纲目》引《肘后备急方》治疗足上痫疮：桃叶捣，和苦酒敷之。又载治疗肠痔出血：桃叶一斛杵，蒸之，纳小口器中坐，有虫自出。引《梅师方》治疗诸虫入耳：桃叶揉熟塞之，或捣汁滴之，或作枕，枕一夕自出。引《千金要方》治疗身面癣疮：日午捣桃叶，取汁搽之。治疗风袭项强，不得顾视：穿地作坑，煅赤，以水洒之令冷，铺生桃叶于内，卧席上，以项着坑上，蒸至汗出，良久即瘥。引《孙真人海上方》治疗二便不通：桃叶杵汁半升服，冬用桃皮。引《外台秘要》治疗霍乱腹痛吐利：桃叶三升切，水五升，煮一升三合，分二服。除三尸虫：桃叶杵汁，服一升。引《食疗本草》治疗女人阴疮，如虫咬痒痛者：生捣桃叶，绵裹纳之，日三四易。引《伤寒类要》治疗小儿伤寒时气：用桃叶三两，水五升，煮十沸取汁，日五六遍淋之。后烧雄鼠粪二枚服之，妙。引《简便单方》治疗鼻内生疮：桃叶嫩心，杵烂塞之，无叶用枝。

此外，桃叶用药还可用于头痛闷乱、伤寒毒气攻手足虚肿、时气瘴疫、五痔、疳䘌、脓血诸痢、水毒、小儿白秃、疝痛、劳疟等。

《备急千金要方》卷十八载葱白汤，方用桃叶一把，葱白二十茎，乌头、甘草、真珠、恒山各半两。上件㕮咀，以水、酒各四升和煮取三升，去滓内珠，每服一升，吐即止，用于治疗冷热膈涎、发时头痛闷乱、欲吐不得。

《太平圣惠方》卷一百四十载方，方用猪肉、桃叶各一斤，以水一斗五升，煮令肉熟，去滓，看冷热，用渍手足，用于治疗伤寒毒气攻手足虚肿及疼痛欲脱。该书卷十六载安息香丸方，方用干桃叶三两，安息香一两，朱砂半两（细研），硫黄半两（细研），雄黄一两（细研），阿魏半两，松脂四两，榴（柏）叶四两，苍术四两，白芷三两。上药捣罗为末，炼蜜和丸，如弹子大，用于治疗时气瘴疫。该书卷二百九十六载五痔熨药方，方用桃叶（切，二升），槐花（一升），胡麻（一升），上件药合捣蒸之，以热熟为度，旋取一升，以绵裹熨痔上，冷即频换熨之，用于治疗五痔。该书卷二百一十三载方，方用桃叶二两干者，腐犬骨二两烧灰，上件药捣细罗为散，每于食前，以粥饮调下二钱，用于治疗疳蟨。

《圣济总录》卷七十六载阿胶散，方用桃叶（炒）、柏叶（去梗，焙）各一两，阿胶（炙令燥）、龙骨、无食子各三两，甘草（炙）、肉豆蔻（去壳，炙）各半两。上七味，捣罗为细散，每服三钱匕，米饮调下，不拘时，用于治疗脓血诸痢及痢后腹痛。该书卷一百四十九载桃梅饮，方用梅叶、桃叶，上捣，绞汁三升许，以少水解为饮之，用于治疗中水毒。

《卫生易简方》卷十二载方，方用椿、楸、桃叶心，取汁敷之，五七次大效，用于治疗小儿白秃。

《医心方》卷十四载桃叶汤，方用桃叶十四枚，恒山四两，上以酒二升，渍一宿，露着中庭，刀着器上，明旦发日凌晨漉去滓，微温令暖，一顿服之，必吐，用于治疗劳疟。

《保命歌括》卷十六载五叶汤，方用桃叶、椒叶、枇杷叶、野紫苏叶、苍耳叶、水晶蒲，上各味，不拘多少，煎汤浴洗，用于治疗疝痛。

现代桃叶在用药方面也有应用。如《上海常用中草药》治疗痔疮：桃叶适量，煎汤熏洗。《岭南采药录》治眼肿：桃叶捣汁擦之。《广西民间常用草药》治风热头痛：生桃叶适量，盐少许，共捣烂，敷太阳穴。

第四节　桃茎白皮的古代医药文献记载

桃茎白皮出自《名医别录》，异名有桃皮（《本草经集注》）、桃树皮（《证类本草》）、桃白皮（《本草图经》），为蔷薇科植物桃 Prunus persica（L.）Batsch 或山桃 Prunus davidiana（Carr.）Franch. 除去栓皮的树皮。夏、秋季剥取，除去栓皮，切碎，晒干或鲜用。明代李时珍《本草纲目》第二十九卷载桃茎白皮的修制方法："树皮、根皮皆可，用根皮尤良。并取东行者，刮去粗皮，取白皮入药。"

桃茎白皮作为一味中药，早在西晋葛洪所撰《肘后备急方》中就有其相关应用记载，用于治疗卒心痛、卒得恶疮、水肿、狂狗咬人等。南北朝时期陶弘景所撰《名医别录》下品"桃核"篇详细描述了桃茎白皮的药性与功用，曰："味苦，辛，无毒。除邪鬼，中恶，腹痛，去胃中热。"后世医家多承袭陶氏关于桃茎白皮的药用认识，并不断丰富和发展。本节将全面搜集整理古代医药文献中桃茎白皮的记载，对其名称、药性、功效主治的认识演变进行考察。

一、桃茎白皮的名称

通览古代中医药学文献发现，关于桃茎白皮有桃皮、桃树皮、桃白皮等异名或别名。

一是"桃茎白皮"。该名始载于南北朝时期陶弘景《名医别录·下品·桃核》："其茎白皮，味苦，辛，无毒。除邪鬼，中恶，腹痛，去胃中热。"这里的"其"指代桃。后世本草典籍《本草经集注》《新修本草》《证类本草》《本草品汇精要》等都完全沿用了《名医别录》关于桃茎白皮的称谓、药性与功用的记载。宋代苏颂《本草图经·果部·桃核仁》强调："（桃）茎白皮，中恶方用之。"该书记载了桃茎白皮的名称及治疗中恶的作用。

二是"桃皮"。桃皮是桃茎白皮的简称。该名称始见于南北朝时期陶弘景所辑《本草经集注·序录下》："中恶……桃皮，乌鸡，蜈蚣。"书中记载了"桃皮"的名称，并表明它是治疗中恶的通用药物。唐代《新修本草·诸病通用药·中恶》沿用了此条记载。宋代苏颂《本草图经》以"桃皮"为称谓记载处方："肺热闷不止，胸中喘急悸，客热往来欲死，不堪服药，泄胸中喘气，用桃皮、芫花各一升，二物以水四升，煮取一升五合，去滓，以故布手巾内汁中，薄胸，温四肢，不盈数刻即歇。"宋代唐慎微《证类本草·下品·桃核仁》载"治喉闭，煮桃皮汁三升服之"，明代李时珍《本草纲目·果部·果之一·桃》云"小儿白秃：桃皮五两煎汁，入白面沐之，并服"，两书都以"桃皮"之名记载了其主治病证。

三是"桃树皮"。该名较早记载于宋代唐慎微《证类本草·下品·桃核仁》，该书描写"桃树皮"称谓及主治，云："主大小肠并不通，桃叶取汁，和服半升，冬用桃树皮。"明代李时珍《本草纲目·火部·火之一·神针火》也用"桃树皮"这个称谓进行记载："雷火神针法，用熟蕲艾末一两，乳香、没药、穿山甲、硫黄、雄黄、草乌头、川乌头、桃树皮末各一钱，麝香五分，为末，拌艾……"又如清代丁尧臣《奇效简便良方·喉舌齿牙·喉痹肿痛》载"铁秤锤烧红，淬菖蒲根汁一杯，饮之。或桃树皮煮汁三碗服之"，记载了"桃树皮"的称谓及其治疗喉痹肿痛的功用。

四是"桃白皮"。桃白皮是桃茎白皮的简称，该称谓较早见于西晋葛洪《肘后备急方·治卒心痛方第八》："治卒心痛。桃白皮煮汁，宜空腹服之。"南北朝陈延之《小品方·治妊胎诸方》也以"桃白皮"为称谓记载其应用："治月未足，胎死不出，母欲死方……桃白皮如梧子大，服一丸，立出。"宋代苏颂《本草图经》是较早记载"桃白皮"的本草专著，书中描述"主蛊毒：用大戟，桃白皮东引者……"此外，还有一些本草典籍以"桃白皮"为名称记载其治疗。如宋代唐慎微《证类本草·下品·桃核仁》记载："治热病后下部生疮。浓煮桃白皮如稀饧，纳少许熊胆研，以绵蘸药纳下部疮上。"明代刘文泰《本草品汇精要》载："桃白皮治狂狗咬人，以一握水煎服"。

二、桃茎白皮药性的认识演变

关于桃茎白皮药性记载最早见于南北朝时期陶弘景《名医别录·下品·桃核》，其曰："其茎白皮，味苦，辛，无毒"，但未对四气进行描述。后世本草著作关于桃茎白皮药性认识多沿用了《别录》的观点，从南北朝《本草经集注》到唐代《新修本草》、五代《蜀本草》，再到宋代《开宝本草》《嘉祐本草》。

宋代唐慎微《证类本草·序例下》首次记载了桃茎白皮的四气，曰"桃皮（平）"，并在《证类本草·下品·桃核仁》载"茎白皮味苦、辛，无毒"，较全面地记载了桃茎白皮的性味及毒性。此后《经史证类大观本草》《政和新修经史证类备用本草》《绍兴校定经史证类备急本草》都沿用了《证类本草》的相关记载。

明清时期关于桃茎白皮药性的认识不仅继承前人的观点，也产生了新的认识。明代刘文泰《本草品汇精要》、薛己《本草约言》沿用了《名医别录》桃茎白皮"味苦、辛"的观点。但是也有医家有不同的认识，明代李时珍《本草纲目·果部·果之一·桃》载"茎及白皮……苦，平，无毒"。李氏全面描述了桃茎白皮的性味及毒良，并去除"辛"味，只保留"苦"味。清代闵钺《本草详节·果部·桃核仁》也认为茎白皮"味苦、气平"。

总的来说，爬梳历代中医药学文献关于桃茎白皮性味及毒性的记载（表4-6）可知，宋代之前桃茎白皮性味及毒性的主流认识为"味苦、辛，无毒"，经《证类本草》完善桃茎白皮的四气为"平"，到明代李时珍根据实际用药情况精简了其药味，记载其药性为"苦，平，无毒"。

至于桃茎白皮的归经，历代医学典籍未见相关记载，现代研究《湖南药物志》[1]载桃茎白皮归肺、肝、脾、胃经，《中华药海》[2]、《新编中药歌诀集解》[3]认为桃茎白皮入肺、脾二经。

表4-6　桃茎白皮性味及毒性的本草古籍文献记载

序号	年代	文献出处	四性（气）五味及毒性
1	南北朝	《名医别录》	味苦、辛，无毒
2		《本草经集注》	味苦、辛，无毒
3	唐	《新修本草》	味苦、辛，无毒
4	五代	《蜀本草》	味苦、辛，无毒
5		《开宝本草》	味苦、辛，无毒
6	宋	《嘉祐本草》	味苦、辛，无毒
7		《经史证类备急本草》	性平，味苦、辛，无毒
8		《经史证类大观本草》	性平，味苦、辛，无毒

[1] 蔡光先，蒋士生，胡郁坤.湖南药物志：第5卷［M］.长沙：湖南科学技术出版社，2004：3443.

[2] 冉先德.中华药海：下［M］.哈尔滨：哈尔滨出版社，1993：1411.

[3] 周登成.新编中药歌诀集解［M］.哈尔滨：黑龙江人民出版社，2001：925.

续表

序号	年代	文献出处	四性（气）五味及毒性
9		《政和新修经史证类备用本草》	性平，味苦、辛，无毒
10		《绍兴校定经史证类备急本草》	性平，味苦、辛，无毒
11	明	《本草品汇精要》	味苦、辛，无毒
12		《本草约言》	味苦、辛
13		《本草纲目》	苦，平，无毒
14		《本草详节》	味苦、气平

三、桃茎白皮功效和主治的认识演变

西晋葛洪《肘后备急方》记载了桃茎白皮的诸多应用方法，用于治疗卒心痛、毒病下部生疮、卒得恶疮、狂狗咬人、蛊毒等病证。

南北朝时期，陶弘景《名医别录》《本草经集注》两书较早记载了桃茎白皮的功效主治："除邪鬼，中恶，腹痛，去胃中热。"陈延之《小品方》载桃茎白皮应用药方，主治中恶、腹痛积冷、水肿等，较好地印证了陶弘景关于桃茎白皮功用的理论认识。

隋唐至五代时期，唐代《新修本草》、五代《蜀本草》沿用了前人关于桃茎白皮"除邪鬼，中恶，腹痛，去胃中热"的观点。药王孙思邈《备急千金要方》与《千金翼方》收载桃茎白皮诸多应用，除前人所载的心痛、下部生疮、中恶，还可以用于治疗瘑疥、火疮、喉痹、蛊毒、白秃、大便不通、胀满、赤白痢、肺热闷、积气、蚍蜉瘘、体臭、杂疰、传尸骨蒸，并具有杀虫、解秽的功用。王焘《外台秘要》也收载桃茎白皮的很多应用，如用于治疗中恶、犬咬人、阴下痒湿、䘌食下部、痔、天行病，恶毒、蛊毒、燥癣、皮虚、肺热兼咳、心劳热伤、胀满、水肿、身臭、疳痢、大便不通、胞转小便不通、白秃、杀虫等。依据孙思邈和王焘著作中主治病证分析，桃茎白皮具有利水消肿、清热解毒、杀虫的作用。

宋金元时期，《开宝本草》《嘉祐本草》《证类本草》等本草著作继承了前代医家关于桃茎白皮功用的认识，"除邪鬼，中恶，腹痛，去胃中热"。其中唐慎微在《证类本草·下品·桃核仁》中还增加桃茎白皮的应用附方，用于肺热喘急、

蛊毒、喉闭、卒中癌疮、下部疮、热病、狂狗咬人、瘰疬、恶疮、小儿湿癣等。苏颂《本草图经·果部·桃核仁》:"茎白皮,中恶方用之",并附方用于肺热喘急、蛊毒。两书关于桃茎白皮功用及方剂应用的认识,较前代医家无新的变化。

而宋代关于桃茎白皮的应用发挥在前代医家相关认识的基础上,又有新的进展。方书《太平圣惠方》不仅记载了前代医家已经认识到的桃茎白皮应用,如用于治疗中恶、时气病、阴下湿痒、癌疮、恶疮、心劳热伤、体臭、白秃、诸虫心痛、蛊毒、犬咬、大小便不通、疳蟨、蚵蚜瘘、疳痢等病证,还认识到可用于治疗气淋、脚气、伤寒狐惑,扩大了桃茎白皮的应用范围,体现出桃茎白皮利水消肿、清热解毒的功用。另一部方书《圣济总录》记载了桃茎白皮可以治疗伤寒狐惑、心腹卒胀痛、疳痢、心劳、虚劳羸瘦,大小便不通、气淋、蚵蚜瘘、疥癣、蛊毒、犬咬人、皮痹、伤寒后蟨疮,疳湿诸疾、诸虫、中恶、鬼击、白秃、咽闭、诸痔、牙疼、齿疳等。其中关于牙疼、齿疳等牙齿诸疾,是桃茎白皮新的应用和认识。

明清时期,一些医家不但承袭前人关于桃茎白皮功效主治的认识,还进行了系统总结。刘文泰《本草品汇精要》、薛己《本草约言》沿用了前代医家关于桃茎白皮"除邪鬼、中恶、腹痛,去胃中热"的功用认识,并阐述了桃茎白皮的应用。如明代刘文泰《本草品汇精要·果部下品·果之木·桃核仁》记载:"桃白皮治狂狗咬人,以一握水煎服……东引桃枝白皮一握,水煮服半升,主鬼疰、心腹痛不可忍。"兰茂《滇南本草·桃》记载:"皮,烧灰为末,搽黄水疮。"陈嘉谟《本草蒙筌·果部·桃核仁》曰:"树白皮(治)蟨生齿间。"清代汪㘞庵《本草易读·桃仁》言:"喉痹塞痛,捣桃白皮服。"杨时泰《本草述钩元·果部·桃》记载:"水肿尿短。桃皮三斤,去外粗皮,秫米一斗,女曲二升。以水二斗,煮桃皮……"。

更重要的是,李时珍《本草纲目·果部·果之一·桃》系统总结了桃茎白皮的功效主治,"除邪鬼中恶腹痛,去胃中热(《别录》)。解蛊毒……杀诸疮虫(时珍)",并附方11首,用于肺热喘急、喉痹塞痛、解中蛊毒、恶疮、瘰疬、下部蟨疮、小儿湿癣、狂狗咬伤、水肿尿短、牙疼颊肿、小儿白秃。

总结而言,历数各代本草及方书典籍中关于桃茎白皮功效和主治的发展演变记载(表4-7),可见桃茎白皮具有清热利水、解毒杀虫的功效,主治喉闭、水肿、淋证、腹痛、肺热喘急、牙疼、疮痈肿毒、瘰疬、湿癣、疳痢、狂犬病等。

表 4-7　桃茎白皮功效主治的本草古籍文献记载

序号	年代	出处	功效主治相关内容摘要
1	南北朝	《名医别录》	除邪鬼，中恶，腹痛，去胃中热
2		《本草经集注》	除邪鬼，中恶，腹痛，去胃中热
3	唐	《新修本草》	除邪鬼，中恶，腹痛，去胃中热
4	五代	《蜀本草》	除邪鬼，中恶，腹痛，去胃中热
4	宋	《本草图经》	茎白皮，中恶方用之。 附方 2 首，主治肺热喘急，蛊毒
5		《证类本草》	除邪鬼，中恶，腹痛，去胃中热。茎白皮，中恶方用之。 附方 10 首，主治肺热喘急，蛊毒，喉闭，卒中痼疮，下部疮已块洞者，热病后下部生疮，狂狗咬人，瘰疬，恶疮，小儿湿癣等
6	明	《本草品汇精要》	除邪鬼、中恶、腹痛，去胃中热……狂狗咬人，鬼疰、心腹痛不可忍
7		《本草约言》	除邪鬼、中恶、腹痛，去胃中热
8		《滇南本草》	烧灰为末，搽黄水疮
9		《本草蒙筌》	龋生齿间
10		《本草纲目》	除邪鬼中恶腹痛，去胃中热。解蛊毒，杀诸疮虫。 附方 11 首，主治肺热喘急，喉痹塞痛，解中蛊毒，恶疮，瘰疬，下部龋疮，小儿湿癣，狂狗咬伤，水肿尿短，牙疼颊肿，小儿白秃
11	清	《本草易读》	主治喉痹塞痛
12		《本草述钩元》	主治水肿尿短

四、桃茎白皮用药医疗与预防保健

（一）预防保健

桃茎白皮入药具有预防保健的功效。例如，《外台秘要》卷四引《古今录验》杀鬼丸，方用桃白皮五两，雄黄五两，朱砂五两，鬼臼五两，鬼督邮五两，雌黄五两，马兜铃五两，皂荚五两，虎骨五两，阿魏五两，甲香一两，羚羊角一枚，白胶香一两，菖蒲五两，段羊角一枚，蜡蜜八斤，石硫黄五两。上十七味，捣筛十六味，蜡蜜和为丸，如杏子大，将往辟瘟处烧之，若大疫家可烧，并带行，用于去恶毒气。

（二）用药医疗

桃茎白皮的用药应用在本草和医学典籍中有很多记载，仅李时珍《本草纲目》第二十九卷记载历代桃茎白皮方剂配伍应用就有 11 首附方，分别主治下部䘌疮，狂狗咬伤，喉痹塞痛，卒得恶疮、人不识者，卒患瘰疬，小儿湿癣，肺热喘急，蛊毒，牙疼颊肿，小儿白秃，水肿尿短。

《本草纲目》引《梅师方》治下部䘌疮：桃白皮煮取浓汁如稀饧，入熊胆少许，以绵蘸药纳入下部疮上。狂狗咬伤：桃白皮一握，水三升，煎一升服。引《千金要方》治喉痹塞痛：桃皮煮汁三升服。引《孙真人海上方》治卒得恶疮，人不识者：取桃皮作屑纳之。卒患瘰疬，不痛者：取桃树白皮贴疮上，灸二七壮良。引《子母秘录》治小儿湿癣：桃树青皮为末和醋频敷之。引《本草图经》治肺热喘急《集验》：治肺热闷喘急，客热往来，欲死，不堪服药者。用桃皮、芫花各一升，以水四升，煮取一升五合。以故布纳汁中，取薄胸口，温四肢，不盈数刻即止。又载解中蛊毒：用东引桃白皮（烘干）、大戟、斑蝥（去足翅熬），三物等分，为末，以冷水服半方寸匕，即出，不出更服，或因酒得以酒服，因食得以食服，必效方云，此乃李饶州法也，亦可以米泔丸服。引《太平圣惠方》治牙疼颊肿：桃白皮、柳白皮、槐白皮等分，煎酒热漱，冷则吐之。小儿白秃：桃皮五两煎汁，入白面沐之，并服。引《圣济总录》治水肿尿短：桃皮三斤（去内外皮），秫米一斗，女曲一升，以水二斗煮桃皮，取汁一斗，以一半渍曲，一半渍秫饭，如常酿成酒。每服一合，日三次，以体中有热为候，小便多是病去。忌生冷、一切毒物。

此外，桃茎白皮还主治蛲虫、蛔虫及痔，中恶气、心腹痛，大小便气壅不利，蚍蜉瘘，疳䘌，久痢变疳，小儿疳痢赤白，卒心痛，虚劳羸瘦咳嗽，气淋，伤寒狐惑，狗咬毒痛，脊疳等。

《备急千金要方》卷十八载桃皮汤，方用桃皮、艾叶各一两，槐子三两，大枣三十枚。上㕮咀，以水三升，煮取半升顿服之，用于治疗蛲虫、蛔虫及痔，虫蚀下部生疮，该书卷十七载桃皮汤，用桃白皮一握（东引者），真珠、附子各一两，栀子仁十四枚，当归三两，豉五合，桂心二两，吴茱萸五合（一方无当归以下四味）。上㕮咀，以水五升，煮取二升，去滓，纳真珠末，分作二服；用于治疗中恶气、心腹痛、胸胁胀满、短气。

《太平圣惠方》卷五十九所载吴茱萸丸，方用桃白皮一两（锉），吴茱萸一分（汤浸七遍，焙干微妙），桂心半两，干姜一分（炮裂，锉），川大黄一两（锉碎，微炒），当归半两（锉，微炒），赤芍半两，甘草半两（炙微赤，锉），川芎半两，人参三分（去芦头），细辛三分，真珠三分（细研）。上为末，炼蜜为丸，如梧桐子大，每服三十丸，以生姜、橘皮汤送下，一日三次；用于治疗大小便气壅不利、胀满、关格不通。该书卷六十六载桃白皮散，用桃白皮半两（锉），川大黄半两（锉碎，微炒），知母一分，生干地黄半两，雌黄一分，蝟皮一两（炙令黄），独活半两，青黛一分（细研），川椒一百枚（去目及闭口者，微炒去汗），白芷一分，松脂半两，赤芍一分，海苔一分，当归半两，斑蝥一分（以糯米拌炒，米黄为度，去头足翅）。上为细散，都研令匀，每服一钱，空心及晚食前以温粥饮调下；用于治疗蚍蜉瘘，发于颈上，初得壮热，后即成疮，出脓水疼痛。该书卷六十载苦参汤，用桃白皮三分，苦参一两，槐白皮三分，上锉细，以水三大盏，煎至二盏，去滓，食前分三次温服；用于治疗疳䘌，上唇内生疮如粟，口中懊涩，面色枯白，好睡体重，虫蚀五脏。

《圣济总录》卷七十八所载二白汤，方用桃白皮、槐白皮各一升，苦参五合，大枣十枚，熟艾五合，以水五升，煮取二升半，去滓，纳熊胆一枣许大，搅令匀，取二升灌下部，余分三服；用于治疗久痢变疳，下部生恶疮，恶寒壮热。该书卷一百七十三载桃皮散，用桃白皮（炙）半两，黄连（去须），胡粉（炒），赤茯苓（去黑皮）各一两，黄柏（去粗皮，炙）半两，丁香七粒。上为散，每服半钱匕，早、晚食前米饮调下；用于治疗小儿疳痢赤白，及一切痢。又方桃白皮汤，用桃白皮，煮汁，宜空腹服之，用于治疗卒心痛。该书卷八十九载大腹饮，用桃白皮一两，大腹（并皮，煨，锉），诃黎勒皮各二枚，陈橘皮（去白，炒）一分，猪胆一枚。上五味，除胆外，为粗末，每服五钱匕，以童子小便一盏半，先浸一宿，五更煎取五分，去滓，摘破胆，搅和服；用于治疗虚劳羸瘦咳嗽。该书卷九十八载芍药汤，用桃白皮一握（洗），赤芍、大黄（锉，炒）、当归（切，焙）、川芎各二两，桂（去粗皮）、人参、细辛（去苗叶）各三两，真珠末半两，雄黄（研）三分。上为粗末，每服三钱匕，水一盏，煎至七分，去滓温服，不拘时候；用于治疗气淋，小便不通。该书卷二十九载四皮汤，用桃白皮、槐白皮、柳白皮、桑白皮各等分，上细锉，每用四两，以浆水一斗，煎至七升，去滓，熏洗下部；用于治疗伤寒狐惑，毒攻下部，肛内生疮。

《普济方》卷三百零六所载杏桃散，方用桃白皮一两（锉），杏仁半两（汤浸，去皮尖、双仁，生用），以水一大盏半，煎至八分，去滓，分二次温服，良久再服，当吐狗毒，即愈；用于治疗狗咬人，伤处毒痛，心闷。

《顾氏医径》卷五所载金蟾散，方用桃白皮、蟾、夜明砂、樗根皮、地榆、诃子、槐米、粉草、大枣；用于治疗脊疳，脊热生虫，以手击其背，空若鼓鸣。

桃茎白皮在现代用药方面也有应用。例如，《全国中草药新医疗法展览会资料选编》载治疗乳腺炎初起方：鲜桃树皮 60 g，加水煎至半碗，打入鸡蛋 1 个，1 次服下，肿胀甚者应吸尽乳汁，对已化脓者无效。《湖南药物志》载治疗疟疾方：桃树皮 3 块，大蒜头 1 枚，鸡蛋黄 3 g，水菖蒲 9 g，水煎服。《岭南采药录》载治疗眼肿方：桃树青皮为末，醋和敷之。《壮族民间用药选编》载治龋齿方：桃树皮 15 g，茅莓根 30 g，食醋适量以过药面为度，煎成浓汁，待温反复含漱 3 ～ 4 次，停 1 ～ 2 小时又继续含漱 3 ～ 4 次；《内蒙古中草药》载治疗食道癌方：新鲜桃树皮 90 ～ 120 g，捣烂加水少许，取汁服。

第五节　桃枝的古代医药文献记载

桃枝，全称桃树枝，为蔷薇科植物桃 Prunus persica（L.）Batsch 或山桃 Prunus davidiana(Carr.)Franch. 的幼枝，夏季采收，切段，晒干或随剪随用。《中国药典》[1]（2015 年版）载桃枝条呈圆柱形，长短不一，直径 0.2 ～ 1 cm，表面红褐色，较光滑，有类白色点状皮孔。质脆，易折断，切面黄白色，木部占大部分，髓部白色。

桃枝作为药物早在西晋葛洪《肘后备急方》中就有记载，该书描述应用"东引桃枝"治疗卒心痛。宋代方书《太平圣惠方》《圣济总录》等对于桃枝处方用于治疗病证均有记载。唐慎微所撰《证类本草》虽为本草专书，但是并没有记载

［1］国家药典委员会.中华人民共和国药典：一部［M］.北京：中国医药科技出版社，2015：278.

桃枝的药性、功用等，只是记录一些前人应用桃枝的处方。直到明代李时珍《本草纲目》"桃"篇载桃枝"苦，平，无毒"，在本草学意义上对桃枝的药性进行了描述。本节将对桃枝的名称、药性、功效主治的认识演变进行考证。

一、桃枝的名称

通过查阅历代古医籍文献，关于桃枝的称谓，主要有桃枝、桃树枝。

其一，桃枝。该称谓在历代医学典籍中有很多记载，较早见于西晋葛洪《肘后备急方·治卒心痛方第八》："治卒心痛……东引桃枝一把，切。以酒一升，煎取半升，顿服，大效。"该书强调向东生长的"东引桃枝"的药效。《太平圣惠方·治伤寒一日候诸方》以"桃枝"为名称记载了治疗伤寒的组方应用："治伤寒一日，壮热头痛，先宜煎葫蘸汤，淋背发汗方。葫蘸（五两）、槐枝（三两）、柳枝（四两）、桃枝（三两）、构叶（四两）、豉（一升）、葱白（十茎）。上件药，细锉，以水三斗，煎取二斗，去滓。"又如明代陈嘉谟《本草蒙筌·果部·桃核仁》记载："枝枕睡不忘，开聪明于耳目，用戊子日，取东引桃枝或着衣带中亦效。"上述医家记载了桃枝的名称与功效。

其二，桃树枝。这个称谓在医药典籍中的记载不多。明代《本草品汇精要·玉石部·神针火》载桃树枝："神针火，主心腹冷、痛风、寒湿痹、附骨阴疽，凡在筋骨隐痛者针之，火气直达病所甚效……【地】向东引桃树枝。"又如《普济方·瘰疬门·诸瘰疬》云："取桃树枝贴上，灸二七壮，治瘰疬毒肿。"《赤水玄珠·脐突光肿、脐汁不干·夜啼、客忤、躯啼》言："雄黄散，（疗）中恶客忤。雄黄，研，水飞细末，用桃树枝煎汤调灌。"以上二书以"桃树枝"为名称记载了用于灸法及作汤剂助服药的应用。

二、桃枝药性的认识演变

纵览历代中医药学典籍，关于桃枝性味及毒性的记载不多（表4-8）。明代陈嘉谟的《本草蒙筌·果部》载桃枝曰"味苦"。明代李时珍在《本草纲目·果部·果之一·桃》描述桃枝药性，言"苦，平，无毒"。清代闵钺的《本草详节·果部·桃核仁》记述桃枝四气五味，云"味苦，气平"。由上可见，桃枝的性味及毒性为"味苦，性平，无毒"。

表 4-8　桃枝性味及毒性的本草古籍文献记载

序号	年代	文献出处	四性（气）五味及毒性
1	明	《本草蒙筌》	味苦
2		《本草纲目》	苦，平，无毒
3	清	《本草详节》	味苦，气平

查阅历代本草典籍，关于桃枝的归经，并无相关记载，现代《中国药典》（2015 年版）载桃枝归心、肝经；《中华药海》载桃枝入心、胃二经[1]；《湖南药物志》载桃枝归肝、胃经。可见现代研究认为，桃枝归心、肝、胃经。

三、桃枝功效和主治的认识演变

中药桃枝的应用早在西晋葛洪《肘后备急方》"治卒心痛方第八"篇就有记载。隋唐时期，孙思邈所辑《千金翼方》对桃枝的应用有了新的见解，可以用于治疗小儿鹅口、时行疫疠、白秃及头面久疮、好忘、疳痢。王焘《外台秘要》记载了桃枝的应用方剂，用于治疗天行病、心痛、痤痛、骨蒸、堕落瘀血、瘑疮、崩中、疳虫等。两书所载内容扩大了桃枝的应用范围，体现出桃枝活血化瘀、清热止痛的功效。

宋金元时期，宋代唐慎微《证类本草·下品·桃核仁》记载："补心虚，治健忘，令耳目聪明。用戊子日，取东引桃枝二寸枕之……以五月五日取东向桃枝，日未出时，作三寸木人，着衣带中，令人不忘……卒心痛。东引桃枝一把切，以酒一升，煎取半升，顿服，大效。"该书记载桃枝可以治疗健忘、卒心痛，具有补心虚、耳聪目明的功效。陈言《三因极一病证方论》载桃枝应用于红效疟丹与取劳虫方，分别用于治疗鬼疟与下虫。

宋代《太平圣惠方》《圣济总录》等综合方书，在前代医家对桃枝功用认识的基础上，丰富了桃枝的应用。例如，《太平圣惠方》记载了桃枝功效主治的许多应用，用于治疗健忘、伤寒、热病、时气瘴疫、大风癞、瘰疬、诸风、急劳、骨蒸、风赤眼、中恶霍乱、诸疟、体黄、尸疰、蜘蛛咬、小便不通、风毒等。又

[1] 冉先德.中华药海：下［M］.哈尔滨：哈尔滨出版社，1993：1410.

如《圣济总录》载桃枝用于治疗风疾，伤寒，诸疟，中恶霍乱，尸注鬼注，诸劳，骨蒸，恶疮，小儿盗汗、口疮、癣等。二书较前代医者新认识到桃枝治疗伤寒、风疾、诸劳、诸疟、小便不通等病证的作用，体现出桃枝活血、祛瘀、止痛的功效。

明清时期，一些医家沿袭了前人关于桃枝功用的认识，如刘文泰《本草品汇精要·果部下品·果之木·桃核仁》和陈嘉谟《本草蒙筌·果部·桃核仁》二书记载桃枝具有疗天行疫疠、补心虚健忘、令人耳目聪明的作用，李梴《医学入门·内集·本草分类·治燥门》除上述作用外，还认识到桃枝有治疗口疮及下部䘌疮的作用。清代汪切庵《本草易读·桃仁·桃奴》与严西亭、施澹宁、洪缉庵同纂的《得配本草·果部·桃》两书记载桃枝具有治疗心痛、预防天行疫疠的作用。更重要的是，李时珍《本草纲目·火部·火之一·神针火》载桃枝的针灸法应用，"神针火者，五月五日取东引桃枝，削为木针，如鸡子大，长五六寸，干之。用时以绵纸三五层衬于患处，将针蘸麻油点着，吹灭，乘热针之"，用于治疗"心腹冷痛，风寒湿痹，附骨阴疽，凡在筋骨隐痛者，针之，火气直达病所，甚效"。李氏还在《本草纲目·果部·果之一·桃》载桃枝"治痎忤心腹痛，辟疫疠"，并附方用于心虚健忘、卒得心痛、鬼痎心痛、热病口疮成䘌、口糜、心腹冷痛、风寒湿痹、附骨阴疽、筋骨隐痛等病证。薛立斋《本草详节·果部·桃核仁》载桃枝功用："主胃中热，痎忤心腹痛，辟疫疠，黄疸身目如金，杀诸疮虫。"清代柴允煌《药性考》载"桃枝酒治痿痹不仁，大疯麻木，透络疏经"，认识到桃枝通络的功用。

明代综合方书《普济方》载桃枝的很多方剂，用于中恶、霍乱、眼疾、时气、热病、诸疟、诸劳、骨蒸、尸疰、恶疮、跌打损伤、崩中等病证的治疗。与前代应用对比，其基本延续了前人对桃枝功用的认识，没有扩大病证应用范围。

总的来说，纵览历代医药典籍关于桃枝功效和主治的发展演变记载（表4-9），桃枝具有活血通络、解毒杀虫的功效，主治心腹疼痛、疮癣、痿痹、健忘、疟、中恶、霍乱、黄疸、瘰疬、虫咬、跌打损伤等。

表 4-9　桃枝功效主治的本草古籍文献记载

序号	年代	文献出处	功效主治相关内容摘要
1	宋	《证类本草》	补心虚，治健忘，令耳目聪明。用戊子日，取东引桃枝二寸枕之……以五月五日取东向桃枝，日未出时，作三寸木人，着衣带中，令人不忘。……卒心痛。东引桃枝一把切，以酒一升，煎取半升，顿服，大效
2	明	《本草品汇精要》	东行桃枝煮汤浴，治天行时疫疠者……戊子日取东引桃枝二寸枕之，补心虚，治健忘，令耳目聪明
3		《本草蒙筌》	天行疫疠者，煮浴。补心虚健忘、令人耳目聪明
4		《本草纲目》	治痎忤心腹痛，辟疫疠，心虚健忘，卒得心痛，鬼疰心痛，热病口疮成蟹，口糜，心腹冷痛，风寒湿痹，附骨阴疽，筋骨隐痛等
5		《本草详节》	主胃中热，痎忤心腹痛，辟疫疠，黄疸身目如金，杀诸疮虫
6		《医学入门》	戊子日取作枕，补心虚健忘、耳目聪明。煎膏涂口疮及下部蟹疮，煎汤洗天行疫疠
7	清	《本草易读》	猝得心痛，东引桃枝酒煎服，大效
8		《药性考》	桃枝酒治痿痹不仁，大疯麻木，透络疏经
9		《得配本草》	桃枝，酒煎饮，治卒心痛。煮汤浴，不染天行疫疠

四、桃枝用药医疗与美容

（一）美容

桃枝入药可以达到美容的功效。例如，《普济方》卷三百一十五所载长肉膏，方用桃枝、桑枝、柳枝、槐枝、榆枝、枸杞枝各四十丸寸，以真麻油一斤熬滚，下枝在内，煎黄赤色，去枝，入黄丹十两，柳枝不住手搅匀，滴试水中不散为度，倾入水盆内，候冷，瓷器盛贮，凡用，摊纸上，慢燋贴；用于治疗小儿梅花秃疮、面痣、赘痣、诸疥疮、六指等，具有长肌肉无痕的功效。

（二）用药医疗

桃枝的医疗应用范围很广，涉及内、外、妇、儿等各科，主治鬼气邪气、传尸伏连骨蒸，天行病，下部生疮或口疮，秃头疮，热疮，恶疮肿毒，诸疔疮，瘰疬，脚气、麻风，中风瘫痪，鬼疟，痔疮，咳嗽气喘，劳瘵，风赤眼，大风疾，泻痢心腹痛，堕落瘀血，跌打损伤，妇人骨蒸劳瘦，妊娠痎疟，小儿盗汗，小儿骨蒸等。

《圣济总录》卷九十三载桃枝饮，方用桃枝、柳枝各一握（细锉，东南者），豉半两，葱白三茎（细切），童便一升，地胆三钱（为末），蜀椒（去目及闭口者，炒出汗）半两，生姜（细切）一两。上五味，为粗末，与姜、葱、豉同和匀，用童便一升，浸一宿，至四更，煎取半升，去滓，分二服。用于治疗一切鬼气邪气，传尸伏连骨蒸。

《外台秘要》卷三引《许仁则方》三物汤，方用桃枝（细切）五斗、柳叶（细切）五斗、酢浆水一斗，上药先以水一石煮桃、柳枝叶二物，取七斗汁，去滓，内酢浆水搅，带热以浴。用于治疗天行病一二日，觉身体壮热，头痛，骨肉酸楚，背脊强，口鼻干，手足微冷，小便黄赤。

《证类本草》卷二十三引《伤寒类要》桃枝煎，方用桃枝，浓煎如糖，以通下部；若口中生疮，含之；用于治疗天行䘌，下部生疮或口疮。

《古今医鉴》卷十五载桃梅煎，方用桃枝连叶七枚（长四寸，捣烂），乌梅七个（打碎），白矾（研）一钱，胡椒（研末）一钱，川椒（研末）一钱，用香油二两，煎至一两，每早擦一次。用于治疗秃头疮。

《东垣试效方》卷三载桃枝当归膏，方用肥嫩桃枝一两半（切寸许，水洗，干），肥嫩柳枝三两半（切寸许，水洗，干），当归身（去细梢，洗去土，干）一两，杏仁（汤浸，去皮尖）一百个，黄丹（水飞）六两，脂麻油一斤。上件先令油热，下桃枝、柳枝，熬至半焦，以绵裹当归、杏仁，熬至桃枝、柳枝黑焦为度，去药滓滤油净，只摊纸上不透为度，用于治疗一切热疮。

《奇效良方》卷五十四载五枝膏，方用桃枝、槐枝、梧桐枝、柳枝、桑枝各一两（长一寸者，锉），香油一斤，黄丹五两，先将油同枝入锅内，文武火煎众药黑色，滤去滓，次下黄丹，用于治疗一切恶疮肿毒。

《疡科捷径》卷上载巴膏，方用桃枝二十一两、柳枝二十一两、硇砂六两、穿山甲二十六两、儿茶三两、山栀五斤、血余十二两、乳香十两、槐枝二十一两、杏枝二十一两、血竭三两、桑枝二十一两，用麻油四十斤，每斤用纬丹四两煎成，贴患处。用于治疗瘰疬未溃者。

《脚气治法总要》卷下载五枝汤，方用桃枝、桑枝、槐枝、楮枝、柳枝各一升，上各锉细，以蓖麻叶一把，水三升，煎取二升，去滓，淋洗足膝；用于治疗脚气、麻风，有消肿、止痛的功效。

《奇方类编》卷上载七枝煎，方用桃枝、槐枝、柳枝、椿枝、楮枝（即垢树）、茄枝、蕲艾，上煎水三桶，大盆浸洗，以被盖出汗，避风。用于治疗中风年久瘫痪。

《三因极一病证方论》卷六载经效疟丹，方用桃枝、柳枝各长一尺七茎，真阿魏半两，雄黄（通用好者，别研）半两，辰砂一钱（别研，留一半）。上为末，以端午日五家棕角为丸，如梧桐子大，辰砂所留半为衣；于发时用净器水摩一丸，涂鼻尖并人中，未退，以冷水服一丸。合时须用五月五日。用于治疗鬼疟。

《鸡峰普济方》卷十七载茄根散，方用桃枝、槐枝、柳枝、茄子根、菴蔄子、连须葱、荆芥枝梗、枸杞根各等分，上锉；用药一两，以水三两碗，煎十余沸，去滓，用于治疗痔疮，并风毒疼痛。

《外科十三方考》载哮喘万灵膏，方用川桃枝、桑枝、枣枝、柳枝、槐枝各五钱，川乌六钱，草乌六钱，连翘八钱，当归六钱，白芷八钱，木鳖八钱，白及六钱，官桂八钱，茯苓六钱，白蔹八钱，牙皂五钱，乌药六钱。上药同麻油三斤先浸一宿，然后熬焦去滓，入飞黄丹一斤再熬至如漆色时，急以桃、柳棍二根搅，至滴水成珠时，入乳香四钱，没药四钱，收膏备用，用于治疗多年咳嗽气喘。

《杨氏家藏方》卷十载五枝散，方用桃枝、青桑枝、柳枝、石榴皮、梅枝各七茎（每长四寸许），青蒿一小握，上用童便一升半，葱白七茎，去头叶，煎及一半，去滓；别入安息香、阿魏各一分，再煎至一盏，滤去滓；调辰砂末半钱，槟榔末一分，麝香一字，分作二服调下。五更初一服，五更三点时一服，至巳牌时，必取下虫。色红者可救，青者不治。见有所下，即进软粥饭，温暖将息，用于治疗劳瘵，具有取劳虫之功效。

《太平圣惠方》卷三十二载垂柳枝煎，方用桃枝（长二寸）七茎、垂柳枝（长二寸）七茎、枸杞枝（长二寸）七茎，马牙消一分（细研），桑枝（长二寸）七茎，竹叶四十九片，黄连半两（去须），决明子半两，龙脑半钱（细研）。上除消及龙脑外，以浆水二大盏，于铜器中煎至一半，去滓，重以绵滤令净，入消及龙脑，搅令匀，更煎令稠。每以铜箸头取如小豆许，点目中，每日三五次，用于治疗风赤眼。

《卫生宝鉴》卷九载如圣散，方用桃枝、柳枝各一把，顽荆子、苦参、玄参、紫参、厚朴、荆芥、沙参、陈皮、麻黄（去节）各一两，蔓荆子、防风、白芷、威灵仙各二两。上为末，每用三钱，入水五升，煎数沸。临卧热洗之，用于治疗大风疾。

《万病回春》卷三载狗皮膏，方用桃枝四十九节（二指长），柳枝四十九节（如箸大），乳香五钱，没药五钱，木鳖子十个，杏仁四十九个。用香油七两，将桃枝、柳枝、木鳖子、杏仁入油炸浮，捞取滓；下好黄丹（飞过）三两，熬；将成膏，用槐枝不住手搅，滴水成珠，退火，再入乳香、没药，加麝香一分搅匀；退火毒，以狗皮摊膏，贴脐上，用于治疗泻痢。

《圣济总录》卷五十六载桃枝汤，方用东引桃枝一把，切，以酒一升，煎取半升，顿服，用于治疗心腹痛，血痢，崩中下血。

《外台秘要》卷二十九引《深师方》桃枝汤，方用桃枝一握（中指长，锉），芒硝五分，大黄四两，当归、甘草（炙）、桂心各二两，虻虫二十枚（去翅足，熬），水蛭二十枚（熬），桃仁五十枚（去皮尖，熬）。上㕮咀，以水八升，煮取三升，去滓，温分三服。内消，用于治疗堕落瘀血。

《良朋汇集》卷三载万安膏，方用桃、槐、柳、桑、榆、楮枝各一两，川乌、草乌、归尾、蛤蟆、巴豆、白及、大黄、血余、连翘、蜂房、白蔹、川山甲、蒺藜、木鳖子、何首乌各一两。用脂麻油七斤，将药入油泡，然后用火炸黑枯色，去渣尽，入飞过黄丹三斤，用槐条搅令烟净，滴水成珠，待温再入乳香、没药、血竭各一两，麝香一钱，研末搅令匀，入水中退火毒。或绢或纸，任意摊贴，用于治疗跌打损伤、疮毒痞块、背寒肿痛。

《太平圣惠方》卷七十载益母草煎丸，方用桃枝一握（长一尺），柳枝一握长一尺，益母草二斤，青蒿二斤（以上四味细锉，用童便一斗，于银铫中，煎至三升，绞去滓，煎成膏），柴胡二两（去心），朱砂一两（细研，水飞过），天灵盖一两（涂酥炙令微黄），鳖甲二两（涂醋炙令黄，去裙襕），木香一两，赤芍二两，犀角屑二两，甘草一两（炙微赤，锉），麝香半两（细研），桃仁五两（汤浸，去皮尖、双仁，生研如膏）。上为末，用益母草煎都和捣为丸，如梧桐子大。每服三十丸，用乌梅、甘草煎汤送下，不拘时候。用于治疗妇人骨蒸劳瘦，月候不通，心神烦热，四肢疼痛，不能饮食。

《广嗣纪要》卷十一载常山饮，方用桃枝七寸，知母、川常山各二钱，炙甘草一钱，乌梅二钱，用酒、水各盅半煎，露一宿，发日五更温服。用于治疗妊娠疟疾初起。

《幼幼新书》卷二十引《庄氏家传》柴胡饮，方用嫩桃枝、嫩柳枝（各阴干取）、柴胡（去苗）、青蒿、地骨皮、甘草（炙）各二两，上锉细。每服二钱，加乌梅一个（拍破），小麦四十九粒，水一盏，煎七分，食后、临卧温服。用于治疗小儿肌热盗汗，不思饮食。

《医部全录》卷四百五十一载生犀散，方用桃枝、大黄各半钱，犀角屑、鳖甲（酥炙）、柴胡、知母、地骨皮、胡黄连各一钱，上锉散，每服二钱，水一盏，煎五分，去滓服，不拘时候。用于治疗小儿骨蒸潮热，盗汗肌瘦。

桃枝在现代用药上也有应用。例如，《陕甘宁青中草药选》载方治黄疸，用鲜桃枝 90 g，切碎煎汁服。《中医外伤科学》载金不换膏药，方用桃枝、槐枝、桑枝、柳枝各 12 cm，川乌、草乌各 18 g，苦参、皂角各 15 g，大黄 3 g，当归、白芷、赤芍、连翘、白及、白蔹、木鳖子、乌药、肉桂、五灵脂、穿山甲、两头尖、羌活、透骨草各 24 g，香油 1240 g，炒黄丹 620 g，乳香、没药各 30 g，麝香 0.5 g，苏合香油 6 g，制成膏药，贴患处；用于治疗跌打损伤，气血凝滞，筋骨伤痛。《北京市中药成方选集》所载的虎骨膏，桃枝 1 两，虎骨 24 两，川乌、川芎、熟地、五加皮、白术、续断、桑枝、槐枝、草乌、白芷、天麻、何首乌、生地、香附、青风藤、白蔹、独活、僵蚕、当归、细辛、牛膝、羌活、杜仲、威灵仙、穿山甲、苍术、榆枝、川楝子、柳枝、大风子、蜈蚣各 1 两，上药酌予碎断，用香油 240 两，炸枯过滤去滓，炼至滴水成珠，入黄丹一百两，搅匀成膏，取出浸于水中去火毒后加热溶化，另兑以下细粉，肉桂、乳香、公丁香、血竭、没药各 5 钱，麝香 3 钱，搅匀摊贴，大张油重 6 钱，中张油重 4 钱 5 分，布光，微火化开，贴患处；用于治疗腰腿疼痛，筋脉拘挛，四肢麻木，行步艰难；该方具有散风止痛、舒筋活络的功效。

第六节　桃根的古代医药文献记载

桃根，全称桃树根，为蔷薇科植物桃 *Prunus persica*（L.）Batsch 或山桃

Prunus davidiana（Carr.）Franch. 的根或根皮。全年均可采，挖取树根，洗净、切片、晒干，或剥取根皮，切碎、晒干。桃根作为中药材较早见于西晋葛洪《肘后备急方》卷四"治卒发黄疸诸黄病第三十一"篇，用于治疗"黄疸，身眼皆如金色"。唐代孙思邈《备急千金要方》卷五"少小婴孺方"载用桃根汤浴新生儿，令其终身无疮疥。明代李时珍《本草纲目》在"果之一·桃"篇记述了桃根的性味及毒性"苦，平，无毒"。下文将系统搜集整理古代医药文献中关于桃根的内容，归纳总结桃根的名称、药性及功效主治的认识演变过程。

一、桃根的名称

通过梳理历代医学典籍文献发现，关于桃根的名称主要有桃根、桃树根。

关于"桃根"。历代医家以"桃根"为称谓进行文献著述的较多。西晋葛洪在《肘后备急方·治卒发黄疸诸黄病第三十一》记载桃根的名称与主治，云："治黄疸，身眼皆如金色。不可使妇人鸡犬见，取东引桃根，切细如筋……"在方剂方面，多数医家认可了"桃根"的称谓。如唐代孙思邈《千金翼方·杂病下·蛊毒第二》治蛊毒方："槲木、北阴白皮、桃根皮（各五两），猬皮灰、乱发灰（各方寸匕），生麻子汁（五升）。"王焘《外台秘要·五痔方》载桃根治疗五痔的应用："煮槐根洗之，又煮桃根洗之。"宋代苏颂在《本草图经·草部中品之下·芦荟》引"刘禹锡方"中提及桃根，云："余少年曾患癣，初在颈项间，后延上左耳，遂成湿疮，用斑猫、狗胆、桃根等诸药，徒令蜇蟹，其疮转盛。"

关于"桃树根"。该名称最早载于宋代《太平圣惠方·治妇人月水不通腹内症块诸方》："治妇人数年月水不通，面色萎黄，唇口青白，腹内成块，肚上筋脉，腿胫或肿，桃根煎方。桃树根（一斤），牛蒡子根（一斤），马鞭草根（一斤），牛膝（二斤去苗），蓬蘽根（一斤）。"方中的药物名采用了"桃树根"的称谓。明代李时珍《本草纲目·果部·果之一·桃》、清代杨时泰《本草述钩元·果部·桃》都引用了《太平圣惠方》的该处方，并认可了"桃树根"这个中药名称。清代严西亭等纂《得配本草·果部·桃》载"桃树根白皮治齿蟹"，记载了桃树根的名称与功用。

二、桃根药性的认识演变

爬梳历代医药典籍关于桃根药性的记载（表4-10）发现，有关桃根性味及毒性的记载较少，而对于桃根归经方面的内容，古代医家基本未涉及。元代李杲《食物本草·果部·桃》记载桃根的性味及毒性，"味苦，平，无毒"。明代李时珍《本草纲目·果部·果之一·桃》概述桃根药性，"苦，平，无毒"。清代闵钺《本草详节·果部·桃核仁》描述桃根四气五味，"味苦，气平"。

表4–10　桃根性味及毒性的本草古籍文献记载

序号	年代	文献出处	四性（气）五味及毒性
1	元	《食物本草》	味苦，平，无毒
2	明	《本草纲目》	苦，平，无毒
3	清	《本草详节》	味苦，气平

现代研究《湖南药物志》载桃根药性："味苦，性平。归肝、心、胃、大肠经[1]"。《中华药海》《新编中药歌诀集解》记述桃根药性为"苦，平，入肝经"[2][3]。可见，古今对桃根性味的认识一致，都认为其"味苦，性平"，而对于归经的看法不一，认为入肝经或心、胃、大肠经。

三、桃根功效和主治的认识演变

桃根作为药物，较早可见于西晋葛洪《肘后备急方·治卒发黄疸诸黄病第三十一》，该书载桃根的应用："不可使妇人鸡犬见，取东引桃根，切细如筋，若钗股以下者一握，以水一大升，煎取一小升，适温空腹顿服……"此为北齐徐之才家传秘方，可用于治黄疸、身眼皆如金色。

隋唐时期，一些医家对桃根的认识在继承前人观点的基础上，对临证应用进一步丰富发展。唐代孙思邈《备急千金要方》与《千金翼方》对桃根的应用都有记载，桃根可以用于蛊毒、五痔、杂疰、痔湿、便秘、疮疥。王焘《外台秘要》是一部总结性的医学著作，也记载了一些桃根用药，可以治疗黄疸、五痔、蛊毒、疮疥。

［1］蔡光先，蒋士生，胡郁坤.湖南药物志：第5卷［M］.长沙：湖南科学技术出版社，2004：3440.

［2］冉先德.中华药海：下［M］.哈尔滨：哈尔滨出版社，1993：1410.

［3］周登成.新编中药歌诀集解［M］.哈尔滨：黑龙江人民出版社，2001：672.

宋金元时期，宋代苏颂《本草图经·草部中品之下·芦荟》载刘禹锡桃根药方，用于治疗颈项瘰疬。唐慎微所著的本草专书《证类本草》记载了桃根可以用来治疗黄疸，记述的内容与《肘后备急方》徐之才家传秘方内容相同。元代李杲《食物本草·果部·桃》云："根白皮，除邪鬼中恶腹痛，去胃中热，治痃癖心腹痛，解蛊毒，辟疫疠，杀诸疮虫。"该书详细地描述了桃根的功效和主治。在桃根方剂的应用方面，这一时期的医家在继承前人临床经验的基础上，也有一些新的发现。王衮等《圣济总录》延续了前人关于桃根的应用认识，载方治疗黄疸、血痔、蛊毒、疮疥、疳泻。王怀隐等编纂的方书《太平圣惠方》记载了桃根的应用，用于治疗蛊疰、蛊毒、白虫、痔瘘、恶气、月水不通等，其中桃根处方治疗月水不通是新的认识。杨倓《杨氏家藏方·口齿方》载仙桃散："治风牙疼，有脓血并口气。防风（去芦头）、桃根节、香白芷、细辛（去叶土。四味各一两）、川椒（去目，半两），上件为细末。每用三钱，水七分煎至五分，热呷满口，候冷吐去。或每日揩牙，温水漱之。"应用桃根治疗牙疼也是新的认识。

明清时期，医家开始对桃根的功用认识进行系统总结。明代李时珍在《本草纲目·主治·百病主治药》"黄疸"与"痔漏"章分别记载："（果部）桃根（黄疸如金，煎水，日服）""仙人杖、桃根……（煎洗，并入枯矾、片脑敷）"，认识到桃根在治疗黄疸和痔漏上的应用。李氏又在《本草纲目·果部·果之一·桃》记述了桃根方剂治疗黄疸、五痔作痛、妇人经闭。杨时泰《本草述钩元·果部·桃》引用《太平圣惠方》中处方治疗"妇人经闭数年，面色萎黄，唇口青白，腹内成块，肚上筋起，腿胫或肿"。

清代薛立斋《本草详节·果部·桃核仁》载桃根的功效主治："主胃中热，痃癖心腹痛，辟疫疠，黄疸身目如金，杀诸疮虫。"《得配本草·果部·桃》载"桃树根白皮治齿䘌"。《分类草药性·根类·桃树根》载"治一切吐血、衄血，肾肚肿，破血"，详细论述了桃根在行血破血方面的应用。

在方剂应用方面，明代《普济方》记载了许多桃根的用药应用，用于治疗黄疸、湿䘌、痃痛、鬼疰、寸白虫、蛊毒、癣疮、痔瘘、月水不通、疮疥、恶气、疳泻等病证，系统地记载前人对于桃根的方剂应用，较全面地展示了桃根主治病证的应用范围。

综上，历数各时期本草及方书典籍关于桃根功用的认识演变记载（表4-11），桃根具有清热利湿、行血破血、止痛的功效，主治黄疸、吐血、衄血、经闭、痊心腹痛、痈肿、疮疥、痔疮等病证。

表 4-11 桃根功效主治的本草古籍文献记载

序号	年代	文献出处	功效主治相关内容摘要
1	宋	《本草图经》	刘禹锡著其方云：余少年曾患癣，初在颈项间，后延上左耳，遂成湿疮，用斑猫、狗胆、桃根等诸药，徒令蜇蜇，其疮转盛
2		《证类本草》	《伤寒类要治》黄疸身眼皆如金色，不可使妇人、鸡、犬见，取东引桃根，切细如箸，若钗股以下者一握，以水一大升，煎取一小升，适温，空腹顿服。后三、五日，其黄离离如薄云散，唯服最后瘥，百日方平复
3	元	《食物本草》	根白皮，除邪鬼中恶腹痛，去胃中热，治痊忤心腹痛，解蛊毒，辟疫疠，杀诸疮虫
4	明	《本草纲目》	"黄疸"篇载（治）黄疸如金，煎水，日服。"桃"篇附方治疗黄疸、五痔作痛、妇人经闭
5	清	《本草述钩元》	引《太平圣惠方》载，妇人经闭，数年不通，面色萎黄，唇口青白，腹内成块，肚上筋起，腿胫或肿，桃根煎主之：用桃树根、牛蒡根、马鞭草根、牛膝、蓬蘽各一斤锉，以水三斗，煎一斗去滓，更以慢火煎如饧状收之。每以热酒调服一匙
6		《得配本草》	桃树根白皮治齿蜇
7		《本草详节》	枝及根白皮，主胃中热，痊忤心腹痛，辟疫疠，黄疸身目如金，杀诸疮虫
8		《分类草药性》	治一切吐血，衄血，肾肚肿，破血

四、桃根用药医疗与预防保健

（一）预防保健

桃根入药具有预防保健的功效。例如，《普济方》卷三百六十所载李梅汤，方用桃根一把、梅根一把、李根一把、细辛一两、蛇床子一两，上锉，以水二斗，煎至一斗，澄滤，候冷暖得所，浴儿佳；具有辟瘟恶气、预防百病的功用。《备急千金要方》卷五所载桃根汤，方用桃根、李根、梅根各二两，上㕮咀，以水三斗，煮二十沸，去滓，浴儿良，具有预防疮疥的功效。

（二）用药医疗

桃根的医疗应用范围很广，涉及内、外、妇、儿等各科，主治痓心腹痛，月水不通、血痔、小儿疳泻、疳湿疼痛、黄疸、风牙疼、蛊毒、诸毒、病藕节及臂孺腕掌等处结毒等。例如：

《备急千金要方》卷五十六引《崔氏》桃根白皮方，方用桃根白皮一斤，哎咀，以水二斗，煮取一斗，去滓，分八九服，须令二日服尽。用于治疗痓在心腹痛，不可忍。

《太平圣惠方》卷七十二载桃根煎，方用桃树根一斤，牛蒡子根一斤，马鞭草根一斤，牛膝二斤，蓬蘽根一斤，上锉散，以水三斗，煎取一斗，去滓，更于净锅中以慢火煎如饧，盛于瓷器中，每服半大匙，食前以热酒调下。用于治疗妇人数年月水不通，面色萎黄，唇口青白，腹内成块，肚上筋脉，腿胫或肿。

《圣济总录》卷一百四十二载桃根汤，方用桃根（半斤），细锉，用水一斗，煎至五升，去滓温洗，日三五度。用于治血痔。

《普济方》卷二百一十三载黄芩汤，方用东引桃根、葱白各一两，黄芩、芍药、苦参、甘草、当归、蜀椒、甘松、青黛、雄黄、豉各二两，盐一合，麝香半两，猪胆二枚，上为细末，以水一斗八升，煮取四升，分为二分，一度灌一分，然后加用麝香一两，猪胆二枚，并葱、豉和合食之，如一日不愈，更将一服如前灌之。用于治疗疳湿，不能食，身转心热脚冷，百节疼痛。

《伤寒类要》引《徐之才家秘方》桃根汤，方用东引桃根（切细，如箸，若钗股以下者）一握，以水一大升，煎取一小升，适温空腹顿服。后三五日，其黄离离如薄云散开，百日方平复，身黄散后可时时饮一盏清酒，则眼中易散，不饮则散迟。用于治疗黄疸，身眼皆如金色。

《杨氏家藏方》卷十一载仙桃散，方用桃根节、防风（去芦头）、香白芷、细辛（去叶土）各一两，川椒（去目）半两，上为细末，每用三钱，水七分，煎至五分，热呷满口，候冷吐去，或每日揩牙，温水漱之。用于治疗风牙疼，有脓血并口气。

《古今医统大全》卷七十七载五种解毒丹，方用东引桃根白皮（火烘）、红芽大戟、斑蝥（糯米炒，去头足）各等分，上为末，每服方寸匕，水调下，毒即出，不出再服，酒中酒服，食中食服。用于治疗蛊毒。

《医方类聚》卷一百六十四引《急救仙方》神仙解毒丸，方用桃根（去皮，用骨，焙干，别研）、青黛、自然铜、野茨菇（田内生者）、贯众、川芎、尘粉壁土、黄连、槟榔、赤小豆、绿豆、新砖、新瓦（砖瓦须用新出者，经水者，先置厕中浸二七，又于流水中浸二七，晒干，别研）各二两，甘草节一两，上为末，用锡器磨水和药，却用糯米粉煮落汤糍为丸（煮糍时，以在水中浮为度），如弹子大，磨水服。可用于解毒。

《证治准绳·疡医》卷三载赤葛膏，方用桃根、赤葛根皮、山布瓜根、山苏木、山樟根皮、紫金皮、赤牛膝、赤芎根、赤毛，上用皮，砍烂，糟炒，敷涂患处。用于治疗病藕节及臂臑腕掌等处结毒。

桃根在现代用药方面也有应用。例如，《江西草药》所载治跌打损伤方：桃树根皮（鲜）15 g，南五子根15 g，水煎，酒送服。又方，治风火牙痛：桃树根60 g，鸭蛋1个，同煮，服汤食蛋；《单方验方调查资料选编》治骨髓炎方：白毛桃（未嫁接）根白皮，加红糖少许，捣烂外敷局部。《福建药物志》所载治疗肋间神经痛方：桃树根二重皮30 g，猪瘦肉少许，水炖加酒服等。

第七节　桃枭的古代医药文献记载

桃枭，异名为桃奴、枭景、鬼髑髅等，为蔷薇科植物桃 *Prunus persica*（L.）Batsch 或山桃 *Prunus davidiana*（Carr.）Franch. 的幼果。4～6月未成熟的幼果，经风吹落后拾取，翻晒4～6天，由青色变为青黄色即得。桃枭作为药物最早被《神农本草经》记载，曰："桃鸮，微温。主杀百鬼精物。"这里的"鸮"是"枭"的异体字。南北朝时期陶弘景所撰《本草经集注》"果部药物·下品·桃核仁"篇载桃枭："杀百鬼精物，味苦，微温。主治中恶腹痛，杀精魅五毒不祥。一名桃奴，一名枭景，是实着树不落，实中者，正月采之。"该书详细描写了桃枭的药性、功用与别名。明代《神农本草经疏》卷二十三"果部三品·桃枭"篇记载："桃枭是桃实着树经冬不落者，正月采之。桃为五木之精，仙木也。最能辟邪。今道家禁咒镇魔之术，犹有用桃木者。"该书对桃枭进行释名并论及其辟邪作用。纵览历代医药典籍，关于桃枭的用药内容十分丰富，本节将对桃枭的名称、药性与功效主治的认识演变过程进行梳理和考证。

一、桃枭的名称

从古至今，关于桃枭的异名有很多，例如桃奴、枭景、鬼髑髅、神桃、干桃、碧桃干等。究其原因，可能有两方面因素：一是文字的演化，二是不同地域及品种差异导致人们认识不同。

（一）桃枭

桃枭之名首见于《神农本草经·下经·桃核仁》，该书载："桃㘈，微温。主杀百鬼精物。"这里"桃㘈"同"桃枭"。南北朝时期陶弘景《本草经集注·果菜米谷有名无实·果部药物·桃核仁》记载："桃枭，味苦。主治中恶腹痛，杀精魅五毒不祥……是实着树不落，实中者，正月采之。"本书解释了什么是桃枭，并概述了它的性味、功用及采摘时节。明代李时珍《本草纲目·果部·果之一·桃》载桃枭，云："桃子干悬如枭首木之状，故名。"李氏对桃枭进行了释名。清代章穆纂《调疾饮食辩》卷四"桃"篇也对桃枭进行释名，言："其实着树干枯，经冬不落者，名桃枭（悬挂为枭，故罪人悬首示众曰枭首）。"

（二）桃奴、枭景

桃奴、枭景的称谓出自南北朝时期陶弘景《名医别录·下品·桃核》，其载："桃枭，一名桃奴，一名枭景，是实著树不落，实中者，正月采之。"该书说明桃枭的异名为桃奴、枭景。后世一些医家及著作都沿用了陶氏关于桃奴、枭景的记载，如《新修本草》《千金翼方》《证类本草》《本草品汇精要》《本草纲目》《普济方》《赤水玄珠》等。其中明代李时珍《本草纲目》"果部·果之一·桃"篇记述："桃枭……桃奴（《别录》）、枭景（同上）……奴者，言其不能成实也。"又如清代章穆纂《调疾饮食辩·桃》云："桃枭，又名桃奴，又名桃景……盖此物小时不成则坠，大时不成则反不坠，性本如此，非有异也。"

（三）鬼髑髅

鬼髑髅的名称最早见于南朝宋雷敩所著《雷公炮炙论·下卷》，该书载："鬼髑髅，勿使干桃子。其鬼髑髅，只是千叶桃花结子在树上不落者干，然于十一月内采得，可为神妙。凡修事，以酒拌蒸，从巳至未，焙干，以铜刀切，焙取肉用。"雷敩对"鬼髑髅"之名进行解释，并说明了其采摘时节与加工修治方法。李时珍《本草纲目》针对其修治方法，曰："鬼髑髅，雷敩《炮炙论》有修治之法，而方书未见用者。"此外，关于"鬼髑髅"，不少本草著作都有记载，如《证类本草》《本草品汇精要》《本草纲目》《雷公炮制药性解》等。

（四）神桃

神桃之名最早用于宋代朱端章《卫生家宝方·治疟疾》的"通神丸"，该书载："神桃（二七个，桃木上自干、经冬不落者），黑豆（一两），巴豆（七粒，去壳并心、膜，研细）。上为末，以冷水和丸，梧桐子大，以朱砂为衣。侵晨面东，念药王菩萨七遍。以井花水吞下，立瘥。"该方被明代《普济方·诸疟门·诸疟》引用。明代李时珍《本草纲目·果部·果之一·桃》云："《家宝方》谓之神桃，言其辟恶也。"

（五）干桃、碧桃干、瘪桃干

干桃的称谓较早可见于《圣济总录》卷第三十五"鬼疟"篇载"干桃丸"方，用于治疗鬼疟。碧桃干，言其果色绿黄，该称谓在方剂中有使用，如清代张乃修《张聿青医案·汗》云："张，向有肝气，腹时胀满……阿胶、东白芍、牡蛎、玉竹、生草、蛤黛散、川贝母、碧桃干、淮小麦、南枣、枇杷叶……"瘪桃干，言其外表干瘪，此名称也有应用，如清代张山雷著《本草正义·草部隰草类上·麻黄根》记载："凡止汗如糯稻根、瘪桃干、小麦、枣仁之类，皆取其坚凝定静之意，以收散失之气，其旨皆同。"

（六）气桃、气桃子与阴桃子

除上述称谓，桃枭的别名还有气桃、气桃子与阴桃子等。

气桃是"弃桃"的谐音。清代刘善述《草木便方·木部》载"气桃苦温熏痔疮，腰腹心痛磨酒汤，妊娠下血止吐血，肥疮软疖油涂光"，记载了气桃的药性及功用。

气桃子、阴桃子之名也有记载。清代《分类草药性·子类·气桃子》记载："气桃子又名阴桃子。治膀胱疝气，遗精，妇女月经闭塞。"该书记述了气桃子、阴桃子的名称及主治。

二、桃枭药性的认识演变

纵览历代本草典籍，关于桃枭药性的记载有很多。关于桃枭性味的主要观点为"味苦，微温"，且一直无明显变化与争议。汉代《神农本草经·下经·桃核仁》最早记载了桃枭（枭）四气，曰"微温"。南北朝时期陶弘景所撰《名医别录·下品·桃核》记载了桃枭五味，云"味苦"。陶氏另一部著作《本草经集注·果菜米谷有名无实·果部药物·桃核仁》完善了桃枭性味，言"味苦，微温"。此后医家关于桃枭性味的认识都沿袭"味苦，微温"的观点，如《新修本草》《蜀本草》《证类本草》《食物本草》《神农本草经疏》《本草品汇精要》《本草纲目》《本草汇言》《本草集要》《本草易读》《本草从新》《得配本草》《本草分经》《本草详节》等。

至于桃枭的毒良与否，宋以前医家及相关古医籍没有对其进行记载。直到元代李杲《食物本草·果部·桃》载桃枭曰"味苦，微温，有小毒"，较早对桃枭的毒性进行记述。此后医家逐渐认识到桃枭有小毒的特性，如明代李时珍《本草纲目》、倪朱谟《本草汇言》，清代汪昂《本草易读》、吴仪洛《本草从新》、严西亭《得配本草》、闵钺《本草详节》等。

关于桃枭的归经，历代本草及其他医学典籍记载的相关内容极少，明代倪朱谟《本草汇言·果部果类·桃枭》载桃枭归经为"入手足厥阴经"，即归肝、心包二经。

现代《中华本草》[1]、《本草释名考订》[2]载桃枭药性"味酸，苦，性平。归肺、肝经。"《新编中药歌诀集解》记述桃枭药性"味苦，性微温，有小毒，入肝经和肾经"[3]。《中药学》概述桃枭药性"苦，微温，有小毒，入心经"[4]。可见，现代对桃枭性味的认识存在争议，既有沿用历代本草主流"味苦，性微温"的，也有认为应为"味酸，苦，性平"的。至于桃枭的归经，看法更加不一，认为入肺、肝经或肝、肾经或心经。本草古籍文献中桃枭性味及毒性见表4-12。

表4-12　桃枭性味及毒性的本草古籍文献记载

序号	年代	文献出处	四性（气）五味及毒性
1	汉	《神农本草经》	微温
2	南北朝	《名医别录》	味苦
3		《本草经集注》	味苦，微温

［1］国家中医药管理局《中华本草》编委会.中华本草：第4册［M］.上海：上海科学技术出版社，1999：80.

［2］程超寰.本草释名考订［M］.北京：中国中医药出版社，2013：140.

［3］周登成.新编中药歌诀集解［M］.哈尔滨：黑龙江人民出版社，2001：672.

［4］南京中医学院，江苏省中医研究所.中药学［M］.北京：人民卫生出版社，1959：709.

序号	年代	文献出处	四性（气）五味及毒性
4	唐	《新修本草》	味苦，微温
5	五代	《蜀本草》	味苦，微温
6	宋	《开宝本草》	味苦，微温
7		《嘉祐本草》	味苦，微温
8		《证类本草》	味苦，微温
9	元	《食物本草》	味苦，微温，有小毒
10	明	《神农本草经疏》	味苦，微温
11		《本草品汇精要》	味苦，微温
12		《本草纲目》	苦，微温，有小毒
13		《本草乘雅半偈》	气微温
14		《本草汇言》	味苦，气平，有小毒
15		《本草集要》	味苦，气微温
16	清	《本草易读》	苦，微温，有小毒
17		《本草从新》	苦，微温，有小毒
18		《得配本草》	苦，微温，有小毒
19		《本草分经》	苦，微温
20		《本草详节》	味苦，气微温，有小毒

三、桃枭功效主治的认识演变

有关桃枭的功效主治，最早的记载可见于汉代《神农本草经·下经·桃核仁》，云"桃枭，主杀百鬼精物"。南北朝时期陶弘景《名医别录·下品·桃核》丰富了桃枭的功用："主中恶腹痛，杀精魅五毒不祥。"陶氏的另一本草专著《本草经集注·果菜米谷有名无实·果部药物·桃核仁》继承《神农本草经》《名医别录》的相关记载，云："杀百鬼精物，主治中恶腹痛，杀精魅五毒不祥。"此后唐代《新修本草》《千金翼方·本草》、五代《蜀本草》等医药典籍沿用了《本草经集注》关于桃枭功用的记载。

隋唐到五代时期，唐代孟诜《食疗本草·桃人（仁）》载桃枭（奴）"主精魅邪气……奴者，丸、散服之"。五代吴越日华子所撰《日华子本草·果部》载桃枭功用为"树上自干者，治肺气药痛，除鬼精邪气，破血，治心痛，酒摩暖服之"，较前人丰富了桃枭的功效主治认识。

唐代孙思邈所撰《备急千金要方》《千金翼方》载桃枭（奴）应用，用于治疗坚癥积聚、蛊毒百疰、心腹痛、飞尸鬼疰、骨蒸等，而王焘《外台秘要》也载桃枭用药，主治伏连鬼气、遁尸鬼疰、心腹中刺痛等。可见，此时桃枭的应用基本符合本草理论对桃枭功用的认识。

宋金元时期，在本草理论方面宋代《开宝本草》《嘉祐本草》《证类本草》《大观本草》等本草著作继承了桃胶"杀百鬼精物，主治中恶腹痛，杀精魅五毒不祥"的观点。宋代苏颂《本草图经·果部·桃核仁》载桃枭（奴）"治中恶毒气蛊疰，有桃奴汤是此也"。元代李杲《食物本草·果部·五果类》丰富了桃枭的功用认识及应用："主杀百鬼精物，五毒不祥。疗中恶腹痛，治肺气腰痛，破血，疗心痛，酒磨暖服之。治吐血诸药不效，烧存性，研末，米汤调服，立效。又治小儿虚汗，妇人妊娠下血，破伏梁结气，止邪疟。烧烟熏痔疮。烧黑油调，傅小儿头上肥疮软疖。"在临证遣方用药方面，该时期较前代医家使用桃枭应用范围变化不大。宋代综合方书《太平圣惠方》记载桃枭主治中恶、鬼疰心腹痛、伏梁气、诸疟、邪鬼客忤，《圣济总录》载桃枭处方用于遁尸鬼注、心腹刺痛、伏梁气。

明清时期，一些医家在继承前人关于桃枭功用理论观点的基础上，对其进行了系统总结，并产生了一些新的认识。明代缪希雍《神农本草经疏》、刘文泰《本草品汇精要》、薛己《本草约言》、卢之颐《本草乘雅半偈》、王纶《本草集要》等承袭了前人关于桃枭"主杀百鬼精物，疗中恶腹痛，杀精魅五毒不祥"的观点。一些医家有了新的认识。如明代缪希雍《神农本草经疏·果部三品·桃枭》云："桃枭主杀诸精鬼不祥，亦此意耳。况着于树上最久，得气尤全，苦温之性，又能通滞散邪者乎，治血之功，与桃仁同。"缪氏对桃枭通滞、散邪、治血的功用进行了论说。陈嘉谟《本草蒙筌·果部·桃核仁》记载："人食桃致病，收桃枭烧灰服，暂吐即愈。桃枭系自干桃奴，着树不落者是。春秋采取，辟恶杀邪。吐血用之烧灰，米汤调服立止。"该书表明桃枭可以治疗食桃病、吐血等病证。王纶《本草集要·果部·桃核仁》云："桃枭……破血，有人吐血，诸药不效，取次烧存性，米汤调服，立愈。"该书认识到桃枭止血的功用。

一些医家对桃枭功效主治的认识演变进行了归纳总结。李时珍《本草纲目·果部·果之一·桃》记载："杀百鬼精物（《本经》）。杀精魅五毒不祥，疗中恶腹痛（《别录》）。颂曰：胡洽治中恶毒气蛊痊有桃枭汤。治肺气腰痛，破血，疗心痛，酒磨暖服之（大明）。主吐血诸药不效，烧存性，研末，米汤调服，有验（汪颖）。"李氏对历代桃枭的功用主治进行了总结，并产生了新的观点："治小儿虚汗，妇人妊娠下血，破伏梁结气，止邪疟。烧烟熏痔疮。烧黑油调，敷小儿头上肥疮软疖。"同时附方8首，主治伏梁结气、鬼疟寒热、五种疟疾、妊娠下血、盗汗不止、白秃头疮、小儿头疮、食桃成病，体现出桃枭敛汗活血、止血止痛等功效。又如倪朱谟《本草汇言·果部果类·桃枭》载"桃枭破妇人血闭血痕（《产宝》），心腹血痛之药也（《日华》）"，认识到桃枭活血、止血、止痛的功效。

清代《得配本草·果部·桃》记载："治痊忤，疗中恶，破伏梁，止邪疟。炒炭米饮下，治吐血。酒拌蒸，去核焙干用。"

徐大椿《药性切用·果部·桃仁》记载："正月采桃，名桃枭，辟邪祟。桃干在树名僵桃，缩邪汗。"该书表明桃枭具有敛汗的作用。《分类草药性·子类·气桃子》载桃枭功用："治膀胱疝气，遗精，妇女月经闭塞。"该书认识到桃枭涩精活血的功效。汪讱庵《本草易读·桃奴》记载了桃枭验方："心下结气不散，此伏梁也。用二两为末，空心酒下二钱（验方第一）。鬼疟寒热，桃奴十四枚为末，水丸豆大，朱砂为衣，每平旦面东井水下一丸（第二）。五般疟疾，桃奴十四枚，巴豆七粒，黑豆一两，为末水丸豆大，朱砂为衣，发日五更念药王菩萨七遍，井水下一丸，立瘥。不过二次，妙（第三）。妊娠下血不止，烧末水下（第四）。食桃成病，同上取吐（第五）。"该书详细概述了桃枭的主治应用。《本草详节·果部·桃核仁》记载："主伏梁，结气腰痛，邪疟；烧灰，米汤调服，止吐血；烧灰油调，傅小儿头上肥疮、软节。"该书沿用了李时珍对桃枭的功用认识。

明代朱橚所撰大型方书《普济方》载桃枭应用，可用于治疗恶疮、尺痊客忤、思虑悲忧、伏梁、癥坚水肿、诸疟、中恶、蛊毒、心腹痛等病证，较前代医家认识到桃枭在"思虑悲忧"等情志病上的应用。又如清代《松峰说疫·除瘟方》载杀鬼丹："虎头骨（真者，酥炙），桃枭（系桃之干在树上者）、斧头木（系斧柄入斧头中之木）、雄黄（明亮者，另研）、桃仁（去皮、尖，麸炒黄）、朱砂（光明者，另研）各一钱五分，犀角屑、木香、白术、鬼箭羽各一钱，麝香七分五厘。共为粗末，带之，用于避瘟疫。"该书记载了预防瘟疫的桃枭应用方剂，为前人所未见，具有创新性。

　　总而言之，纵观历代医家关于桃枭功效和主治的认识演变（表4-13），桃枭具有敛汗涩精、活血止血、止痛的功效，主治吐血、血闭、血瘕、心腹痛、腰痛、痔疮、盗汗、遗精、疮疖等病证。

表4-13　桃枭功效主治的本草古籍文献记载

序号	年代	文献出处	功效主治相关内容摘要
1	汉	《神农本草经》	杀百鬼精物
2	南北朝	《名医别录》	主治中恶腹痛，杀精魅五毒不祥
3		《本草经集注》	杀百鬼精物，主治中恶腹痛，杀精魅五毒不祥
4	唐	《新修本草》	杀百鬼精物，主治中恶腹痛，杀精魅五毒不祥
5		《千金翼方·本草》	杀百鬼精物，主治中恶腹痛，杀精魅五毒不祥
6		《食疗本草》	主精魅邪气
7	五代	《日华子本草》	治肺气腰痛，除鬼精邪气，破血，治心痛
8		《蜀本草》	杀百鬼精物，主治中恶腹痛，杀精魅五毒不祥
9	宋	《开宝本草》	杀百鬼精物，主治中恶腹痛，杀精魅五毒不祥
10		《嘉祐本草》	杀百鬼精物，主治中恶腹痛，杀精魅五毒不祥
11		《本草图经》	治中恶毒气蛊疰
12		《证类本草》	主杀百鬼精物，疗中恶腹痛，杀精魅，五毒不祥。 附方治食桃病

序号	年代	文献出处	功效主治相关内容摘要
13		《大观本草》	杀百鬼精物，主治中恶腹痛，杀精魅五毒不祥
14	元	《食物本草》	主杀百鬼精物，五毒不祥。疗中恶腹痛，治肺气腰痛，破血，疗心痛，酒磨暖服之。治吐血诸药不效，烧存性，研末，米汤调服，立效。又治小儿虚汗，妇人妊娠下血，破伏梁结气，止邪疟。烧烟熏痔疮。烧黑油调，傅小儿头上肥疮软疖。
15		《神农本草经疏》	主杀百鬼精物，疗中恶腹痛，杀精物五毒不祥。通滞散邪，有治血之功。 附方治内伤吐血，伏梁结气
16		《本草品汇精要》	主杀百鬼精物，疗中恶腹痛，杀精魅五毒不祥，除中恶毒气蛊疰
17		《本草蒙筌》	辟恶杀邪，治吐血，食桃病
18	明	《本草纲目》	杀百鬼精物；杀精魅五毒不祥，疗中恶腹痛；治中恶毒气蛊疰；治肺气腰痛，破血，疗心痛；主吐血诸药不效；治小儿虚汗，妇人妊娠下血，破伏梁结气，止邪疟，痔疮，小儿头上肥疮软疖。 附方8首，主治伏梁结气、在心下不散，鬼疟寒热，五种疟疾，妊娠下血不止，盗汗不止，白秃头疮，小儿头疮，食桃成病
19		《本草约言》	主杀百鬼精物，五毒不祥，疗中恶腹痛，破血，治吐血
20		《本草乘雅半偈》	主杀百鬼精物
21		《本草汇言》	破妇人血闭血瘕，心腹血痛
22		《本草集要》	主杀百鬼精物、五毒不祥、中恶腹痛。破血，有人吐血，诸药不效，取次烧存性，米汤调服，立愈
23	清	《得配本草》	治疰忤，疗中恶，破伏梁，止邪疟，治吐血
24		《药性切用》	缩邪汗

序号	年代	文献出处	功效主治相关内容摘要
25		《分类草药性》	治膀胱疝气，遗精，妇女月经闭塞
26		《本草易读》	心下结气不散、此伏梁也，鬼疟寒热，五般疟疾，妊娠下血不止，食桃成病
27		《本草详节》	主伏梁，结气腰痛，邪疟；烧灰，米汤调服，止吐血；烧灰油调，傅小儿头上肥疮、软节

四、桃枭用药医疗与预防保健

（一）预防保健

《松峰说疫》卷五载杀鬼丹，方用桃枭（系桃之干在树上者）、虎头骨（真者，酥炙）、斧头木（系斧柄入斧头中之木）、雄黄（明亮者，另研）、桃仁（去皮、尖，麸炒黄）、朱砂（光明者，另研）各一钱五分，犀角屑、木香、白术、鬼箭羽各一钱，麝香七分五厘。共为粗末，带之，用于辟瘟疫。

（二）用药医疗

桃枭的药用在本草和医学典籍中有很多记载。如李时珍《本草纲目》第二十九卷记载了历代桃枭配伍应用的8首附方，分别主治妊娠下血不止、食桃成病、伏梁结气、在心下不散、白秃头疮、小儿头疮、鬼疟寒热、五种疟疾、盗汗不止。

《本草纲目》引《肘后备急方》治妊娠下血不止：用桃枭，烧存性，研，水服取瘥。引《随身备急方》治食桃成病：桃枭烧灰二钱，水服取吐即愈。陆光禄说有人食桃不消化作病时，于林间得槁桃烧服，登时吐出即愈，此以类相攻也。引《太平圣惠方》治伏梁结气、在心下不散：桃奴三两为末，空心温酒，每服二钱。又方，治白秃头疮：干桃一两，黑豆一合，为末，腊猪脂调搽。又方，治小儿头疮：树上干桃烧研，入腻粉、麻油调搽。引《圣济总录》治鬼疟寒热：树上自干桃子二七枚为末，滴水丸梧子大，朱砂为衣；每服一丸，清晨面东井华水下，食。引王隐君《养生主论》通神丸，治五种疟疾：用神桃（即桃奴）十四枚，巴豆七粒，黑豆一两；研匀，以冷水和丸梧子大，朱砂为衣；发日五更念药王菩萨七遍，井华水下一丸，立瘥；不过二次，妙不可言。引《经验方》治盗汗不止：树上干桃子一个，霜梅二个，葱根七个，灯心二茎，陈皮一钱，稻根、大麦芽各一撮。水二盅，煎服。此外，桃枭药用还治疗百痊邪气，中恶毒气、心腹猝绞痛，伏连鬼气、黄瘦无力，小儿中恶、大便不通，小儿心气虚、惊痫，吊肾，思虑悲忧伤心，月经不通、坠马跌仆等。

《备急千金要方》卷十七载龙牙散，方用龙牙、茯苓各二两半，桃奴、鬼箭羽、乌头、羌活、露蜂房、曾青、真珠、桂心、杏仁、防风、鬼臼、鹳骨各一两，雄黄、枣膏、芍药各五分，干地黄、石斛、胡燕屎各三分，铜镜鼻、甘草、橘皮、川芎、鬼督邮、远志、鳖甲各半两，狸阴二具，蜈蚣一枚，人参、大黄各一两半，苏子四合，白术二两。上药治，下筛，每服一刀圭，酒下，以知为度，当有虫从便出。用于治疗百痊邪气，飞尸万病。该书卷十七又载桃奴汤，用桃奴、当归、人参、干姜各二两，川芎、甘草各三两，丹砂、麝香、茯苓、犀角、鬼箭羽、桂心各一两（一方有雄黄一两，无丹砂、川芎）。上㕮咀，以水九升，煮取二升半，去滓，分三服，未食服。用于治疗中恶毒气，蛊疰，心腹猝绞痛。

《外台秘要》卷十三引《延年秘录》桃奴汤，方用桃奴、茯苓各三两，鬼箭羽、芍药、人参、橘皮各二两，生姜四两，槟榔七枚，麝香一分（别研）。上切，以水九升，煮取二升七合，去滓，纳麝香，温分三服，如行八九里久，用于治疗伏连鬼气，发即四肢无力，日渐黄瘦，乍好乍恶。

《太平圣惠方》卷八十三载桃奴散，方用桃奴五枚，甘草一分（炙微赤，锉），杏仁二十枚（汤浸，去皮尖，双仁，麸炒微黄），麝香一钱，桔梗（去芦头）、赤芍、黄芩、柴胡（去苗）、川升麻、川大黄（锉，微炒）、鬼臼（去毛）各半两，上为粗散，每服一钱，以水一小盏，煎至五分，去滓温服，不拘时候，以利为度。用于治疗小儿中恶，心腹坚紧疼痛，颜色青黑，大便不通。

《幼幼新书》卷十二引《养生必用》桃奴丸，方用桃枭七枚（别为末），桃仁十四枚（去皮尖，炒，别研），安息香一两（以无灰酒斟酌多少，研，飞去砂石，银器中入上二味，慢火熬成膏），生玳瑁（镑过，杵为细末）一两，琥珀三分（别研），雄黄（用桃叶煮，水研飞）三分，辰砂（研飞）半两，黑犀（石上以水磨，澄去水，取末）半两，脑麝各一分（别研）。上为细末，以前膏为丸，如鸡头大，阴干，密器封，安静室。每服一丸，食后、临卧以人参汤送下。用于治疗小儿心气虚，有热，恍惚不常，言语错乱，尸疰客忤，魇梦不祥，惊痫。该书卷三十一引《吉氏家传》桃奴散，干桃一合（枝上自干者）、舶上硫黄、木香各二钱，上为末，每服一钱，木香汤调下。用于治疗吊肾。

《普济方》卷十八引《卫生家宝》宁心丹，方用桃奴一分，人参一两，茯神一两，朱砂（细研）、乳香（细研）、白附子（微炮）各半两，雄黄一分，紫石英一分，真珠末一分（细研），脑子半钱（细研），麝香一钱（细研），金箔五十片（研入药）。上为末，酒煮半夏糊为丸，如鸡头子大，别以金箔为衣，每服一丸，先用灯心汤浸，至睡时磨化，暖水温服；小儿半丸，用于治疗思虑悲忧伤心，惊悸怔忪，睡卧不宁。

《医学正传》卷三载桃奴散，方用桃奴（十二月收用）、玄胡索、猢鼠粪、香附子、官桂、五灵脂、砂仁、桃仁（去皮尖）各等分，上为末。每服三钱，温酒调下。用于治疗妇人或室女月经不通，渐成胀满，及男子坠马，跌仆损伤，以致瘀血停积，成血蛊病。

桃枭在现代用药方面也有应用。例如，《天目山药用植物志》治卒然半身不遂：瘪桃干 60～90 g，桔梗 15～18 g，丹参 30 g，水煎，冲黄酒，早晚饭前各服 1 次。《安徽中草药》治音哑：瘪桃干 7 个（煅炭存性）研末，大枣 30 g，煎水冲服。《甘肃中医验方集锦》治盗汗、虚汗：碧桃干 30 g，浮小麦 45 g，糯稻根 15 g，红枣 10 个，水煎服。

第八节　桃胶的古代医药文献记载

桃胶出自《名医别录》，全称为桃树胶，为蔷薇科植物桃 Prunus persica（L.）Batsch 或山桃 Prunus davidiana（Carr.）Franch. 树皮中分泌出来的树脂。夏季用刀切割树皮，待树脂溢出后收集，水浸，洗去杂质，晒干。明代李时珍《本草纲目》"果部·果之一·桃"篇记载了桃胶的修制方法："桃茂盛时，以刀割树皮，久则胶溢出，采收，以桑灰汤浸过，曝干用。如服食，当依本方修炼。"本品呈不规则的块状、泪滴状等，大小不一，表面淡黄色、黄棕色，角质样，半透明；质韧软，干透较硬，断面有光泽，气微，加水有黏性。

桃胶作为药用，较早可见于西晋葛洪《抱朴子·内篇·仙药卷》，云："桃胶以桑灰汁渍，服之百病愈。久久服之，身轻有光明，在晦夜之地，如月出也。多服之则可断谷。"因此，后世以桃胶为仙药。唐代《新修本草》"桃核仁"篇曰：

"胶炼之，主保中不饥，忍风寒……桃胶，味甘、苦，平，无毒。主下石淋，破血，中恶，疰忤。"该书较全面地对桃胶的药性、功效和主治等进行了说明，后世医家多以此为基础，对桃胶的药用认识进一步发展完善。下文将广泛爬梳历代医药典籍中有关桃胶的记载，归纳总结桃胶药性、功用的认识演变过程。

一、桃胶药性的认识演变

关于桃胶的药性，较早记载于唐代《新修本草·果下·桃核仁》，曰："桃胶，味甘、苦，平，无毒。"而《新修本草·诸病通用药·中恶》却说"微温"。五代韩保昇《蜀本草·果部·果下·桃核仁》沿用了《新修本草》关于桃胶"味甘、苦，平，无毒"的记载。

宋元时期，宋代《开宝本草》《嘉祐本草》承袭了《新修本草》《蜀本草》关于桃胶"味甘、苦，平，无毒"的观点。而唐慎微《证类本草·序例下》载桃胶"微温"，并在《证类本草·下品·桃核仁》中载"桃胶，味苦，平，无毒"，与前代相比精简了"甘"味。元代李杲《食物本草·果部·桃》沿用了《证类本草》关于桃胶"味苦，平，无毒"的记载。

明清时期，一些医家继承了前代《证类本草》《食物本草》关于桃胶四气五味及毒性"味苦，平，无毒"的观点，如明代李时珍《本草纲目》、倪朱谟《本草汇言》，清代张志聪《本草崇原》、严西亭《得配本草》等。

概而言之，宋代之前桃胶性味及毒性为"味甘、苦，平，无毒"，后经宋代《证类本草》依据用药实践将桃胶药性精简为"味苦，平，无毒"，宋代之后本草著作基本都沿用这一主流观点。在桃胶性味认识演化过程中，也有医家根据主治病证的通用药性特征，认为桃胶"微温"。

至于桃胶的归经，古代医药典籍极少记载。现代著作《新编中药歌诀集解》[1]、《中华药海》[2]认为桃胶入大肠、膀胱二经，《湖南药物志》载桃胶"归肝、大肠、膀胱经"[3]。由此可见，桃胶入大肠、膀胱及肝经。本草文献中桃胶性味及毒性见表4-14。

---

[1] 周登成.新编中药歌诀集解［M］.哈尔滨：黑龙江人民出版社，2001：672.

[2] 冉先德.中华药海：下［M］.哈尔滨：哈尔滨出版社，1993：1410.

[3] 蔡光先，蒋士生，胡郁坤.湖南药物志：第5卷［M］.长沙：湖南科学技术出版社，2004：3440.

表 4-14　桃胶性味及毒性的本草古籍文献记载

序号	年代	文献出处	四性（气）五味及毒性
1	唐	《新修本草》	微温，味甘、苦，平，无毒
2	五代	《蜀本草》	味甘、苦，平，无毒
3	宋	《开宝本草》	味甘、苦，平，无毒
5		《嘉祐本草》	味甘、苦，平，无毒
5		《证类本草》	微温，味苦，平，无毒
6	元	《食物本草》	味苦，平，无毒
7	明	《本草纲目》	苦，平，无毒
8		《本草汇言》	味苦，气平，无毒
9	清	《本草崇原》	味苦，气平，无毒
10		《得配本草》	苦，平，无毒

二、桃胶功效主治的认识演变

关于桃胶功效主治的记载，首见于南北朝时期陶弘景《名医别录·下品·桃核》，其载"主保中不饥，忍风寒"。陶氏的另一本草著作《本草经集注》沿用了该记载。

隋唐到五代时期，在本草理论方面，唐代《新修本草·果下·桃核仁》载桃胶的功用："主保中不饥，忍风寒……主下石淋，破血，中恶，疰忤。"该书丰富了对桃胶功效主治的认识，为后世医书提供了借鉴和示范。五代《蜀本草·果部·果下·桃核仁》就沿用了《新修本草》关于桃胶功用的记载。此外，唐代孟诜《食疗本草·卷上·桃人（仁）》载"主恶鬼邪气，胶亦然"。在临证实践方面，唐代孙思邈《千金方》载桃胶用于治疗产后淋、淋闭、消渴等。王焘《外台秘要》也记载了利用桃胶治疗消渴、牙疼、石淋、气淋等，《千金方》《外台秘要》所载桃胶应用不但印证了对桃胶本草理论的认识，而且为后世临证用药提供了参考。

宋金元时期，宋代本草著作《开宝本草》《嘉祐本草》《证类本草》继承了《新修本草》《蜀本草》关于桃胶功用为"主保中不饥，忍风寒……主下石淋，破血，中恶，痊忤"的观点。苏颂《本草图经·果部·桃核仁》载"桃胶入服食药，仙方著其法……又主石淋，《古今录验》著其方"，认为桃胶主治石淋。元代李杲《食物本草·果部·桃》载桃胶"保中不饥，忍风寒，下石淋，破血，治中恶痊忤，破血，辟邪恶气胀满"，又一次系统地总结了桃胶的功用。

宋政府官修《太平圣惠方》载桃胶应用，主治肝脏风、风毒走注、蛇瘕、蛊注、火烧疮、灸疮、气淋劳淋、鬼胎、小儿慢惊风、小儿石淋等。《圣济总录》也记载了桃胶用药处方，用于治疗瘫痪，大风癞疾、瘑气、骨蒸、风齿肿疼。两个综合方书所载治疗病证体现出桃胶活血益气、通淋止痛的功效。

明清时期，在本草理论方面，医家在继承前人关于桃胶功效认识的基础上，进行了系统总结。明代刘文泰《本草品汇精要·果部下品·果之木·桃核仁》载前人对桃胶功用的认识："主保中不饥，忍风寒……桃胶主下石淋、破血、中恶、痊忤……桃胶如弹丸含之治虚热渴。"《本草易读·桃奴》载桃胶治疗淋证应用："石淋疼痛，桃胶每水下如枣大一角；血淋痛，桃胶同木香煎服。"明代陈嘉谟《本草蒙筌》、薛己《本草约言》，清代张志聪《本草崇原》关于桃胶功效主治的认识与《新修本草》的观点类似。

一些医家对桃胶功用进行了系统总结，并提出了新的观点。明代李时珍《本草纲目·果部·果之一·桃》载桃胶："炼服，保中不饥，忍风寒（《别录》）。下石淋，破血，治中恶痊忤（苏恭）。主恶鬼邪气（孟诜）。和血益气，治下痢，止痛（时珍）。"李氏不仅归纳总结历代桃胶功用的观点，还提出了新的认识。倪朱谟《本草汇言·果部果类·桃胶》记载："破妇人血闭血瘕（《产宝》），产后下痢赤白（时珍），疗男子石淋溺涩之药也（苏氏）。"该书较全面地总结概述了桃胶的功用。

又如清代严西亭、施澹宁、洪缉菴同纂《得配本草·果部·桃》载桃胶："治下痢，止痛。配通草、石膏，治血淋作痛。配沉香、蒲黄，治产后下痢。（亦治血痢腹痛）和水熬成膏，酒化服，治痘靥发搐。"张璐《本经逢原·果部·桃仁》载："桃树上胶最通津液，能治血淋、石淋、痘疮黑陷。"两书关于桃胶治疗痘靥、痘疮的认识是创新的。

在方剂应用方面，如我国古代现存最大的方书《普济方》载桃胶应用，用于治疗肝风、心气不足、牙痛、瘫痪、注痛、风癞、蛇瘕、渴病、蛊注、淋证、虚热、骨蒸、火烧疮、灸疮、鬼胎、下痢、慢惊风、积聚、疮疹等病证，其中用于下痢、积聚的治疗是新的认识，丰富了桃胶的主治病证种类。

总而言之，梳理历代中医药学典籍中关于桃胶功效主治的记载（表4-15），明晰其认识演变过程，桃胶主要具有和血益气、通津止渴、解毒止痛的功效，主治石淋、血淋、痢疾、腹痛、消渴、血闭、血瘕、牙痛、疮疹等病证。

表4-15　桃胶功效主治的本草古籍文献记载

序号	年代	文献出处	功效主治相关内容摘要
1	南北朝	《名医别录》	主保中不饥，忍风寒
2		《本草经集注》	主保中不饥，忍风寒
3	唐	《新修本草》	主保中不饥，忍风寒……主下石淋，破血，中恶，痉忤
4		《食疗本草》	主恶鬼邪气
5	五代	《蜀本草》	主保中不饥，忍风寒……主下石淋，破血，中恶，痉忤
6	宋	《开宝本草》	主保中不饥，忍风寒……主下石淋，破血，中恶，痉忤
7		《嘉祐本草》	主保中不饥，忍风寒……主下石淋，破血，中恶，痉忤
8		《本草图经》	主石淋。入仙方服食药，久服当仙去
9		《证类本草》	主保中不饥，忍风寒……主下石淋，破血，中恶，痉忤
10	明	《本草品汇精要》	主下石淋，破血，中恶痉忤。主保中不饥，忍风寒。主恶鬼邪气，虚热渴
11		《本草蒙筌》	下淋破血。中恶炼之日服，诚能保中不饥
12		《本草纲目》	炼服，保中不饥，忍风寒。下石淋，破血，治中恶痉忤。主恶鬼邪气。和血益气，治下痢，止痛。 附方5首，主治虚热作渴，石淋作痛，血淋作痛，产后下痢赤白、里急后重、疼痛，痘㾦发搐黑陷
13		《本草约言》	下石淋破血，炼之保中不饥，轻身忍风寒

序号	年代	文献出处	功效主治相关内容摘要
14		《本草易读》	主石淋疼痛，血淋痛
15		《本草汇言》	破妇人血闭血瘕，产后下痢赤白，男子石淋溺涩
16	清	《本经逢原》	通津液，治血淋、石淋、痘疮黑陷
17		《本草崇原》	保中不饥，忍风寒
18		《得配本草》	和血益气。治下痢、止痛，血淋作痛，产后下痢，血痢腹痛，痘靥发搐

三、桃胶用药医疗与养生保健

（一）养生保健

苏颂《本草图经·果部·桃核仁》载仙方服胶法，曰："桃胶入服食药，仙方著其法。取胶二十斤，绢袋盛，栎木灰汁一石中，煮三五沸，并袋出，挂高处，候干再煮，如此三度止，曝干筛末，蜜和，空腹酒下梧桐子大二十丸。久服当仙去。"李时珍引《抱朴子》云："桃胶以桑灰汁渍过服之，除百病，数月断谷，久则晦夜有光如月。又《列仙传》云：高丘公服桃胶得仙。古方以桃胶为仙药，而后人不复用之，岂其功亦未必如是之殊耶？"桃胶入药使人成仙未必是真，但桃胶入药可补益确有记载。例如《良朋汇集》卷二所载的神仙七星散，方用桃胶、地肤子、嫩松枝、巨胜子、黄精、嫩柏叶、蔓荆子各等分，上药九蒸九晒，为末，每服二钱，空心白滚水送下，具有补益的功效。《遵生八笺》卷六引《太上肘后玉经》的天地父母七精散，方用桃胶四两，竹实三两（九蒸九晒），地肤子四两，黄精四两，蔓苦子三两（九蒸九晒），松脂三两（炼令熟），巨胜五两（九晒）。上为末，炼蜜为丸，每服二三十丸，具有冬月摄养的功用。

（二）用药医疗

桃胶的药用在本草和医学典籍中有很多记载。如李时珍《本草纲目》记载历代桃胶方剂配伍应用有 5 首附方，分别主治虚热作渴，石淋作痛，产后下痢赤白、里急后重、疠痛，痘靥发搐黑陷，血淋作痛。

《本草纲目》引《外台秘要》治虚热作渴：桃胶如弹丸大，含之佳。引《古今录验》治石淋作痛：桃木胶如枣大，夏以冷水三合，冬以汤三合，和服，日三服。当下石，石尽即止。引《妇人大全良方》治产后下痢赤白，里急后重，疞痛：用桃胶（焙干）、沉香、蒲黄（炒）各等分，为末，每服二钱，食前米饮下。引《小儿卫生总微论方》治痘黡发搐黑陷：用桃胶煎汤饮之；或水熬成膏，酒化服之，大效。引《杨氏家藏方》治血淋作痛：桃胶（炒）、木通、石膏各一钱，水一盏，煎七分，食后服。此外，桃胶药用还可治疗火烧疮，妇人经脉不通，风毒走注，小儿慢惊风，肝脏风，瘫缓风，大风癞疾，骨蒸热劳，气淋，劳淋，虚淋，产后诸淋等。

《太平圣惠方》卷六十八载止痛散，方用桃胶半两，松脂、黄柏各半两，上为细散，用梨汁、生蜜调涂之；用于治疗火烧疮。该书卷七十七载穿山甲散，用穿山甲二分（炒令黄色），桃胶三分，牡丹半两，肉桂半两（去皱皮），鬼臼一两（去毛），驴护干一两，蒲黄一两，当归一两，莲子一两，川大黄半两（锉碎，微炒），槟榔一分。上为散，每服三钱，以水、酒各半中盏，煎至六分，去滓；每于食前温服，用于治疗妇人经脉不通、鬼胎。该书卷二十一载虎骨丸，用桃胶半两，槐胶一两，虎胫骨二两（涂酥，炙令黄），牛膝一两（去苗），天麻一两，天雄一两（炮裂，去皮脐），羌活一两，白附子三分（炮裂），防风三分（去芦头），桂心三分，酸枣仁三分（微炒）。天南星三分（炮裂），乌蛇二两（酒浸，去皮骨，炙令微黄），桑螵蛸半两（微炒），朱砂三分（细研），麝香一分（细研），当归一两，川大黄一两（锉，微炒）。上为散，研令匀，炼蜜为丸，如梧桐子大，每服二十丸，以温酒送下，不拘时候；用于治疗风毒走注，疼痛不定。该书卷八十五载回生丹，用桃胶一分，天麻一分，白附子一分（炮裂），白僵蚕一分（微炒），天南星一分（炮裂）。上为末，烂饭为丸，如黍米大，每服三丸，用温薄荷酒送下；用于治疗小儿慢惊风，痰涎壅闷，发歇搐搦。该书卷三载天麻丸，用桃胶一两，槐胶一两，天麻二两，川芎一两，天南星三分（炮裂），附子三分（炮裂，去皮脐），乌蛇二两（酒浸，炙微黄，去皮骨），桑螵蛸三分（微炒），酸枣仁一两（微炒），麝香一分（细研），当归半两（锉，微炒），干蝎半两（微炒），独活一两，荆子一两，朱砂半两（微研）。上为末，炼蜜为丸，如绿豆大，每服十丸，以薄荷汤热酒送下，不拘时候；用于治疗肝脏风，筋脉抽掣疼痛，舌强语涩，肢节不利。

《圣济总录》卷七载无比膏，方用桃胶一分（温汤研化，入蒜膏内同研），仙茅一两，蓖麻子二十粒（去皮，细研），独颗蒜三枚（去皮膜，研膏），浮萍草半两，自然铜（煅，醋淬七遍）半两，上药捣罗为末，入蒜膏内拌和匀；涂白子上，绵被盖之，一日三次，汗出为效；用于治疗瘫缓风，脱臼，臂膊不收。该书卷十八载乌蛇丸，用乌蛇（一条，酒浸，去皮骨头尾）三两，桃胶（生用）、檀香（锉）、丁香、茜根（锉）、紫葛（锉）、防风（去叉）、苦参、独活（去芦头）、沙参（去芦头）、栀子仁、酸枣仁（生用）、槐子（炒）、白芷、附子（炮裂，去皮脐）、藁本（去苗土）、羚羊角（镑）、苍术（锉，醋炒）、犀角（镑）、羧羊角（镑）、防己、草薢（炒）、芜荑仁（炒）、栝楼根（锉）、秦艽（去苗土）、乌药（锉）各三分，桑根白皮（锉）三两，木通（锉）一两半。上为末，炼蜜为丸，如赤小豆大，每服十丸至十五丸，空心温酒送下，一日二次；用于治疗大风癞疾。该书卷九十三载柴胡丸，方用柴胡（去苗）、桃胶（干者）、胡黄连、龙胆、升麻、茯神（去木）、黄芩（去黑心）、地骨皮、生干地黄（焙）、芍药、大黄（锉，焙）、知母（锉，焙）、麦门冬（去心，焙）、甘草（炙，锉）、龙齿、犀角（镑）、玄参、山栀子（去皮）、桔梗（炒）各一两半，丹砂二两（别研入药），上为末，炼蜜为丸，如梧桐子大，每服三十丸，空心以熟水送下；用于治疗骨蒸热劳，心烦闷，手足背膊痛疼，四肢沉重，食不作肌肤，日渐黄瘦。

《小儿卫生总微论方》卷十六载二胶散，方用桃胶、李胶各等分，上为末，每服半钱，葱白汤调下，不拘时候。用于治疗气淋，小肠憋膨不通。

《鸡峰普济方》卷十八载当归汤，方用桃胶、阿胶、赤茯苓各三分，陈皮、当归、熟地黄、白芍药各一两，人参、芒硝、香附子各半两，甘草一分。上为细末，每服三钱，水一盏，煎至六分，去滓温服，用于治疗劳淋，小便淋沥疼痛，不可忍者。

《鸡峰普济方》卷十八载地黄鹿茸丸，方用桃胶、熟地黄、赤芍、当归、赤茯苓各一两，鹿茸半两，血余四两。上为细末、白面糊为丸，如梧桐子大，每服二十丸，空心、食前温酒或灯草汤送下，用于治疗虚淋。

《明医指掌》卷九载茅根汤，方用桃胶一钱，白茅根二钱，瞿麦一钱半，葵子二钱半，白茯苓一钱半，人参（去芦）一钱，蒲黄（生用）一钱，滑石一钱半（研细，水飞），半夏（姜制）三分，紫贝一个（烧），石膏一钱（煅过），加生姜、灯心，水煎服。用于治疗产后诸淋，无问冷、热、膏、石、气、血等淋。

桃胶在现代用药方面也有应用。例如，《古今名方》引刘炳凡的通络排石汤，方用桃胶30 g，金钱草30 g，六一散15 g，火消4.5 g，白芍、腊瓜各12 g，当归 9 g，郁金 5 g，鸡内金 3 g；用于治疗尿路结石，具有益气活血、通络排石的功用。《草药验方交流集》治糖尿病：桃胶，用微温水洗净，放在小锅内煮食，随便加些调味盐类亦可，不要加入甜味，每次服一至二两。

第九节　桃毛的古代医药文献记载

桃毛出自《神农本草经》，为蔷薇科植物桃 Prunus persica（L.）Batsch 或山桃 Prunus davidiana（Carr.）Franch. 的果实上的毛。将未成熟果实之毛刮下，晒干。桃毛作为药物最早载于《神农本草经》卷三 "下经" 的 "桃核仁" 篇，概述桃毛功用为 "桃毛，主下血瘕寒热，积寒无子"。后世医家在此基础上对桃毛的药用认识不断丰富与完善，到元明时期对其药性、功效主治已有较全面的认识。明代李时珍《本草纲目》卷二十九《果之一·桃》篇记述："桃毛，辛，平，微毒。主治破血闭，下血瘕，寒热积聚，无子，带下诸疾（《别录》）。疗崩中，破癖气（大明）。治恶鬼邪气（孟诜）。" 该书详细描述了桃毛的药性及历代医家对其功用的认识。历数各代医药典籍有关桃毛的记载，本节将对桃毛的药性、功效主治的认识演变进行爬梳、分析与总结。

一、桃毛药性的认识演变

关于桃毛的性味，始见于唐代《新修本草·诸病通用药·月闭》，其载 "桃毛（《本经》）平"，该书表明桃毛性平，出自《神农本草经》。后世医家多沿用桃毛 "性平" 的认识，如五代《蜀本草》，宋代《开宝本草》《嘉祐本草》《经史证类备急本草》《经史证类大观本草》《政和新修经史证类备用本草》《绍兴校定经史证类备急本草》，明代《本草品汇精要》等。

元代李杲编辑、明代李时珍参订的《食物本草·果部·桃》载桃毛性味及毒性为 "味辛，平，微毒"，后世明代李时珍《本草纲目·果部·果之一·桃》、清代闵钺《本草详节·果部·桃核仁》、陈梦雷《草木典·桃部汇考》也如此描述桃毛的四气五味与毒性。而明代倪朱谟在《本草汇言·果部果类·桃毛》言 "桃毛，味辛，气平，无毒"，与李时珍的观点不同，倪朱谟认为桃毛是无毒的。

至于桃毛的归经，历代医药典籍中相关记载极少。明代倪朱谟《本草汇言·果部果类·桃毛》记载桃毛归经为"入手足厥阴经",即入心包经、肝经。明代卢之颐《本草乘雅半偈·桃核仁》曰:"桃毛功力似胜,肺主皮毛,入肺更相亲尔。"卢之颐认为桃毛入肺经。

总的来说,纵览历代本草中关于桃毛的药性记载(表4-16),多数医家认为桃毛的四气五味是"味辛,气平";而对于桃毛的毒性,则有无毒和微毒两种看法;关于桃毛归经的记载较少,主要是入心包经、肝经或肺经。

现代研究《中华本草》[1]、《中药大辞典》(第2版)[2]引用了《本草纲目》关于桃毛药性的观点,"辛,平,微毒"。《湖南药物志》载桃毛"味辛,性平,归肝经"[3]。可见古今关于桃毛药性的认识基本一致。

表4-16　桃毛性味及毒性的本草古籍文献记载

序号	年代	文献出处	四性(气)五味及毒性
1	唐	《新修本草》	平
2	五代	《蜀本草》	平
3	宋	《开宝本草》	平
4		《嘉祐本草》	平
5		《经史证类备急本草》	平
6		《经史证类大观本草》	平
7		《政和新修经史》 《证类备用本草》	平
8		《绍兴校定经史》 《证类备急本草》	平
9	元	《食物本草》	味辛,平,微毒
10	明	《本草品汇精要》	平

[1] 国家中医药管理局《中华本草》编委会. 中华本草:第4册 [M]. 上海:上海科学技术出版社, 1999:82.

[2] 南京中医药大学. 中药大辞典:下册 [M]. 2版. 上海:上海科学技术出版社, 2014:2202.

[3] 蔡光先, 蒋士生, 胡郁坤. 湖南药物志:第5卷 [M]. 长沙:湖南科学技术出版社, 2004:3440.

序号	年代	文献出处	四性（气）五味及毒性
11		《本草纲目》	辛，平，微毒
12		《本草汇言》	味辛，气平，无毒
13	清	《本草详节》	味辛，气平，微毒
14		《草木典》	气味辛，平，微毒

二、桃毛功效主治的认识演变

关于桃毛的功用，最早见于《神农本草经·下经·桃核仁》，曰："桃毛，主下血瘕寒热，积寒无子。"南北朝时期陶弘景所辑《名医别录·下品·桃核》载桃毛功用为"主带下诸疾，破坚闭"。陶氏的另一著作《本草经集注·序录下》认为桃毛是治疗"月闭"的通用药。更重要的是，《本草经集注·果菜米谷有名无实·果部药物·桃核仁》合并《神农本草经》与《名医别录》中桃毛功用的相关记载，为："桃毛，主下血瘕，寒热，积聚，无子，带下诸疾，破坚闭，刮取实毛用之。"从此之后，很多医家及医药著作承袭了《本草经集注》关于桃毛功效主治的观点。

隋至五代时期，唐代《新修本草》、五代《蜀本草》沿用了《本草经集注》关于桃毛功用的认识。一些医家也有新的认识。如孟诜《食疗本草·桃人（仁）》云："白毛，主恶鬼邪气。"又如孙思邈《千金翼方·药录纂要·用药处方》认为，桃毛是治疗崩中下血的通用药，五代日华子所撰《日华子本草·果部》载"桃毛，疗崩中，破癖气"。

宋金元时期，宋代苏颂《本草图经·果部·桃核仁》载"其实上毛刮取之，以治女子崩中"，表明桃毛可以治疗崩中。宋代唐慎微关于桃毛功用的认识继承了《新修本草》《食疗本草》《日华子本草》《本草图经》等的相关观点。《经史证类备急本草·下品·桃核仁》记述桃毛的功效主治为："主下血瘕，寒热，积聚，无子，带下诸疾，破坚闭……主恶鬼邪气……疗崩中，破癖气……治女子崩中。"此后《经史证类大观本草》《政和新修经史证类备用本草》《绍兴校定经史证类备急本草》都沿用了此观点。王怀隐等撰的《太平圣惠方·诸疾通用药》也记载了桃毛是治疗月闭的通用药。元代李杲编辑、明代李时珍修订的《食物本草·果部·桃》载桃毛功用:"主破血闭,下血瘕,寒热积聚,无子,带下诸疾。疗崩中,破癖气,治恶鬼邪气。"

明清时期,关于桃毛的功效主治认识基本沿用前代医家的观点。例如,明代刘文泰《本草品汇精要·果部下品·果之木·桃核仁》继承了前人关于桃毛功用的认识,云:"主下血瘕寒热,积聚无子,带下诸疾,破坚闭。治女子崩中,主恶鬼邪气。"陈嘉谟《本草蒙筌·果部·桃核仁》云:"桃毛,桃上毛羽,更破癥坚。"卢之颐《本草乘雅半偈·桃核仁》言:"桃毛,主破血闭下血瘕,寒热积聚,无子、带下诸疾。"李中梓《雷公炮制药性解·果部·桃仁》载:"(桃)毛,主血瘕、积聚、崩带诸疾。"清代叶志诜《神农本草经赞·下经·桃核仁》云:"桃毛,主下血瘕,寒热,积寒无子。"闵钺《本草详节·果部·桃核仁》云:"桃毛,主破血闭,下血瘕,寒热积聚,崩中带下。"

又如,明代倪朱谟《本草汇言·果部果类·桃毛》概述前人关于桃毛功用的认识:"破妇人血闭、血瘕(《产宝》),积聚寒热之药也(《别录》)。"李时珍《本草纲目·果部·果之一·桃》总结历代医家及医药典籍关于桃毛功用的观点,曰:"破血闭,下血瘕,寒热积聚,无子,带下诸疾(《别录》)。疗崩中,破癖气(大明)。治恶鬼邪气(孟诜)。"李氏在《本草纲目》"主治·百病主治药"下表明,桃毛是治疗邪恶鬼疰精气、血瘕寒热、破瘀血老血、带下、漏下崩中的通用药。

清代《毓麟验方》载桃毛方剂"双美丹",方用"母丁香(二钱),紫霄花(三钱),桃毛(一钱),麝香(三分),紫茄花(鲜,一两,晒干),真鸦片(一钱),白龙骨(二钱,火锻),石榴皮(干燥,三钱),锁阳(一两,酒浸三日,晒干)。上九味为末,用白蜜为丸,如芡实子大,以右手中指入炉中少停,交战用九浅一深之法,不用解,即名美人一锭金也"。

总而言之,纵览历代医家及医药典籍中关于桃毛功用认识的演变(表4-17),从汉代《神农本草经》到南北朝时期《本草经集注》,从宋代《证类本草》到明清医药古籍,历代医家关于桃毛的认识变化不大,即桃毛具有活血行气的功效,主治血瘕、积聚、崩漏、带下、癖气等病证。虽然在本草理论上桃毛可以治疗上述病证,但是在临证应用方面基本无实际药用方剂记载。

表 4-17　桃毛功效主治的本草古籍文献记载

序号	年代	文献出处	功效主治相关内容摘要
1	汉	《神农本草经》	主下血瘕寒热，积寒无子
2	南北朝	《名医别录》	主带下诸疾，破坚闭
3		《本草经集注》	主下血瘕，寒热，积聚，无子，带下诸疾，破坚闭
4	唐	《新修本草》	主下血瘕，寒热，积聚，无子，带下诸疾，破坚闭
5		《食疗本草》	主恶鬼邪气
6	五代	《日华子本草》	疗崩中，破癖气
7		《蜀本草》	主下血瘕，寒热，积聚，无子，带下诸疾，破坚闭
8	宋	《开宝本草》	主下血瘕，寒热，积聚，无子，带下诸疾，破坚闭
9		《嘉祐本草》	主下血瘕，寒热，积聚，无子，带下诸疾，破坚闭
10		《本草图经》	治女子崩中
11		《经史证类备急本草》	主下血瘕，寒热，积聚，无子，带下诸疾，破坚闭；主恶鬼邪气；疗崩中，破癖气；治女子崩中
12		《经史证类大观本草》	主下血瘕，寒热，积聚，无子，带下诸疾，破坚闭；主恶鬼邪气；疗崩中，破癖气；治女子崩中
13		《政和新修经史证类备用本草》	主下血瘕，寒热，积聚，无子，带下诸疾，破坚闭；主恶鬼邪气；疗崩中，破癖气；治女子崩中
14		《绍兴校定经史证类备急本草》	主下血瘕，寒热，积聚，无子，带下诸疾，破坚闭；主恶鬼邪气；疗崩中，破癖气；治女子崩中
15	元	《食物本草》	主破血闭，下血瘕，寒热积聚，无子，带下诸疾，疗崩中，破癖气，治恶鬼邪气
16	明	《本草品汇精要》	主下血瘕寒热，积聚无子。带下诸疾，破坚闭，治女子崩中，主恶鬼邪气
17		《本草蒙筌》	破癥坚
18		《本草纲目》	破血闭，下血瘕，寒热积聚，无子，带下诸疾，疗崩中，破癖气，治恶鬼邪气

序号	年代	文献出处	功效主治相关内容摘要
19		《本草乘雅半偈》	主破血闭下血瘕，寒热积聚，无子，带下诸疾
20		《雷公炮制药性解》	主血瘕、积聚、崩带诸疾
21		《本草汇言》	破妇人血闭、血瘕，积聚寒热
22	清	《神农本草经赞》	主下血瘕，寒热积寒，无子
23		《本草详节》	主破血闭，下血瘕，寒热积聚，崩中带下

第十节　桃的附属品古代医药文献记载

古代医家对桃类药物进行了广泛研究，甚至连桃的附属品都进行了相关探索，如桃寄生、桃蠹。下文将系统搜集整理古代医药文献中与桃寄生、桃蠹有关的记载，考证其药性、功效主治等认识的演变过程。

一、桃寄生

（一）桃寄生药性的认识演变

梳理历代医药典籍发现，关于桃寄生药性的相关内容较少（表4-18）。桃寄生的药性，最早记载于明代李时珍《本草纲目·木部·木之四》，言"桃寄生，气味苦，辛，无毒"。从此以后，医家关于桃寄生药性的认识都沿用了李时珍的观点，如明代刘文泰《本草品汇精要》，清代闵钺《本草详节》、陈梦雷《草木典》等。

表4-18　桃寄生药性的本草古籍文献记载

序号	年代	文献出处	药性相关内容摘要
1	明	《本草纲目》	气味苦，辛，无毒
2		《本草品汇精要》	味苦、辛
3	清	《本草详节》	味苦、辛
4		《草木典》	苦，辛，无毒

（二）桃寄生功效主治的认识演变

关于桃寄生功效主治的认识，较早载于明代李时珍所撰的《本草纲目》，李氏在《本草纲目·主治·百病主治药》下认为桃寄生是治疗蛊毒的通用药物。更重要的是，《本草纲目·木部·木之四》云："桃寄生，主治小儿中蛊毒，腹内坚痛，面目青黄，淋露骨立。取二两为末，如茶点服，日四五服。"李氏详细描述了桃寄生的功用及相关应用。此后医家关于桃寄生功用的认识也多沿用李氏的观点。刘文泰《本草品汇精要·木部·桃寄生》、李梴《医学入门·内集·本草分类·治燥门》、闵钺《本草详节·木部·桑寄生》、陈梦雷《草木典·桃部汇考》关于桃寄生功效主治的认识都引用了《本草纲目》相关记载。

此外，关于桃寄生的功效主治，一些医家及医药典籍都有涉及。如明代陈嘉谟《本草蒙筌·果部·桃核仁》载"桃寄生，疗虫中腹内"；清代冯兆张《冯氏锦囊秘录·杂症痘疹药性主治合参·果部·桃仁》云"桃寄生，疗蛊中腹内"，可见，桃寄生可以用于腹内蛊虫。

清代龚自璋《家用良方·治小儿各症》载，用桃寄生，研末，每日调服五六次，用于治疗儿中蛊毒，凡面目青黄、腹内坚痛、形枯骨露。本方应用桃寄生治疗"儿中蛊毒"，较好地验证了桃寄生的本草理论认识。又如清代黄伯垂原著、王孟英续编的《经验良方大全·小儿初生各症方》载："口中蛊毒，凡面目青黄，腹内坚痛，形枯骨露，用桃寄生研末，每日调服五六次立效。"

总的来说，关于桃寄生药性及功用的医药典籍记载不多，桃寄生药性气味苦、辛，无毒，主治小儿中蛊毒，腹内坚痛、面目青黄、淋露骨立。本草古籍 2 中桃寄生的功效主治见表 4-19。

表 4-19　桃寄生功效主治的本草古籍文献记载

序号	年代	文献出处	功效主治相关内容摘要
1	明	《本草纲目》	主治小儿中蛊毒，腹内坚痛，面目青黄，淋露骨立
2		《本草品汇精要》	主小儿中蛊毒，腹内坚痛，面目青黄，淋露骨立
3		《医学入门·本草分类》	主小儿中蛊毒，令腹内坚痛，面目青黄，淋露骨立，病变无常

序号	年代	文献出处	功效主治相关内容摘要
4		《本草蒙筌》	疗虫中腹内
5	清	《本草详节》	主小儿中蛊毒，腹内坚痛，面目青黄，淋露骨立
6		《草木典》	主治小儿中蛊毒，腹内坚痛，面目青黄，淋露骨立

二、桃蠹

（一）桃蠹名称与释名

桃蠹之名始见于汉代《神农本草经》卷三下经"桃核仁"篇，明代李时珍《本草纲目·虫部·虫之三》中称之为桃蠹虫。

纵览历代医药典籍关于桃蠹名称解释的记载，南北朝时期陶弘景《名医别录·下品·桃核》云"食桃树虫也"，宋代苏颂《本草图经·果部·桃核仁》曰"食桃木虫，名桃蠹"，明代陈嘉谟《本草蒙筌·果部·桃核仁》言"桃蠹，食皮长虫"，清代严西亭、施澹宁、洪缉菴同纂的《得配本草·果部·桃》载"桃蠹，即树中蛀虫"。可见，桃蠹是食桃树（木）的长蛀虫。

（二）桃蠹药性的认识演变

爬梳历代本草及其他医药古籍发现，关于桃蠹药性的记载（表4-20）非常少。明代李时珍所撰《本草纲目·虫部·虫之三》载桃蠹药性，曰"气味辛，温，无毒"。清代张璐《本经逢原·虫部》载桃蠹虫的四气五味及毒性，云"辛，温，无毒"。

表4-20　桃蠹药性的本草古籍文献记载

序号	年代	文献出处	药性相关内容摘要
1	明	《本草纲目》	气味辛，温，无毒
2	清	《本经逢原》	辛，温，无毒

（三）桃蠹功效主治的认识演变

至于桃蠹的功效主治，最早可见于汉代《神农本草经·下经·桃核仁》，曰"桃蠹，杀鬼邪恶不祥"。南北朝时期陶弘景《本草经集注·果菜米谷有名无实·果部药物·桃核仁》云"桃蠹，主杀鬼，辟邪恶不祥"。

隋唐五代时期，一些医家及医药著作沿用了《本草经集注》关于桃蠹功用的观点。例如，唐代《新修本草·果下·桃核仁》载"桃蠹，杀鬼，辟不祥"。陈藏器《本草拾遗》"木蠹"篇载"桃木中有者，杀鬼，去邪气"；"桑蠹虫"篇载"桑蠹去气，桃蠹辟鬼，皆随所出，而各有功"。五代韩保昇《蜀本草·果部·桃核仁》载"桃蠹，杀鬼邪恶，辟不祥"。当时也有医家对桃蠹功效主治有不同的看法，如五代时期《日华子本草·果部·桃》载"桃蠹，食之肥，悦人颜色也"。

宋金元时期，宋代《开宝本草》《嘉祐本草》承袭了《蜀本草》关于桃蠹"杀鬼邪恶，辟不祥"的认识。苏颂《本草图经·果部·桃核仁》载"桃蠹，食之悦人颜色"，类似于日华子关于桃蠹功用的认识。唐慎微集《开宝本草》《嘉祐本草》《本草图经》以及宋以前医药相关典籍关于桃蠹功用的记载，在《经史证类备急本草·下品·桃核仁》中记录为："桃蠹，杀鬼辟邪恶不祥……食之肥，悦人颜色也。"此后《经史证类大观本草》《政和新修经史证类备用本草》《绍兴校定经史证类备急本草》都承袭了此观点。

明清时期，一些医家关于桃蠹功用的认识沿用《神农本草经》"杀鬼邪恶不祥"的观点。明代徐春甫《古今医统大全·本草集要（下）·本草果部》载"桃蠹，杀鬼邪恶不祥"。陈嘉谟《本草蒙筌·果部·桃核仁》载"桃蠹……亦杀鬼恶"。清代严西亭、施澹宁、洪缉菴同纂的《得配本草·果部·桃》载"桃蠹去邪恶"。叶志诜《神农本草经赞·下经·桃核仁》载"桃蠹，杀鬼邪恶不祥"。另一些医家关于桃蠹功用的认识承袭了《证类本草》中"杀鬼辟邪恶不祥；食之肥，悦人颜色"的观点。明代刘文泰《本草品汇精要·果部下品·果之木·桃核仁》云"桃蠹杀鬼邪恶不祥……食之肥、悦人颜色"。李时珍《本草纲目·虫部·虫之三》载桃蠹虫功用，"杀鬼，邪恶不祥（《本经》）。食之肥人，悦颜色（《日华》）"。李氏还认识到"（桃蠹）粪，主治辟温疫，令不相染。为末，水服方寸匕（《伤寒类要》）"。清代张璐《本经逢原·虫部》引《神农本草经》关于桃蠹虫功用记载，"杀鬼邪恶不祥"，并有了新的认识，"桃实中虫，食之令人美颜色，与桃蠹不异。其虫屎能辟瘟疫令不相染，为末水服方寸匕"。张氏对桃蠹屎辟瘟疫的认识与李时珍有关记载一致。

此外，方书中也有桃蠹功效主治的相关记载。明代朱橚《普济方·诸虚门·补虚驻颜色》载"桃蠹食之，令人肌肤润泽，益颜色"，董宿《奇效良方·诸虚门（附论）·诸虚通治方》载"悦颜色令人肥泽，以桃蠹食之"。可见桃蠹食用有"令人肥泽，润泽肌肤，益颜色"的效果。明代孙志宏《简明医彀·邪祟》载简便方，方用桃奴（小干桃）、桃蠹为末，酒下，治疗五尸邪恶卒中。

总而言之，纵观历代医药典籍关于桃蠹药性及功效主治的记载情况（表4-21），桃蠹药性为"气味辛，温，无毒"；至于桃蠹的功效主治，主要有两方面：一是主杀鬼，辟邪恶不祥；二是悦人颜色，润泽肌肤，令人肥泽。

表 4-21　桃蠹功效主治的本草古籍文献记载

序号	年代	文献出处	功效主治相关内容摘要
1	汉	《神农本草经》	杀鬼邪恶不祥
2	南北朝	《本草经集注》	主杀鬼，辟邪恶不祥
3	唐	《新修本草》	杀鬼，辟不祥
4		《本草拾遗》	杀鬼，去邪气，桃蠹辟鬼
5	五代	《日华子本草》	食之肥，悦人颜色
6		《蜀本草》	杀鬼邪恶，辟不祥
7	宋	《开宝本草》	杀鬼邪恶，辟不祥
8		《嘉祐本草》	杀鬼邪恶，辟不祥
9		《本草图经》	食之悦人颜色
10		《经史证类备急本草》	杀鬼辟邪恶不祥；食之肥，悦人颜色

序号	年代	文献出处	功效主治相关内容摘要
11		《经史证类大观本草》	杀鬼辟邪恶不祥；食之肥，悦人颜色
12		《政和新修经史》《证类备用本草》	杀鬼辟邪恶不祥；食之肥，悦人颜色
13		《绍兴校定经史》《证类备急本草》	杀鬼辟邪恶不祥；食之肥，悦人颜色
14	明	《本草品汇精要》	杀鬼邪恶不祥；食之肥、悦人颜色
15		《本草蒙筌》	杀鬼恶
16		《本草纲目》	杀鬼，邪恶不祥。食之肥人，悦颜色。粪，主治辟温疫，令不相染
17		《古今医统大全·本草集要》	杀鬼邪恶不祥
18		《得配本草》	去邪恶
19	清	《神农本草经赞》	杀鬼邪恶不祥
20		《本经逢原》	杀鬼邪恶不祥。桃实中虫，食之令人美颜色，与桃蠹不异。其虫屎能辟瘟疫令不相染

第十一节　桃木制品的古代医药文献记载

　　明代徐春甫所撰《古今医统大全·通用诸方·花木类第二》"桃篇"曰："桃为五行之精，能辟百鬼，谓之仙木。"表明桃木称为"仙木"，可以辟邪驱鬼。有医家对桃木制品如桃符、桃橛也进行了药用研究。本节将系统梳理历代医药文献中关于桃符、桃橛的记载，归纳总结它们名称释义、药性及功效主治的认识演变过程。

一、桃符

（一）桃符的名称与释义

关于桃符之名及其内涵解释，明代李时珍在《本草纲目·服器部·服器之一·桃符》中引相关典故，言："《汉旧仪》云：'东海度朔山有大桃，蟠屈千里。其北有鬼门，二神守之，曰神荼、郁垒，主领众鬼。黄帝因立桃板于门，画二神以御凶鬼。'《典术》云：'桃乃西方之木，五木之精，仙木也。味辛气恶，故能厌伏邪气，制百鬼。今人门上用桃符辟邪，以此也。'"所谓桃符，最初是指画神荼、郁垒二神的桃木板，用以辟邪驱鬼。

（二）桃符药性的认识演变

纵览历代医药典籍，关于桃符药性的记载（表4-22）很少，较早可见于明代李时珍《本草纲目·果部·果之一·桃》。李氏概述桃符药性"味辛，气恶"。明代刘文泰《本草品汇精要·人部》载桃符云"味辛，性温，气恶"，进一步丰富了桃符药性的有关内容。

表4-22　桃符药性的本草古籍文献记载

序号	年代	文献出处	药性相关内容摘要
1	明	《本草纲目》	味辛，气恶
2		《本草品汇精要》	味辛，性温，气恶

（三）桃符功效主治的认识演变

有关桃符功用的较早记载见于唐代孟诜《食疗本草·桃人（仁）》，曰："桃符及奴，主精魅邪气，符，煮汁饮之。"

宋金元时期，在本草理论方面，《嘉祐本草·果部·果下·桃核仁》载："桃符，主中恶……桃符及奴主精魅邪气。"唐慎微引用了《嘉祐本草》关于桃符的功用认识，并在《经史证类备急本草·卷十三·桃掘》载："桃掘主卒心腹痛，鬼疰，破血恶气胀满……桃符与桃掘同功也。"可见桃符也应该具有"主卒心腹痛，鬼疰，破血恶气胀满"的功用，之后《经史证类大观本草》《政和新修经史证类备用本草》《绍兴校定经史证类备急本草》都继承了该认识。元代李杲编辑、明代李时珍修订的《食物本草·果部·桃》载桃符功用为"主中恶，经魅邪气，水煮汁服之"。在临证应用方面，宋代综合方书《太平圣惠方》载桃符应用，用于治疗诸虫心痛、山瘴疟、痎疟、痰实疟等，《圣济总录》载桃符药用处方，主治虫心痛，蛔虫，小儿夜啼、中风、客忤等。二书体现出桃符具有杀虫、消疟、厌伏邪气的作用。

明清时期，明代李时珍在《本草纲目》"百病主治药"篇认为桃符是治疗瘟疫、中恶的通用药，并在《本草纲目·服器部·服器之一》载桃符功效主治为"中恶，精魅邪气，煮汁服（甄权）"，并附桃符方，即"钱乙《小儿方》有桃符丸，疏取积热及结胸。用巴豆霜、黄柏、大黄各一钱一字，轻粉、硇砂各半钱，为末，面糊丸粟米大。量大小，用桃符汤下。无则以桃枝代之。盖桃性快利大肠，兼取厌伏邪恶之义耳"。刘文泰《本草品汇精要·人部》载桃符，云："桃符主中恶精魅邪气，煮汁服（《药性本草》）……【时】（生）无时，（采）无时，应用取之。【用】取桃树向阳者。【质】（《典术》云）桃乃西方之木，五木之精，仙木也，削成大小木板用之。【色】黄白。【味】辛。【性】温。【气】恶，故能厌伏邪气，制百鬼耳。【解】今人门上往往用桃符辟邪气。"该书详细描述了桃符的功用、采摘时间、选择及加工方法，并对桃符药性与功效之间的关系进行了论说。此后本草典籍关于桃符功用的认识多沿用《本草纲目》《本草品汇精要》的观点。如清代张秉成《本草便读·果部·果类·桃仁》记载："辟鬼除邪之说，自古相传，故桃符、桃枝、桃枭、桃核之类。"

明代朱橚所撰《普济方》记述桃符可用于治疗诸疟，山岚瘴疟，痰实疟，痎疟，蛔虫，精魅邪气，鬼疰，小儿夜啼、惊风、中风、风热、积聚等病证，丰富了桃符的应用范围。

总而言之，桃符的药性为"味辛，性温，气恶"，具有厌伏中恶、精魅邪气、杀虫的功效，可以治疗蛔虫、积聚、小儿夜啼、小儿惊风、小儿中风、小儿风热等。本草古籍中桃符的功效主治见表4–23。

表4–23　桃符功效主治的本草古籍文献记载

序号	年代	文献出处	功效主治相关内容摘要
1	唐	《食疗本草》	主精魅邪气

序号	年代	文献出处	功效主治相关内容摘要
2	宋	《嘉祐本草》	主中恶；桃符及奴主精魅邪气
3		《经史证类备急本草》	主中恶；桃符及奴主精魅邪气；桃蠹主卒心腹痛，鬼疰，破血恶气胀满；桃符与桃蠹同功也
4		《经史证类大观本草》	主中恶；桃符及奴主精魅邪气；桃蠹主卒心腹痛，鬼疰，破血恶气胀满；桃符与桃蠹同功也
5		《政和新修经史证类备用本草》	主中恶；桃符及奴主精魅邪气；桃蠹主卒心腹痛，鬼疰，破血恶气胀满；桃符与桃蠹同功也
6		《绍兴校定经史证类备急本草》	主中恶；桃符及奴主精魅邪气；桃蠹主卒心腹痛，鬼疰，破血恶气胀满；桃符与桃蠹同功也
7	元	《食物本草》	主中恶，精魅邪气
8	明	《本草纲目》	治疗瘟疫，中恶通用药；主中恶，精魅邪气。附方桃符丸，疏取积热及结胸
9		《本草品汇精要》	桃符主中恶精魅邪气煮汁服；能厌伏邪气制百鬼耳
10	清	《本草便读》	辟鬼除邪

（四）桃符的用药医疗

桃符药用在中医药典籍中有一些记载，不仅桃符汤可以辅助用药，桃符方剂还可以主治诸虫心痛、虫痛疠刺、声响心怯等。

《太平圣惠方》卷四十三载石榴皮散，方用桃符二两（锉），酸石榴皮一两（锉），胡粉一两，酒二合，槟榔末二钱，以水二大盏，煎前二味至一盏，去滓，下胡粉、槟榔、酒，更煎一沸，稍热，分三次服。用于治疗诸虫心痛不可忍，多吐酸水。

《圣济总录》卷五十六载槟榔汤方，方用桃符（锉碎）一枚，槟榔（微煨）二枚，酸石榴皮（微炒）三分，胡粉一分。上四味，粗捣筛，每服二钱匕，水一盏，煎至半盏，又下酒一合，更煎取沸，去滓空心温服，日晚再服；用于治虫心痛疠刺不可忍。

《慎五堂治验录》卷十四载方，方用桃符二枚，制半夏三钱，花龙骨三钱，紫石英三钱，北秫米三钱，生牡蛎五钱，生香附一钱半，历日一本烧灰包煎，炒枣仁三钱，白雷丸七分，云茯神三钱。用于治疗素体心怯，近得感疾，凡遇声响人众则惕然而惊，心生疑惧，不知所从，饮食渐减，四肢痿软。

二、桃橛

（一）桃橛名称与释义

桃橛，也称桃掘，"橛"与"掘"为同音字。桃掘（橛）之名出自唐代陈藏器所撰的《本草拾遗》"木部卷·桃掘"篇，曰："无毒。主卒心腹痛，鬼痊，破血恶气胀满，煮服之。三载者良。桃性去恶，掘更辟邪，桃符与桃掘同功也。"该书详细记载了桃掘的名称、药性与功用主治。宋代唐慎微《证类本草》卷第十三"桃掘"篇沿用了《本草拾遗》的记载。

明代李时珍《本草纲目·服器部·服器之一》释义桃橛为桃杙，云："橛音厥，即杙也。人多削桃木钉于地上，以镇家宅。三载者尤良。许慎云：羿死于桃棓。棓，杖也。故鬼畏桃，而今人以桃梗作杙橛，以辟鬼也。"

可见，桃橛为钉于地上的桃木制品，用于辟鬼镇宅。

（二）桃橛药性与功效主治的认识演变

梳理历代医药典籍关于桃橛药性的记载发现，极少医家对其进行论述，唐代陈藏器《本草拾遗·木部·桃掘》、宋代唐慎微《证类本草·桃掘》、明代刘文泰《本草品汇精要·二十二种陈藏器余》等仅记载其药性为"无毒"，而相关的四气五味基本未见医家论及。

桃橛的功效主治记载较早见于唐代陈藏器《本草拾遗·木部·桃掘》，曰："主卒心腹痛，鬼痊，破血恶气胀满，煮服之。"后世医家及著作多沿用《本草拾遗》的相关记载。例如，宋代唐慎微《证类本草》，元代李杲《食物本草》，明代刘文泰《本草品汇精要》、李时珍《本草纲目》等。李时珍在《本草纲目》"主治·百病主治药"下记述桃橛是治疗瘟疫、邪祟、中恶、牙痛的通用药。清代周岩《本草思辨录·桃仁》曰："陈藏器于桃橛，则云辟邪恶气。"本草古籍中桃橛功效主治见表4-24。

桃橛用药在本草和医学典籍中记载较少，唐代孙思邈《千金翼方·小儿·齿病》载治牙疼方，方用"取门上桃橛烧取脂汁，少少为纳孔中，以蜡固之"。该方还被宋代刘昉《幼幼新书》、明代朱橚《普济方》等引用。

总的来说，关于桃橛药性与功效主治的医药文献记载很少，桃橛药性为"无毒"，具有辟邪恶气、消胀的作用，主治卒心腹痛、鬼疰、瘟疫、中恶、牙疼等。

表 4-24　桃橛功效主治的本草古籍文献记载

序号	年代	文献出处	功效主治相关内容摘要
1	唐	《本草拾遗》	主卒心腹痛，鬼疰，破血恶气胀满，煮服之
2	宋	《证类本草》	主卒心腹痛，鬼疰，破血恶气胀满，煮服之
3	元	《食物本草》	主卒心腹痛，鬼疰，破血，辟邪恶气胀满，煮服服之，与桃符同功
4	明	《本草纲目》	主卒心腹痛，鬼疰，破血，辟邪恶气胀满，煮汁服之，与桃符同功
5		《本草品汇精要》	主卒心腹痛，鬼疰，破血恶气胀满，煮服之
6	清	《本草思辨录》	陈藏器于桃橛，则云辟邪恶气

综上，纵览历代医学文献记载，除中医常用药材桃仁外，古代医学家还对桃花、桃叶、桃枝、桃根、桃茎白皮、桃胶、桃枭、桃毛，桃附属物桃寄生、桃蠹虫，以及桃木制品桃符、桃橛的药用价值进行了全面探索与研究。本章对上述桃类药物（除桃仁外）的药性、功用认识演变过程进行了系统的梳理与总结，概述了历代医家临证用药治疗与养容、养生、保健。

基于历代本草文献记载考证，自然状态的桃类药物的性味及毒性多为味苦、性平、无毒或微毒（除桃子、桃毛），且基本都归肝经，具有活血功效。其中桃子、桃花具有益气血、悦泽人面、通大便作用，桃枝、桃叶、桃茎白皮主要具有杀虫、治疗心腹疼痛的作用，桃根、桃胶、桃枭、桃毛主要具有治疗血闭血瘕的作用，桃木制品及桃蠹虫具有厌伏邪气恶气、制百鬼的作用。

基于历代本草、方剂等文献记载考证，在美容养生、预防保健方面，桃花、桃枝、桃叶入药可以达到补虚益气、益寿耐老、长肉无痕、令人面洁白光悦的功效；桃根、桃茎白皮入药可以避瘟去恶、预防百病。在医疗应用方面，桃子、桃枭复方可以治疗妊娠下血不止；桃花、桃叶复方可以治疗面疮、二便不通、霍乱腹痛及杀三虫等；桃枝、桃根、桃茎白皮复方可以治疗跌打损伤、疮痈肿毒、蛊毒等诸毒；桃胶复方可以治疗石淋、气淋、劳淋、虚淋等；桃符、桃橛复方可以治疗诸虫心痛、风虫牙痛等。它们治疗的病种范围较为广泛，涉及内、外、妇、儿等各科疾病，尤其是对瘀血证的治疗非常具有优势。可以说对桃类药物的认识，不仅促进了中医药学理论的发展，还为临床治疗提供了丰富的药物选择，千百年来为保障华夏民族的健康和繁衍发挥了十分重要的作用。

第五章　桃的文化属性研究

桃文化是我国传统文化的重要组成部分，是中华民族文化艺术中的瑰宝，其中蕴藏着华夏优秀文化的精华，内涵丰富、深厚久远。本章将对桃文化的内涵、意象及桃文化现象进行解读，分析桃的植物观、饮食观、医药观对桃文化及其生命观的产生、发展的物质影响及作用，从孕育生命、庇护生命与延续生命三方面探寻桃文化生命观的生成与演化进程，系统揭示桃崇拜与信仰的起源和流变，力图还原其原本面貌。基于此，将之联系并应用于当今社会发展需求，开发桃文化观光旅游等应用项目，传承、发展桃文化价值，既展示传统文化的魅力，又赋予桃文化新时代的特殊内涵。

第一节　桃文化的内涵释义与分析

一、桃文化阐释

中华桃文化丰富多彩，特色鲜明，源远流长。追忆历史，桃是美好事物的代表，人们在桃上寄予了种种美好想象，桃花源记、王母娘娘蟠桃会、桃园三结义、桃李满天下、长寿老人、世外桃源、"在那桃花盛开的地方"等等，这些关于桃的民间神话、传说、故事及词语为世人所熟知。西藏现存的千年古桃树成为藏民心目中的神树；甘肃、陕西的黄甘桃成为穷困年代的铁杆庄稼；声名显赫、誉满中外的"上海水蜜桃"在现代育种上发挥了重大作用，它是美国、日本栽培桃的祖先，对世界桃的发展功劳卓著。桃花很美，艳丽多彩，桃果汁多味美、营养丰富，加上关于它的诗文辞赋、神话故事、民间传说等，桃给予人们许多美的享受，深受大众青睐。可以说，桃已成为营养、长寿、美丽、仁义的代名词。

其一，长寿的象征。桃被认为是"福寿"的象征。"王母娘的蟠桃园有三千六百株桃树。前面一千二百株，花果微小，三千年一熟，人吃了成仙得道。中间一千二百株，六千年一熟，人吃了霞举飞升，长生不老。后面一千二百株，紫纹细核，九千年一熟，人吃了与天地齐寿，日月同庚。"这固然是神话传说，但也与桃果实含多种维生素与微量元素有关。"桃养人，杏伤人，李子树下埋死人"的谚语，是对桃营养价值的最充分肯定。因此，桃成了长生不老、长命百岁的象征。如年画中的老寿星，总是右手拿拐杖，左手捧仙桃。人们在给老人祝寿时，桃也就成了不可缺少的礼品。

其二，喜庆的象征。桃被认为是"喜庆"的象征。神话故事中王母娘娘的瑶池盛会，就是以桃为主的喜宴。因此，每逢喜庆活动时，"四喜果盘"中总要有一盘鲜桃。"爆竹声中一岁除，春风送暖入屠苏；千门万户曈曈日，总把新桃换旧符"，展现了辞旧迎新、欢欢喜喜过大年的情景。

其三，仁义的象征。桃被认为是"仁义"的象征。刘关张"桃园三结义"，是在桃园进行的，因此人们就把"桃"当成了"仁义"的见证物，先人有"投我以木桃，报之以琼瑶"的礼尚往来的古朴民风。

其四，美好的象征。桃被认为是"美好"的象征。例如，在形容女人漂亮时，称其是"人面桃花"；在形容地方美好时，称其是"世外桃源"。桃花洁净高雅，不需绿叶的衬托，不需千呼万唤，简单自然。侯方域、李香君用《桃花扇》定情终生；风流倜傥的才子崔护在春游时口渴难忍，与桃花树下端水相赠的美丽姑娘萍水相逢，翌年又难觅芳踪，伤感至极留下了"去年今日此门中，人面桃花相映红。人面不知何处去，桃花依旧笑春风"的佳句；一些武侠小说把那种与世隔绝、高人所居之处说成是"桃花岛"。湖北的仙桃市、湖南的桃源县、台湾的桃园县等，以桃命名的地名数不胜数，这都是对家乡寄予了美好的祝愿。

国内外许多桃品的名称被赋予了女性美丽的内涵，例如我国的胭脂桃、绯桃、人面桃、二乔媲美、合欢二色、鸳鸯垂枝，又如国外的 Richlady peach（富太太）、Goldqueen（金皇后）、Snowqueen（雪皇后），意大利栽培的桃品种多惯以 Maria（玛丽）命名，由此可见"桃似美人"为世人所共知。

其五，身怀本领人才的象征。"桃李不言，下自成蹊。"桃子、李子都不会说自己多么得好吃，但人们纷纷去采摘，在树下踩出一条路来，因为桃李是实实在在开出了美丽的花，结出了香甜的果实。这用来比喻有的人不尚虚声，但因为实际成就或本领，而得到人们的认可和欢迎。《史记·李将军列传》记载："太史公曰：传曰：'其身正不令而行；其身不正，虽令不从。'其李将军之谓也！余睹李将军，悛悛如鄙人，口不能道辞。及死之日，天下知与不知，皆为尽哀。彼其忠实诚信于士大夫也。谚曰：'桃李不言，下自成蹊。'此言虽小，可以喻大也。"宋代辛弃疾《一剪梅》亦有词云："多情山鸟不须啼，桃李无言，下自成蹊。"

其六，春天的使者。春天一枝花，红色、粉红色、粉白色、酒红色，多色的花朵交织在一起，人们会立刻忘掉冬天的残意和精神的疲惫，心情一下子爽朗起来。白居易"人间四月芳菲尽，山寺桃花始盛开；长恨春归无觅处，不知转入此中来"和苏东坡"竹外桃花三两枝，春江水暖鸭先知"的诗句，表达了寻觅到春天的兴奋表情。

其七，驱邪宝物。桃被认为是"驱邪"的法物。《典术》：桃者，五木之精也，故厌伏邪气，制百鬼。故今人作桃符若门以厌邪，此仙木也。在逢年过节时，人们喜欢把对联写在桃木板上，因此才有了"总把新桃换旧符"的名句。为了"治灾避难"，人们还喜欢将桃木做成刀剑，悬在厅堂棺下或挂于项间胸前；老母亲会将桃核做成项链，送给子女；谁家有了久治不愈的病人时，采桃木于屋内，以驱走病因，企盼早日恢复健康。[1] 这些民间乡俗至今仍在流传。

其八，治病良药。远古时期，人类依靠采集植物果实果腹，桃为我国较早的野生食用植物果实，它味美色艳，极得人们的喜爱与尊崇。桃是治病的良药，桃的果、仁、花、叶、皮、胶等都能入药，且疗效显著。《神农本草经》《本草经集注》《证类本草》《本草纲目》等古医籍记载了许多关于桃的民间疗法与药用应用。如，桃的果实可以治疗咳逆上气、积聚闭经、肠燥便秘等；桃还被认为是保健食品；桃仁是常用中药材，具有活血祛瘀的作用，用于血滞经闭、瘀血腹痛、肠痈、肺痈、癥瘕痞块、肠燥便秘、咳嗽气喘等多种病证。又如《太清诸卉木方》曰酒渍桃花而饮之，除百病，好容色。桃花干燥后可利大小便，治疗痰饮、

---

[1] 姚生根.浅析中华桃文化及其发展［J］.泰州职业技术学院学报，2011，11（6）：33-35.

心腹痛、积滞、肿满等；桃叶可用于头痛、风痹、疟疾、湿疹、疮疡等；桃白皮可用于喉闭、水肿、淋证等；桃胶可治血淋作痛、产后下痢、血痢腹痛等。

其九，桃李满天下。"桃李满天下"是形容老师教的学生很多，遍布各地。"桃李"是学生的代称。春秋时期，魏国大臣子质学富五车，知识广博，开学馆教读。子质所收的学生不分贫富，只要愿意学的都可以拜他为师，一视同仁。在这个学馆里有一棵桃树、一棵李子树，子质指着已结果的两棵树教导学生们说："你们都要刻苦学习，要像这两棵树一样开花结果。只有学问高，才能为国家做出一番大事业。"为了把学生教育成有用的人才，子质一直认真教学。在他的严格管教下，学生们奋发读书，学到了不少真本领。后来，这些学生先后成才，成了国家的栋梁。他们为了感念子质先生的教诲，都在自己的住处亲手栽种桃树和李子树。子质到各国游历时，碰到了在各国当官的学生，并看到了学生栽种的这两种树，便自豪地说："我的学生真是桃李满天下啊！一个个都很有作为！"从此，当先生（老师）的就以"桃李"代指学生，并把学生多称为"桃李满天下"了。实际上，桃适应性较强，耐瘠薄，分布的确很广。北起黑龙江，南到广东，东到沿海诸省，西到青藏高原，都有桃的分布。

可见，人们因为对桃的喜爱，而赋予他众多美好的意蕴是十分罕见的，这也是其他植物望尘莫及的。此外，这种情感在其他方面也有表达，如在诗词文学作品方面，据统计《全唐诗》中咏桃的诗有 195 首，占居首位，《全宋词》中咏桃出现共 1711 次，位居第四；在地名方面，根据台湾学者段木千《中外地名大辞典》记载，中国带"桃"字的地名有 92 个之多；在果名方面，人们认为桃为美味佳果，将即使不是桃类植物的果实也赞誉为另类的"桃"，如羊桃（猕猴桃）、牛桃、朱桃（樱桃）、李桃、柰桃（山樱桃）、胡桃（核桃）、蒲桃（葡萄）等；在本草药名方面，一些不是桃类药物的植物也用"桃"的称谓命名，如桃南瓜、桃朱术、桃金娘、桃儿七、五指毛桃、地桃花、桃叶蓼、桃花石、桃花盐等。

二、桃文化产生的基础

桃树，这种在中华大地上极为常见且普遍分布的植物是如何扎根于中国传统文化土壤之中，形成如此奇秀的桃文化，寄寓、意蕴着古代人民丰富的美好情感和精神寄托的呢？一般而言，作为意识形态的文化是一种社会现象，也是一种历史现象，基于一定的社会物质基础产生并发展；反之，意识形态的文化又是一定社会的政治和经济的反映，又给予一定社会的经济以巨大的反作用。因此，桃文化的产生与形成也必然是基于一定的物质基础。本研究认为，这个物质基础就是桃的植物栽培种植、食用与药用三方面的实用价值。下文将对上述三方面进行论述，分析揭示桃文化产生的物质基础的实质及作用。

（一）桃的植物观

早在先秦时期，我国古人已经认识到桃的形态特征，《诗经·周南·桃夭》描绘出了一幅生机盎然的"咏桃图"："桃之夭夭，灼灼其华……桃之夭夭，有蒉其实……桃之夭夭，其叶蓁蓁……"桃树的花是明艳的、果实是硕大的、叶子是茂密的，写透了桃的花、果、叶在颜色、姿态和神韵上的特性。关于桃的植物特性，桃的名称对其有很好的诠释。明代李时珍《本草纲目·果部·果之一·桃》对桃释名云："桃性早花，易植而子繁，故字从木、兆。十亿曰兆，言其多也。或云从兆谐声也。"表明桃树开花早，果实结的多，易成活。李氏又言："桃品甚多，易于栽种，且早结实。"强调桃的品种多，种植结果早。因此，本文将从桃树农学栽培及发育期、开花期、结果期等生物特性方面认识概述桃的植物观。

其一，桃的品种繁多。我国是桃的故乡，栽培历史悠久。河北藁城台西村商代遗址考古研究发现，桃树栽培已有4000多年历史。经我国古代先民的不断种植和改良，桃树已从原来的黄河中上游逐渐传播到全国大部分地区。在这一传播过程中，桃展现了较强的适应性，对气候要求也不高，可以广泛生长在中国的大地上。此外，经先人不懈努力培育出了许多桃品种。如西汉刘歆《西京杂记》卷一记载了"桃十：秦桃、樲桃、缃核桃、金城桃、绮叶桃、紫文桃、霜桃等"；北宋周叙《洛阳花木记·桃之别三十》记载了洛阳桃的30个品种，"小桃、十月桃、冬桃、蟠桃、千叶缠桃、二色桃、合欢二色桃、千叶绯桃、千叶碧桃、大御桃、金桃、银桃、白桃、昆仑桃、憨利核桃、胭脂桃、白御桃、旱桃、油桃、人桃、蜜桃、平顶桃、胖桃、紫叶大桃、礼桃、方桃、邠州桃、圃田桃、红穰利核桃、光桃"；明代李时珍在《本草纲目·果部·果之一》载有"红桃、绯桃、碧桃、缃桃、白桃、乌桃、金桃、银桃、胭脂桃"等以颜色命名的桃品，"绵桃、油桃、御桃、方桃、匾桃、偏核桃"等以形状命名的桃品。发展到今天，我国桃品种已有800多个，约占世界桃品种的27%。

其二，桃树的发育期。关于桃树发育期体现出"早熟"的特征，我国古人对其早有认识。南北朝时期，贾思勰所撰农书《齐民要术》"种桃奈"篇载"桃性早实，三岁便结子"，表明桃的早熟特性，三年就进入盛果期。唐代诗人白居易《种桃歌》："食桃种其核，一年核生芽。二年长枝叶，三年桃有花……"该诗描述了桃树的成长过程，表明桃树第三年便可开花结果。宋代陆佃在《埤雅》卷十三"桃"篇云："谚曰：'白头种桃。'又曰：'桃三李四梅十二。'言桃生三岁便放华，果早于梅李，故首虽已白，其华子之利可待也。"强调了桃树三年结果，年长之人可以享受到桃的果实。又如，在民间流传着种果树的俗语："桃三李四柑八年，梨子望得眼睛圆。桃三李四核十年，白果开花一百年"，"桃三杏四梨五年，想吃苹果六七年"，或"桃三李四梨五年，核桃柿子六七年，桑树七年能养蚕"，这都表明桃发育三年便能够开花结果，比其他果树要早熟，可谓"白头种桃……其华子之利可待"之意。

其三，桃开花物候期。桃树的开花期多在春天，象征春的到来。桃花艳丽、娇艳、明媚，给人视觉以美的享受。桃花常见有红、紫、白、粉之色，亦有"碧云欲合带红霞"（《宋代周必大《以红碧二色桃花送备观》》）的二色之殊，重花叠萼，锦绣堆成，不同花色的桃花相互映衬，烂漫芳菲，花团锦簇，烘托出迷人春色，体现盎然意境。

梳理关于桃开花物候的典籍记载，可以追溯到《大戴礼记·夏小正》关于桃树开花的记载，"正月梅、杏、柂桃则华"，柂桃即山桃，此处桃花正月开放，符合李时珍"桃性早花"的认识。又如《礼记·月令》"仲春之月……始雨水，桃始华"，《吕氏春秋·仲春纪》"始雨水，桃李华"，二书认为桃在雨水节气开花。《汲冢周书·时训解》"雨水惊蛰之日，桃始华"，《易纬通卦验》"惊蛰大壮初九，候桃始花"，表明有的桃花在雨水或惊蛰时节开放。本草典籍《名医别录·下品·桃核》载"桃华……三月三日采，阴干"，表明陶弘景所生活的梁代南京之地的桃的物候期。

此外，因桃的品种及地域不同，桃的开花期也可能延后。南宋《曲洧旧闻》卷三记载了"密县有一种冬桃，夏花秋实"。局部地区，由于小气候的差别，桃花期也会有变化，如唐代诗人白居易的诗中云"人间四月芳菲尽，山寺桃花始盛开"。史书上对于桃的开花期也有记载，如《晋书·五行志》"吴孙亮建兴元年九月，桃李华"，《汉书·文帝纪》"六年冬十月，桃李华"，《竹书纪年·昭王》"六年……冬十二月，桃李华"。

其四，桃的结果期。桃树品种众多，结果成熟期也早晚不一。《尔雅·释木》

较早记载了一种冬天成熟的桃子——"旄";《齐民要术》卷四引《广志》载"冬桃、夏白桃、秋白桃……秋赤桃";《西京杂记》卷一载有"霜下可食"的霜桃;《本草纲目·果部·果之一》记载了以成熟时节命名的几种桃,如五月早桃、秋桃、十月冬桃等。时至今日,我国一年四季皆可尝鲜桃,江西有"四月桃",北京有"五月鲜",浙江有"六月团",东北有"七月红",南京有"八月寿",山西有"九月菊",河北满城有在立冬到小雪间成熟的"雪桃",陕西商县有严冬露面的"腊月桃"。更重要的是,不像某些果树一年结果偏多,而次年就会相对减少,桃树每年结果稳定,桃树只要培育得当,可以每年都是丰收年。正如元代王祯《农书》"桃"篇记载:"种早熟者谓之洛丝白,晚熟者谓之过雁红,夏秋咸有,食之不匮。"表明桃结果量大,可供持续食用。明代王象晋《群芳谱》卷二"果谱"描述"实甘、子繁,故字从木兆",说明桃的产量很高。

桃树开花是为了坐果结实,由于桃树的品种和地域的不同,四季都有不同品种的桃开花结果,所以各个品种桃果的渐次成熟,可供人们一年中多数时间食用,且产量较大。这让"以食为天"的古代百姓怎么能不爱桃!

(二)桃的饮食观

其一,桃实之色。桃的品种丰富,其果实形状、颜色、大小等也各不相同。早在明代,周文华所撰《汝南圃史·花果部·桃》勾勒描绘出一幅"美桃图",形象地展现了各种桃实"外貌"特征,其云:"金桃,形长,色深黄如金……银桃,形圆,色青白……大可四寸许。金桃、银桃俱淡红色,又名水蜜桃。有灰桃,即昆仑桃,又名墨桃,花色比金、银桃尤淡,形长,肉深紫红色,而皮色似灰……大可四寸许。有襄桃、开淡红花,形圆,色青白……大可而寸,俗名杨桃。……有十月桃,形圆,色青,花红……有绯桃、花色深红,一种多叶,结子皆双。一种千叶,有四心,结子或三或四,多不成实。有碧桃,花色纯白微碧,一种单叶……大可寸许,一种千叶,花色雅淡丰腴,结实少,与鸳鸯桃同开。最后有瑞香桃,又名孩儿桃,又名矮桃,高一二尺,实如金桃而圆……盖道州出侏儒,而此桃形矮,故名。有美人桃,花粉红色,千叶,又名人面桃,取'人面桃花相映红'之义,最妖冶,特不结实。有苑央桃,千叶深红,开最后,而轻盈婉丽在绯桃之上,结实必双……有匾桃,又名饼桃,又名盒盘桃。有尖嘴桃,亦谓之京桃,花色红丽……"极尽展现出桃作为"水果女皇"的魅力,好一幅美观大方、争奇斗艳,令人赏心悦目的"美桃图"!

其二，桃味之美。桃子作为果实，因肉质甜美、汁多被誉为"天下第一果"。早在《诗经·国风·魏风》就有记载，"园有桃，其实之殽"，其中"殽"同"肴"，意思是园内人工栽培的桃树，所结果实是美味的佳肴。晋代傅玄《桃赋》云："有东园之珍果兮……华落实结，与时刚柔。既甘且脆，入口消疏……"宋代苏颂在《本草图经》中对桃果之味美进行了论说："（桃）生泰山，今处处皆有之，京东、陕西出者，尤大而美，大都佳果多是圃人以他木接根上栽之，遂至肥美。"可见桃果味美而大，是经古人的嫁接改良而成的。

正是古代人民不断地精心栽培改良，培育出新的桃品种，才铸就了桃的美名。唐代包湑《会昌解颐录》记载："郗华林园有勾鼻桃子，重三斤或两斤半……气味甘美，入口消汁，人间有名果。"宋代黄休复《茅亭客话·滕处士》言："金桃，深黄，剖之至核，红翠如金，味美，为桃之最也。"清代毛祥麟《墨余录》云："惟我邑顾氏露香园之水蜜桃为天下第一，花色较淡，实亦不甚大，熟时色微黄，而润泽可爱，又有小红圈如印，皮薄而浆甘似蜜。入口即化，无一点酸味。"这些特殊栽培的桃品种，入口滑润，甘甜多汁，佳名远播，享誉内外。

其三，桃之济助。长期以来，中国是一个以农为本的国家，虽地大物博，但也人口众多，且天灾人祸时有发生，故温饱生存问题很早以来就是中华民族要解决的头等大事。为适合我国的国情，《黄帝内经·素问》第二十二"藏气法时论"提出"五谷为养，五果为助，五畜为益，五菜为充，气味合而服之，以补精益气"的食物结构观点，这可能是结合当时现实条件，同时又满足人体养生健身所需营养的最佳膳食选择。该观点说明了五果的作用与功能定位，即协助"五谷""五畜"等使人体获得更加全面的营养。其中"五果"包括桃、李、杏、栗、枣，桃排名在首。

李时珍在《本草纲目》卷二十九"果部"对"五果"的定位进行了诠释，曰："木实曰果，草实曰蓏。熟则可食，干则可脯。丰俭可以济时，疾苦可以备药。辅助粒食，以养民生。故《素问》云：五果为助。五果者，以五味、五色应五脏，李、杏、桃、栗、枣是矣。"李时珍对"五果为助"进行了解释，在五谷不足的情况下，五果可以暂时代替五谷食物以作充饥食物，这符合历史真实情况。如魏晋至南北朝时期，经济果木有了很大发展，果品市场也相对活跃。究其原因，一方面是因为商品市场发展规律的作用，另一方面也与这一时期饥荒战乱频繁有关，很多果品可以代替粮食，对维持生存、度过饥荒有着重大意义。北魏贾思勰在《齐民要术·种梅杏》对此评价言:"按杏一种,尚可赈贫穷,救饥馑,而况五果、蓏、菜之饶,岂直助粮而已矣?谚曰:'木奴千,无凶年。'盖言果实可以市易五谷也。"作为五果之一的桃,在成熟时可以直接用于充饥救荒,未成熟时可采用《救荒本草》《农政全书》的煮食法,或做切片晒干为糁,收藏备用。更重要的是,桃作为一种经济作物,可以在市场出售换取粮食,以助生计。

其四,桃之广用。一是桃可丰富主食的种类及制作方法。宋代创造了食桃史上革新的制作方法——蟠桃饭。林洪《山家清供》卷上记载"蟠桃饭"制法:"采山桃用米泔煮熟,漉置水中,去核,饭涌同煮顷之,如合饭法。"桃还可以煮粥,明代朱权《臞仙神隐》"五月修馔"篇载相关制作方法:"收桃,以麦面煮粥。入盐,冷,倾入新瓮中,取桃内粥内,密封瓮口。冬月食之如新。桃不可太熟,但择其色其者佳。"

二是桃可酿造饮料。桃可以用来酿造果酒。在河北藁城县台西商代遗址考古出土的6枚桃仁和2枚保存完整的桃核,经鉴定证实为桃的栽培品种,距今已经4000多年的历史;同时在一处酿酒作坊发现5件大口罐,罐内分别装有桃仁、李核、枣核、草木樨与大麻子,经相关专家研究认为罐内果仁为酿制果酒的原料。[1]这些果仁、果核,原来可能是鲜果或者干果,因果肉无法长期保存,现在只见其核。从色、味而言,果酒包括色酒、果香甜酸五味酒等。[2]桃还可以经发酵酿造酸浆饮料。汉代刘熙《释名·释饮食》载:"桃滥,水渍而藏之,其味滥滥然酢也。"所谓"桃滥",实际上是《礼记·内则》所载的"桃诸"(桃干)与水浸渍并密封使之发酵而成的一种酸浆饮料。

三是桃可制作零食。桃子作为一种水果,不但可以生吃,还可以经干藏、盐渍加工制作成桃干(菹)食用。《礼记·内则》载有"桃诸""梅诸"供天子用的故事,东汉郑玄注二者为桃干和梅干,唐代孔颖达疏谓"桃菹、梅菹即今之藏桃也、藏梅也,欲藏之时必先稍干之",强调利用干藏的方法贮藏桃。又如《夏小正》言"六月煮桃……煮以为豆实",学者夏纬瑛认为这是桃作桃脯的过程,即用卵盐(大块盐)将桃煮熟,然后"曝干为酥,置羹臛齑中,又可含以香口",

---

[1] 河北省文物研究所.藁城台西商代遗址 [M].北京:文物出版社,1985:175-176.

[2] 宋镇豪.远望集:陕西省考古研究所华诞四十周年纪念文集 上 [M].西安:陕西人民美术出版社,1998:446.

体现出利用盐渍储藏桃的方法。

宋代果品加工业得到发展，出现了桃条、串桃、桃圈等脯类果干零食。如周密《武林旧事》卷九载：绍兴二十一年十月，高宗幸清河郡王张俊府第，供进御筵有"珑缠果子一行……珑缠桃条……白缠桃条"；孟元老《东京梦华录·饮食果子》记载："又有托小盘卖干果子，乃旋炒银杏、栗子、河北鸭梨……桃圈……虾具之类。"此时出现了用桃肉加工制成的干果——桃圈。此外，还出现了蜜饯果脯，所谓蜜饯就是以果坯与糖为主要原料，经选过、洗净、浸泡熬制等工序制成的果品，色味俱佳。蜜饯也作蜜煎，孟元老《西湖老人繁胜录》列南宋蜜饯制品，有"蜜金桔、蜜木瓜、蜜林檎、蜜金桃"。又如明代朱权《臞仙神隐·四月修馔》载蜜煎杏桃："桃一百枚，去皮核，切作片子，先以蜜熬，去酸水，然后另用蜜煎，捞出，晒干收之。"

四是桃可制成调味品醋。南北朝时期的《齐民要术》不仅是一本农书，还是一本饮食学著作，贾思勰《齐民要术·种桃柰》介绍了利用烂桃制醋的"桃酢法"："桃烂自零者，收取，内之于瓮中，以物盖口。七日之后，既烂，漉去皮核，密封闭之。三七日酢成，香美可食"。此方法简单，不需要像粮食做醋要加曲，仅依靠烂桃自然发酵即可，变废为宝。

（三）桃的药用观

其一，食养之品。俗语说，"桃养人，杏害人，李子树下埋死人"，"宁吃仙桃一口下，不吃烂杏一筐"，不仅体现出民众对食桃的喜爱，更表明了人们对桃养生作用的重视，可谓饮食养生之道。饮食养生是传统中医的一个重要理论，是我国先民在长期实践中发展起来，利用食物本身的营养和性味调理人体的气血和脏腑功能，实现预防疾病、增强体质、保持健康的养生方法。其应用广泛，包括明目聪耳、养颜乌发、固精坚阳、安神延年等。

早在西周时期，朝廷专设"食医"一职，掌管周王的饮食和卫生，并利用饮食，使周王达到防病强身的目的。我国现存第一部医学经典著作《黄帝内经》，不仅构建了中医基础理论，还提出了中国传统饮食养生的基本观点，论述了五味分类法与"谷果畜菜"膳食模式对养生的重要意义。《灵枢·五味》对桃的食养作用进行了论述："五果：枣甘、李酸、粟咸、杏苦、桃辛……凡此五者，各有所宜。所言五宜者……肺病者，宜食黄黍、鸡肉、桃、葱……肾色黑，宜食辛，黄黍、鸡肉、桃、葱皆辛。"表明食桃有宜于补益肺脏与肾脏。又如隋代崔禹锡

《食经》云（桃）养肝气。元代李杲《食物本草·果部·五果类》认为桃为"肺之果，肺病宜食之"。忽思慧《饮膳正要·果品》也赞同桃"利肺气"的功用。明代兰茂在《滇南本草》"桃"篇言"大黄桃，形似香橼，食之神清气爽，延年乌须"，认为大黄桃具有强身益寿的作用。清代王士雄《随息居饮食谱·果食类》"桃"篇载"熟透啖之，补心活血，解渴充饥。以晚熟大而甘鲜者胜……别有一种水蜜桃，熟时吸食，味如甘露，生津涤热"，说明桃对心有补益作用。综上可见，食用桃具有补心益肺、养肝护肾、强身健体的作用。

　　除桃果直接食用具有补益作用外，桃仁、桃花泡制药酒还具有美容的功效。宋代《太平圣惠方·药酒序》载有"桃仁酒方"："桃仁（一千二百枚，汤浸，去皮尖、双仁）、清酒（三斗），上先捣桃仁令碎，纳砂盆中细研，以少酒绞取汁，再研再绞。使桃仁尽即止，都纳入小瓷瓮中，置于釜内，以重汤煮，看色黄如稀饧，便出。每服一中盏，日二服，其味极美。女人服之更佳，令人光悦、益颜色，甚妙。"宋代唐慎微《证类本草·下品·桃核仁》引《太清卉木方》载"桃花酒"，云："酒渍桃花饮之，除百疾，益颜色。"唐氏又补充强调道："酒渍桃花饮之，除百病，好容色，又桃仁服之长生。"可以说，服用桃仁可长生未必是真，但是饮桃花酒美容，古人深信不疑，并对其爱称为"美人酒"。《普济方·面门·泽面》载"颜色红润方"："以酒渍桃花服之，好颜色，治百病。三月三日收，一方采三株桃花，阴干为末，空心饮服方寸匕，日三，并细腰身。"这表明桃花酒具有美容瘦身的功用，可谓是"服三树桃花尽，面色红润悦泽如桃花"！

　　其二，抚慰之剂。因受历史条件的限制，古代医家曾对一些稀奇古怪的病证无法用常理进行解释，只好将其致病原因归结与看不见、摸不着的"邪恶鬼魅"范畴。精神、情志类疾病就是其中一个例子。对古人而言，精神、情志类疾病患者的哭笑无常、二便不知，好坏不分，亲疏不别；既能吃饭饮水，也能高歌起舞，且能逾墙上屋，冬天不畏寒冷、夏天不感暑热等种种情况，只能用鬼魅、邪恶附体来解释。如隋代巢元方所撰的我国第一部关于病因、病理与证候学的专著《诸病源候论》卷之二十三"中恶病诸候（凡十四论）"，阐述了"卒忤候"的病因："卒忤者，亦名客忤，谓邪客之气，卒犯忤人精神也。此是鬼厉之毒气，中恶之类。人有魂魄衰弱者，则为鬼气所犯忤，喜于道间门外得之"。

　　又如宋代陈言创立了病因分类的"三因学说"，其著作《三因极一病证方论》卷十"疰忤中恶证治"篇论述了何谓"冲恶"："由人精神不全，心志多恐，遂为邪鬼所击，或复附着，沉沉默默，寝言谵语，诽谤骂詈，讦露人事，不避讥嫌，口中好言未然祸福，及至其时，毫发无失；人有起心，已知其肇，登高涉险，如履平地；或悲泣呻吟，不欲见人，其状万端，如醉如狂，不可概举。此皆鬼神及诸精魅附着惑人，或复触犯忌讳，土地神灵，为其所作，非有真实，但随方俗考验治之。"可见，古代医家认为中恶、客忤等病证为鬼魅邪恶所致，鬼击候、卒魇死候（《诸病源候论》）及祟病（《洄溪医案》）的致病原因也应同属此类。

关于鬼魅邪恶所致病证，古代医家常用桃类药物进行治疗。例如，桃木刻制成的桃符及未长成桃而干缩的桃枭，可以用于鬼精邪魅类附体、胡言乱语或奔跑呼喊的疾病。具体方法是：将桃符煮，取其汁饮用；桃枭则可以制作成散剂或丸剂服用。又如唐代王焘在《外台秘要》卷十三"鬼魅精魅方八首"引用《深师方》桃仁方剂"五邪丸"，用于治疗"邪狂鬼魅，妄言狂走，恍惚不识人"，方用"丹砂（研）、雄黄（研）、龙骨、马目毒公、鬼箭（各五两），鬼臼（二两），赤小豆（三两），蚖青（一枚），桃仁（百枚去皮尖熬别研），上九味捣下筛，别研雄黄、丹砂、细绢筛。合诸药拌令和调后，纳蜡和之，大如弹丸，绛囊盛之，系臂。男左女右，小儿系头。合药勿令妇人、鸡、犬见之，所服蜜和丸如梧子，一服三丸，日三，忌五辛生血物"。此桃仁作为杀鬼丸，装入绛囊，带在臂上以疗邪狂鬼魅，且不能被女人和鸡、犬所见，由此可见，这具有强烈的心理暗示，实为精神慰藉之功用。

其三，女性"要药"。血液是人体的重要体液之一，必须在脉管内有规律地运行不息，则血脉流通，病不得生。若由于寒热虚实的变化使血液的稀稠度有所改变，呈现出浓、黏、凝、聚，以致流动滞碍，或渗出血管之外而成离经之血，均属于瘀血。由于有经、孕、产的关系，女性致瘀的机会很多，活血化瘀为其常用疗法。桃类药物中桃仁、桃子、桃枭、桃花、桃根、桃胶、桃毛等具有活血或者破血的作用。例如，桃仁对于各种瘀血证都非常有效。清代医家张璐《本经逢原·果部》认为桃仁为血瘀血闭之专药，并予以论述："（桃仁）苦以泄滞血，甘以生新血，毕竟破血之功居多。观《本经》主治可知仲景桃核承气、抵当汤，皆取破血之用。又治热入血室瘀积、癥瘕、经闭、疟母、心腹痛、大肠秘结，亦取散肝经之血结。"

又如元代忽思慧《饮膳正要·果品》载桃子功用为"除卒暴击血，破癥瘕，通月水，止痛"；清代《分类草药性·子类》记载桃枭可疗"妇女月经闭塞"；明代倪朱谟《本草汇言·果部果类》载桃花功用为"破妇人血闭血瘕";明代李时珍《本草纲目·果部·果之一》记载桃根能够治疗"妇人经闭";明代倪朱谟《本草汇言·果部果类》载桃胶功效主治为"破妇人血闭血瘕(《产宝》),产后下痢赤白(时珍)";宋代唐慎微《证类本草·下品·桃核仁》记述桃毛功用为"主下血瘕、寒热、积聚、无子、带下诸疾……治女子崩中"。

此外,桃仁、桃花、桃根、桃枭等与其他药物配伍可以治疗多种妇产科疾病,如妇人阴痒、妊娠下血、月水不利、崩中漏下、无子断续、妇人难产、产后身热、产后血闭、产后阴肿、产后秘塞等。例如,唐代孙思邈《备急千金要方·妇人方上·求子第一》记载桃仁、桃花应用"吉祥丸",方用"天麻、柳絮、牡丹、茯苓、干地黄、桂心(各一两),五味子、桃花、白术、芎藭(各二两),覆盆子(一升),桃仁(一百枚),菟丝子、楮实子(各一升)",治疗女人积年不孕。宋代《太平圣惠方》卷七十二记载了"桃根煎方",方用"桃树根(一斤),牛蒡子根(一斤),马鞭草根(一斤),牛膝(二斤去苗),蓬蘽根(一斤)",用于治疗妇人数年月水不通。可见桃类药物实在是大自然惠赐给女性的"要药"佳品!

总之,桃之所以自古以来就是民众喜爱的水果,不仅由于桃味美香甜可口,更是因为桃树具有易植成活、适应性强、分布广、生长快、早结果、早丰产的生物特性。更重要的是,丰俭可以济时,疾苦可以备药,辅助粒食,以养民生。概而言之,一方面,桃实普遍易得,切实能够满足了古人的食欲,维持人类生存的物质需要,体现了"民以食为天"的重要与真谛;另一方面,桃的营养保健、心灵抚慰及应用于妇产科的药用价值,赢得了古代人们的信任、敬仰与崇奉。

第二节　桃文化中的生命观研究

桃文化在桃的农学种植、饮食、本草等物质方面的基础上,产生了孕育生命(生殖崇拜)、庇护生命(桃驱鬼辟邪)、延续生命(桃主长寿)三方面文化内涵,蕴含着浓厚的与丰富的生命观点与意蕴,凝聚了中华民族生命意识、精神寄托与审美情感,并在宗教礼仪、民间习俗、文学等领域深深烙下印记并使之交织融合一体,形成了民族集体记忆与心理深层的积淀。

一、孕育生命——桃生殖崇拜的演变

（一）桃生殖崇拜产生的背景和原因

恩格斯在《家庭、私有制和国家的起源》[1]序言中这样写道："根据唯物主义观点，历史中的决定性因素，归根结底是直接生活的生产和再生产。但是，生产本身又有两种。一方面是生活资料即食物、衣服、住房以及为此所必需的工具的生产；另一方面是人类自身的生产，即种的繁衍。"生活资料的生产是人类社会赖以生存和发展的基础，而人类自身的生产是人类社会的延续和发展的保障。在原始社会时期，生产力极度低下，维持生命需求仅靠个体生产几乎是无法满足的，人们只能依靠群体的力量，用非常粗糙的石器等工具与大自然作斗争，集体狩猎动物和采集植物果实来维持生存。据有关资料报道，原始社会中人口平均死亡率高达 50% 左右，出生率略高于死亡率，旧石器时期与新石器时期的人口增长率仅仅从 1.5‰增长到 4‰，人口增长极其缓慢。据考古发现，到了仰韶文化的新石器时期，人的平均寿命也仅有 21 岁左右。在这个死亡率高、人口增长率极低、生产力低下的原始社会时期，如何促进种的繁衍生存是当时人类的头等大事。而原始先民对人的繁衍和大自然植物繁殖无法做出科学的解释，便神化了植物旺盛的繁殖能力，形成了植物图腾和生殖崇拜。这是一种原始思维，也是一种实用性的体现。

这种实用性不仅局限于植物繁殖能力上，还体现在促进人的生育方面。正所谓"药食同源"，原始先民在食桃过程中逐渐认识到桃的营养、美容保健与药用价值，便产生了一种爱慕之情。这种爱激励先民们全面探索桃树不同部位及其衍生物的药效，发现它们可以治疗多种妇人疾病，对提高受孕、促进生育确有一定作用。当时的人们虽然对于桃类药物的这种作用或有效性未必有充分的理解与认识，但是也在摸索中寻求利用以维系人类健康与繁衍，体现出中药的价值和特色。实际上，经历代医家不断探索和研究发现，桃类药物多具有活血或者破血的功效，可谓女性"要药"。桃实主卒暴击血、破癥瘕、通月水（《饮膳正要》）；桃毛主下血瘕寒热、积寒无子（《神农本草经》），带下诸疾、破坚闭（《名医别录》），疗崩中、破癖气（《日华子本草》）；桃枭治膀胱疝气、遗精、妇女月经闭

---

[1] 马克思，恩格斯.马克思恩格斯选集：第 4 卷［M］.北京：人民出版社，1995：2.

塞（《分类草药性》）；桃叶治疗女阴生疮（《食疗本草》），破妇人血闭血瘕（《本草汇言》）；桃胶治产后下痢，血痢腹痛（《得配本草》）。

尤其是桃仁，主瘀血、血闭、血结、血聚积滞不行，或产妇恶露留难，或妇人经行未尽（《濒湖脉诀》）。桃仁组方配伍，更可治疗无子、断续、难产及不产等病证。例如，桃仁复方：大黄汤（《肘后备急方》），主治妇人月水不利、结积无子；白薇丸（《备急千金要方》卷二），主治久无子，或断绪，上热下冷，或月水崩下，带漏五色，腰腹疼重；干漆丸（《太平圣惠方》卷七十二），主治妇人脏腑宿冷，恶血凝结，月水不通，致令无子；济阴丹（《三因极一病证方论》卷十八），主治妇人久冷无子及数经堕胎，产后百病；催生汤（《万病回春》卷六），主治难产；世秘资生丹（《宁坤秘籍》卷上），主治子死腹中，胞衣不下，难产，产后血晕，或经行腹痛、经闭、月经不调；六物汤（《医级宝鉴》卷八），主治妇人胞宫虚冷，难产经闭，带浊崩堕；补血行滞汤（《胎产心法》卷二），主治过月不产。可见桃促进生育的作用，不仅是药用实用性的体现，更是桃生殖崇拜产生的物质基础。

（二）桃生殖崇拜的产生及表现形式

其一，崇拜多子（籽）的生物。原始先民易把多子（籽）的动植物作为所在部族的崇拜或者图腾对象，以寓意族群的人丁兴旺。李时珍[1]云："桃性早花，易植而子繁，故字从木、兆。十亿曰兆，言其多也。或云从兆谐声也。"十亿为兆，"木""兆"为"桃"字，意寓桃多产。"兆"字本身具有"裂痕"的字形和"长远""多产"的字义。桃作为一种易于栽培、易于成活的果树，在漫长的原始时期，在我国广袤的大地上广泛生长着野生的桃树。桃树作为采集食物来源之一，人们很少对其破坏与砍伐。这种状态下，桃树年复一年的开花结果，开枝散叶，桃树数量越来越多，规模越来越大，形成了《山海经》所载的景象，即"欆木（即桃树）三千""有大桃树，屈蟠三十里"。因此，原始先民在生产力、生育率及存活率低下的条件下，桃性早花、易植而子繁，很容易引起原始先民对桃的崇拜、幻想和神化，希望将它们的旺盛生殖能力转移到自身，进而形成一种原始的、模糊的、直观的因果观念，把桃作为神灵来崇拜。

其二，崇拜女性孕体或生殖器的象征物。原始先民对人类繁衍和大自然植物

---

[1] 李时珍.本草纲目［M］.太原：山西科学技术出版社，2014：789.

繁殖无法做出科学的解释，未真正地认识到生育的原理，就简单地认为女性的孕体或生殖器官有同样的功能，用部分代替整体。在桃的生殖崇拜意象中，桃子代表着孕体，桃核、桃花代表着女性生殖器。

一是桃意蕴着孕体。在世界生殖崇拜的历史长河中，孕体崇拜是普遍存在的。据考古发现，法国的《持角杯的女像》、奥地利维林多夫（Willendori）雕像、意大利沙威格诺（Savignano）雕像与格里玛狄（Grimadi）雕像等，均省略五官，甚至没有头和脚，都是臀部丰腴、大腹滚圆、巨乳高耸的妊娠期女性形象。[1]中国生殖崇拜发展中，也习惯地把与女子隆起孕体"形似"的圆形植物赋予女性生育的功用，如瓜、葫芦、桃、杏、石榴等。学者萧兵[2]对此论说："葫芦或瓜可能与妇女的腹部或子宫发生类似联想。"《诗经·大雅·绵》曰："瓜瓞绵绵，民之初生。"这里将瓜瓞和民之初生联系起来，瓜能生人，赋予瓜以女性生殖功能。同理，原始先民也用桃子呈圆的外形比拟孕妇滚圆的腹部，以桃子意蕴孕体，借此孕体崇拜以保佑部族人丁滋盛。

二是桃花、桃核代表着女性生殖器。桃花象征着女性生殖器。在外表形象上，桃花的形状如女子下阴性器官。从生物学角度而言，植物生殖器是其花朵，把花朵比作女性的生殖器应该理所当然，弗洛伊德在《精神分析引论》[3]中也这样表述，即"花卉代表女性生殖器"。在内涵上，桃树年年开花结果，枝叶茂盛，周而复始，生生不息，桃花象征着孕育的桃实与无限的繁殖能力，是桃的生殖器官。在功能上，人类从女性下阴生育产子，桃落花处生出桃果，二者在过程上甚为类似。桃核也代表象征着女性生殖器。《太平广记》[4]引《西阳杂俎》曰："汉明帝阴贵人，梦食瓜，甚美。帝使求诸方国。时有炽煌献异瓜种，常山献巨桃核，名穷窿。长三尺而形屈，其味臭如糊。"该瓜"长三尺而形屈"，在外部形状上象征着女子生殖器官的阴道部分。民间讲男子与处女交合使其变成妇人，为"破瓜"，亦证明"瓜"象征着女子下阴。这里出现的"巨桃核"，也意象着女性生殖器。又如《异域志·女人国》载：东南海上有女儿国，海水数年才会回灌一次，

［1］王晓丽．中国民间的生育信仰［M］．北京：社会科学文献出版社，1999：2.

［2］赵国华．生殖崇拜文化论［M］．北京：中国社会科学出版社，1990：374.

［3］弗洛伊德．《精神分析引论》［M］．北京：商务印书馆，1986：119.

［4］李昉．太平广记［M］．哈尔滨：哈尔滨出版社，1995：3661.

莲花大如伞盖，开放之后能长可达 2 m 以上，桃核也有 40 cm 长。[1] 它表面上描写女人国的状况，实际上以暗语女子生理特征，如 "海水数年才会回灌一次" 意象女子月经按期而来，"莲花大如伞盖" 意象女性下阴犹如莲花的形状，"桃核也有 40 cm 长" 意象女性下阴阴唇。桃核之所以意象女性生殖器，不仅因为它形似，还因为桃子象征着孕体，桃花象征着女性生殖器，与它们关系密切的桃核也被泛化象征着女性下阴，这是意象思维的一种扩大化。此外，《礼记·月令》载 "仲春之月，始雨水，桃始花，仓鸣庚"，桃花开放代表春天已经到来。春天里，植物复苏生长，动物交配繁衍，而原始先民也到了一个情绪欲望强烈的时间阶段，于是，用桃花盛开暗喻原始人类男女爱情与欲望。《周礼·地官·媒氏》[2] 载："仲春之月，令会男女。于是时也，奔者不禁。若无故而不用令者，罚之。司男女之无夫家者而会之。" 在仲春之月，鼓励未婚男女相会，寻找爱情，相互结合不被限制，无故不参加要受到惩罚，借此达到繁殖人口的目的。

也有学者有不同的看法。王焰安[3] 认为桃的腹缝线形如女性生殖器，并举例说有不正之风的女子被骂为 "贩桃子"，实为民间对卖淫的一种俗称。实际上，无论是桃花、桃核象征女性生殖器还是桃象征女性生殖器，均表达出原始先民浓烈的生殖崇拜意识，希望氏族人丁兴旺的愿望是相同的。

（三）桃生殖崇拜的发展和衍生

随着人类进入文明社会，与生殖相关的性文化，因受到 "三纲五常" 等宗教理法越来越严格的约束，被认为是不道德的、不文明的，甚至社会上出现了 "谈性色变" 的状况。尤其是随着程朱理学的兴起，程颢、程颐二人在两性上对 "饿死事小，失节是大" 进行发挥，提倡女子要从一而终，而朱熹提出了 "存天理，灭人欲"，将天理和人欲对立起来。女性最严苛的贞洁观从此诞生，以礼杀人，延续千年。因此，在封建礼法和道德文明等多方面的压迫下，桃的生殖崇拜开始向象征貌美女性、象征爱情、象征男女关系三个方面发展和衍生。

其一，象征貌美女性。《诗经·周南·桃夭》[4] 曰："桃之夭夭，灼灼其华，

---

[1]《山海经》中的女人国［EB/OL］.［2021-02-08］.https：//www. sohu. com/a/207746227_99962688

[2] 吕红平，石海龙，张新华，等. 人口文化词集［M］.北京：中国人口出版社，2009：64.

[3] 王焰安. 桃文化研究［M］.北京：中国档案出版社，2003：12.

[4] 韩伦. 诗经［M］.南昌：江西人民出版社，2017：7.

之子于归，宜其室家。桃之夭夭，有蕡其实，之子于归，宜其家室。桃之夭夭，其叶蓁蓁，之子于归，宜其室人。"这是一首对女性出嫁的祝福诗歌。一方面，它描写了女子出嫁时的情景，并用桃花比喻女子的貌美；另一方面，"桃之夭夭，其叶蓁蓁"象征着女子婚姻幸福美满，婚后生子，人丁兴旺。这是第一首用桃花赞美女子的诗歌，其贴切形象，为后世所传承。正如清代姚际恒《诗经通论》云："桃花色最艳，故以喻女子，开千古辞赋咏美人之祖。"

春秋时期息国的国君夫人息妫，因貌美被喻为"桃花夫人"。魏晋曹植《杂诗七首·其四》有诗句"南国有佳人，容华若桃李"，南朝徐悱《对房前桃树咏佳期赠内》有诗句"方鲜类红粉，比素若铅华"，唐代徐贤妃徐惠《赋的北方有佳人》有诗句"柳叶眉间发，桃花脸上生"，唐代李白《长干行》有诗句"自怜十五余，颜色桃李红"。晚唐韦庄《女冠子》有诗句"依旧桃花面，频低柳叶眉"，宋代陆游《春晚村居杂赋绝句六首》（其三）有诗句"一篙湖水鸭头绿，千树桃花人面红"，宋代辛弃疾《西江月·赋丹桂》词句有"十里芬芳未足，一亭风露先加。杏腮桃脸费铅华，终惯秋蟾影下"，宋代薛季宣《桃花》词句有"桃花如美人，静有娇春态。醉眼奈愁何，多情破新睡"，清代曹雪芹《桃花行》有诗句"若将人泪比桃花，泪自长流花自媚；泪眼观花泪易干，泪干春尽花憔悴"，以上都是用桃花写貌美女子的佳句。

其二，象征爱情与男女关系。由生殖崇拜向爱情与男女关系上发展和衍生，诗歌史上有很多记载。《诗经·大雅·抑》记载："投我以桃，报之以李。"该处用桃表达爱情男女互赠定情信物。唐代刘禹锡《竹枝词九首》（第二首）曰："山桃红花满上头，蜀江春水拍山流。花红易衰似郎意，水流无限似侬愁。"这是一首用桃花写少女爱情心事的苦情诗。它描写了爱情中少女的矛盾心情，爱情既让她快乐，又让她哀伤。桃花盛开，色彩绚丽，但是也容易凋零，爱郎的心犹如花开花落的桃花，带给少女无限的忧伤。

唐代元稹《离思五首》（第二首）曰："自爱残妆晓镜中，环钗漫篸绿丝丛。须臾日射燕脂颊，一朵红苏旋欲融。山泉散漫绕阶流，万树桃花映小楼。闲读道书慵未起，水晶帘下看梳头。"这是一首元稹悼念亡妻的诗，表现出作者无尽的哀思。其中"万树桃花映小楼"映衬出二人爱情的甜蜜和幸福。

唐代崔护《题都城南庄》曰："去年今日此门中，人面桃花相映红。人面不知何处去，桃花依旧笑春风。"它描写了崔护京郊游玩，在南庄偶遇美女，于次年再访，美女已不在，而桃花依旧。关于这首诗，孟棨在《本事诗·情感》中有所说明："博陵崔护，资质甚美，而孤洁寡合。举进士下第。清明日，独游都城南。得居人庄，一亩之宫，而花木丛萃，寂若无人。扣门久之，有女子自门隙窥之，问曰：'谁耶？'护以姓氏对，曰：'寻春独行，酒渴求饮。'女入，以杯水至，开门，设床命坐；独倚小桃斜柯伫立，而意属殊厚，妖姿媚态，绰有余妍。崔以言挑之，不对，目注者久之。崔辞去，送至门，如不胜情而入。崔亦眷盼而归。尔后绝不复至。及来岁清明日，忽思之，情不可抑，径往寻之。门墙如故，而已锁扃之。崔因题诗于左扉曰：'去年今日此门中，人面桃花相映红。人面不知何处去，桃花依旧笑春风。'后数日，偶至都城南，复往寻之。闻其中有哭声，扣门问之，有老父出曰：'君非崔护耶？'曰：'是也。'又哭曰：'君杀吾女。'崔惊起，莫知所答。老父曰：'吾女笄年知书，未适人。自去年已来，常恍惚若有所失。比日与之出，及归，见左扉有字，读之，入门而病，遂绝食数日而死。吾老矣，惟此一女，所以不嫁者，将求君子以托吾身。今不幸而殒，得非君杀之耶！'又持崔大哭。崔亦感恸，请入哭之，尚俨然在床。崔举其首，枕其股，哭而祝曰：'某在斯。'须臾开目，半日复活。老父大喜，遂以女归之。"[1]后人羡慕崔护的经历，将其比喻为"桃花运"，用来形容男女情爱。后经民间风俗发展，桃用来象征爱情与男女关系。例如，"桃花眼"意味着挑逗暧昧多情，"桃花运"意味着有异性缘，桃色事件、桃色新闻意味着不正当的男女关系。

二、庇护生命——桃驱鬼辟邪的演变

（一）桃驱鬼辟邪产生的背景

驱鬼辟邪是巫术应用之一。所谓巫，是原始人类思维发展到一定阶段，当祖先梦境显灵时，当大自然现象无法用科学解释时，当图腾观念树立和妖魔鬼怪作祟时，人们主动寻求降魔辟邪之术，以达到心理的慰藉，则巫的形象就逐渐产生和发展起来。英国学者 J.G. 弗雷泽将巫术按照理论和应用分为两类：理论巫术是决定世间一切事物发展规律的自然法则体系，如卜筮、占星、梦占等；应用巫术是指为实现某种目标而要求人们必须恪守的戒条，如辟邪、厌胜、祈雨等。[2]

[1] 范之麟.全宋词典故辞典 [M].武汉：湖北辞书出版社，2001：106-107.

[2] 弗雷泽.金枝：巫术与宗教之研究 [M].徐育新，等译.北京：中国民间文艺出版社，1987：20.

因此，驱鬼辟邪无疑是应用巫术。

原始先民已经开始应用辟邪术。目前我国发现最早的山顶洞遗址巫术遗迹可以追溯到旧石器后期，距今有 1.8 万年。山顶洞遗址主要遗存 3 具头骨和部分骨碎片及牙齿数十件，在这些骨头周围有红色粉末，经鉴定是赤铁矿。在遗址中还发现穿孔的小石珠，也被赤铁矿粉末涂红。中国历史学家胡新生在《中国古代巫术》一书中认为"因为他们崇拜血液，崇尚红色，认为红色粉末可以补充死者已枯竭的血液，红色石珠和鱼骨可以辟邪防身"。[1] 旧石器时代后期形成的血液崇拜与崇尚红色及相关巫术内容，在新时期时代的丧葬习俗中更加明显。例如，在仰韶文化遗址发现的遗骨被染成红色的遗迹，其中华县元君庙墓地中的一具头骨前额被涂赤，洛阳王湾第一期二十五座墓穴遗址中人头骨染红较为普遍，襄汾陶寺某些遗址发现朱砂随葬物。[2] 用朱砂涂染遗骨与随葬朱砂均是巫术行为，对后世巫术产生了一定的影响，如道教朱砂画符辟邪。此外，甘肃秦安大地湾仰韶文化遗址发现神秘地画，该画中方形台上摆放两件牺牲，台下二人跳舞，二人右手握木棒，左手抚摸头部，双腿交叉[3]。该地画生动再现了古代辟邪祛祟巫术的应用形式和内容。

（二）桃驱鬼辟邪产生的原因和表现形式

其一，桃蕴含灵力。桃，这种古老的植物，之所以成为用于驱鬼辟邪的灵物，是因为原始先民相信桃中富有强大的灵力。《典术》云："桃乃西方之木，五木之精，仙木也。"《古今医统大全》曰："桃为五行之精，能辟百鬼，谓之仙木。"《玉烛宝典》云："元日造桃板著户，谓之仙木。"桃具有驱鬼辟邪的功效，是因为桃为仙木，是五木之精、五行之精。这里的"精"，是原始先民对无法解释的力量的一种总称，称为灵力。在原始社会，先民对大自然和生命的很多现象及问题都无法做出正确的认识，于是人们就臆想有一种灵力支配着人类和自然的一切行为和事物的发展规律，可以克制所有邪祟，久之便形成了灵力信仰与崇拜。桃具有灵力，自然可以用于辟邪祛祟。这是偶然与必然相结合的结果，原始先民经历桃的图腾崇拜，进入原始巫术和宗教时期，对不能解释的自然现象寻求

---

[1] 胡新生.中国古代巫术［M］.北京：人民出版社，2010：7.

[2] 中国社会科学院考古研究所.新中国的考古发现与研究［M］.北京：文物出版社，1984：63.

[3] 赵建龙.大地湾遗址仰韶晚期地画的发现［J］.文物，1986（2）：13.

一种能接受的解释，因此桃被神化成为一种"灵力"崇拜。

其二，桃能驱鬼。伴随着鬼魂观念的出现，桃也发展出可驱鬼的内涵。所谓鬼魂观念，只不过是人们对恐惧情感的一种诉诸表达而已。《典术》云："（桃）味辛气恶，故能厌伏邪气，制百鬼。今人门上用桃符以此。"从《典术》的记载起，邪气和百鬼这两种观念被融合在一起，桃的意蕴从辟邪发展为驱鬼辟邪。神荼郁垒与羿之死的神话故事，可以很好地解释说明桃在驱鬼辟邪方面的作用。

神荼郁垒神话在《黄帝书》《山海经》《风俗通义》《搜神记》《汉旧仪》《荆楚岁时记》《历代神仙通鉴》等书中均有记载，且记载内容大致相同。汉代应劭《风俗通义》、晋代干宝《搜神记》均记载："《黄帝书》曰：'上古之时，有二神人，一名荼与；二名郁垒（一名郁律）。度朔山，山上有大桃树，二人依树而住，于树东北有大穴，众鬼皆出入此穴。荼与、郁垒主统领简择万鬼。鬼有妄祸人者，则缚以苇索，执以饴虎。于是黄帝作礼驱之：立桃人于门户，画荼与、郁垒与虎以象之。今俗法，每以腊终除夕，饰桃人，垂苇索，画虎于门，左右置二灯，象虎眼，以祛不祥。'"[1]汉代王允《论衡·订鬼》记载："《山海经》曰：'沧海之上有度塑之山，上有大桃木，其屈蟠三千里，其枝间东北曰鬼门，万鬼所出入也。上有二神人，一曰神荼，一曰郁垒，主阅领万鬼。恶害之鬼，执以苇索，而以食虎。于是黄帝乃作礼以时驱之，立大桃人，门户画神荼郁垒与虎，悬苇索，以御凶魅。'"[2]南北朝萧绎《金楼子》卷五云："东南有桃都山，山有大桃树。上有天鸡，日初出照此桃，天鸡即鸣，天下之鸡感之而鸣。树下有两鬼，对树持苇索，取不祥之鬼食之。今人正旦作两桃板，以索中置雄鸡，法乎此也。"[3]以上神话表明，大桃树下的神荼和郁垒可捉恶鬼喂虎，于是人们崇拜效仿以桃木制成桃板，画神荼、郁垒以震吓恶鬼。该神话将桃（木）和辟邪术联系起来，桃（木）具有了驱鬼的神力，经后世发展逐渐演化为桃符和门神，岁终则更换，这才有"新桃换旧符"之句。

《淮南子·诠言训》云："羿死于桃棓。"东汉许慎注曰："棓，大杖，以桃木为之，以击杀羿，由是以来鬼畏桃也。"《孟子·离娄下》曰："逢蒙学射于羿，

[1]顾希佳.中国古代民间故事长编：宋元卷［M］.杭州：浙江大学出版社，2012：493.

[2]刘志文.中国民间信神俗［M］.广州：广东旅游出版社，1991：173.

[3]顾希佳.中国古代民间故事长编：魏晋南北朝卷［M］.杭州：浙江大学出版社，2012：50.

尽羿之道，思天下惟羿为愈已，于是杀羿。"上文讲学生逢蒙因嫉妒而杀害羿。《淮南子·氾论训》云："羿除天下之害，死而为宗布。"即羿死后，因其功绩被封为宗布神。高诱注曰："羿，古之诸侯，河伯溺杀人，羿射其左目。风伯坏人屋室，羿射中其膝。又诛九婴、窫窳之属，有功于天下，故死托祀于宗布，谓出也。"羿"除天下之害"，造福人民，故死后受到人民的虔诚祭祀。《中国神族》一书记载羿死后的故事："大地在悲痛的泪雨中把英雄大羿不散的灵魂托向天廷，去天界在帝喾面前讨个公道。面对这哀痛的大地，帝喾也落下了负疚的热泪。他当即下旨收受羿之灵魂为神，神名宗布，统辖天下万鬼，位在东海桃都山的神荼、郁垒之上，神祠追及天下，以供万民祭祀。"[1]宗布是一个负责统领管理众鬼的职位。"羿死于桃棓"，故众鬼都忌惮桃棓，因此，桃棓作为打死众鬼首领宗布的普通凶器，被神化升华为驱鬼辟邪的利器。

（三）桃驱鬼辟邪的发展和衍生

1. 桃驱鬼辟邪的发展

在原始巫术信仰的作用下，桃树成为一种辟邪灵物，随着鬼魂观念的发生，桃树又具有了驱鬼的含义。尤其受到"神荼郁垒""羿死于桃棓"两则神话的影响，桃的力量被全面神化和衍生，从最初杀死羿的武器形式桃棓，发展出桃杖、桃殳、桃弧、桃茢、桃梗、桃印等，又演变出桃之枝、叶、根、核等灵物，最终形成了内容庞杂的与桃驱鬼辟邪功能相关的灵物系统。

一是桃杖、桃殳。桃殳即桃杖，它们都是用桃木加工而成的武器，具有驱鬼辟邪的作用。汉代宫中岁尾逐疫大傩仪式完成以后，要向百官恩赐桃杖，供其驱除恶鬼秽气。南北朝时期范晔《后汉书·礼仪志》记载："苇戟、桃杖以赐公、卿、将军、特侯、诸侯。"又如汉代韩婴《韩诗外传》卷十第十五章曰："齐桓公出游，遇一丈夫褒衣应步，带著桃殳。桓公怪而问之曰：'是何名？何经所在，和篇所居？何以斥逐？何以避余？'丈夫曰：'是名戒桃，桃之为言亡也。夫日日慎桃，何患之有？故亡国之社以戒诸侯；庶人之戒在於桃殳。'桓公说其言，与之共载。来年正月，庶人皆佩。"应步是方术家禹步，他隐晦地向齐桓公说明了桃及桃殳的镇鬼驱鬼作用。桃谐音逃，古代"逃"与"亡"常连用为近义词，因此禹步含糊地说"桃之为言亡也"，实际是谐音取义谓桃殳使鬼逃亡。

---

[1] 薛翔骥.中国神族［M］.上海：上海古籍出版社，2000：165.

　　二是桃弧。桃弧是用桃木制的弓，配合棘枝做的箭合称为桃弧棘矢或桃棘，具有驱鬼辟邪的功用。春秋时期左丘明《左传昭公四年》云：“桃弧棘矢，以除其灾。”杜预解释说：“桃弓棘箭，所以禳除凶邪，将御至尊故。”汉代刘安《淮南万毕术·埋石四隅家无鬼》云：“取苍石四枚，及桃枝四枚，以桃弧射之……故无鬼殃。”汉代司马迁《史记·楚世家》云：“昔我先王熊绎辟在荆山，筚路蓝缕以处草莽，跋涉山林以事天子，唯是桃弧棘矢，以共王事。”楚国先王熊绎特意把桃弧棘矢作为贡品，跋山涉水呈给周天子。唐代释道世《法苑珠林》记载：“丘墓之精名曰狼鬼，善与人斗不休。为桃棘矢，羽以鸱羽，以射之，狼鬼化为飘风，脱履捉之，不能化也。”唐代韦应物《冰赋》云：“古者祭之黑牡，其藏以节，被之桃弧，其出以洁。”唐代韩鄂《岁华纪丽·开冰》云：“祭韭献羔，桃弧棘矢，春治冰鉴，祭供夷盘。”由此可见，古人认为桃弧棘矢是射杀鬼魅、驱殃除咎的灵物。

　　三是桃茢。除了桃弧，桃茢也成了辟邪驱鬼的法器。茢，苕帚。桃茢是用桃枝编制而成的扫帚，用以扫除不详。元代陈澔《礼记集说》云：“桃性辟恶，鬼神畏之……茢，苕帚也，所以除秽。”《周礼·夏官·戎右》中有“赞牛耳，桃茢”的说法，唐代韩愈《论佛骨表》解释道：“古之诸侯，行吊于其国，尚令巫祝先以桃茢祓除不祥，然后进吊。”除了行吊，诸侯国歃血为盟时也用到了桃茢。盟约时取牛的耳朵和牛血之后，将它们盛在器具中，先用桃茢在牲血上拂动几下，因为古人把血液看作是不洁之物，有此仪式是为了驱除与血有关的晦气。

　　春秋左丘明《左传》记载了襄公二十九年发生的故事：鲁襄公至楚，遇楚康王死，楚人强使襄公为康王行赠衣礼，鲁使巫执桃枝与苕帚除不祥，实是君吊臣丧之礼。楚人事后方知蒙辱，故《左传》云：“楚人弗禁，既而悔之。”

　　四是桃人、桃梗。桃人也称为桃偶，即用桃梗刻制加工而成的木偶，状如人形，用于驱鬼辟邪。桃梗就是桃枝，用于制作桃人的材料。西汉刘向《战国策·齐策三》记载，孟尝君想要接受秦国邀请，而苏秦借用土偶和桃梗的寓言加以劝止，其中土偶对桃梗言道：“今子东国之桃梗也，刻削子以为人，降雨下，淄水至，流子而去，则子漂漂者将何如耳。”由此表明战国时期桃梗已经出现了。汉代王允的《论衡·订鬼》云：“《山海经》曰：‘……黄帝乃作礼以时驱之，立大桃人，门户画神荼郁垒与虎，悬苇索，以御凶魅。’”南北朝范晔《后汉书·礼仪志》云：“先腊一日，大傩，谓之逐疫。其仪……百官官府各以木面兽能为傩人师讫，设桃梗、郁垒、苇茭毕，执事陛者罢。"南北朝梁宗懔《荆楚岁时记》云："于是县官以腊除夕，饰桃人、垂苇索、虎画于门。"唐代房玄龄《晋书·礼志上》云："岁旦常设苇茭桃梗，磔鸡于宫及百寺之门，以禳恶气。"由此可见，立桃梗辟邪驱鬼的风俗在官府和民间曾广泛流传。

五是桃汤。它是用桃木等煮成的汤，将之向妖魔邪祟泼洒，具有驱鬼辟邪的功能。宋代司马光《资治通鉴·汉纪三十》记载："莽恶汉高庙神灵，遣虎贲武士入高庙，拔剑四面提击，斧坏户牖，桃汤、赭鞭鞭洒屋壁，令轻车校尉居其中。"王莽篡汉后心有余悸，担心刘邦鬼魂来报复他，即用桃汤来驱鬼辟邪。南北朝梁宗懔《荆楚岁时记》记载南朝楚地风俗："元旦服桃汤，桃者五行之精，能压服邪气，制御百鬼。"民间还用桃汤进行沐浴，以解除恶鬼的纠缠。此外，古人对疫病的致病因素并不清楚，认为是鬼魅作祟，于是早期道经有服桃汤预防疫病的记载。《太上洞玄灵宝素灵真符》云："初觉似瘟病，便作桃汤服此符，令汗出。良久进一枚，止于三枚不汗，至七枚、九枚，即的汗，便轻愈。"

六是桃印。《宋书·礼志》称其为桃卬，为桃木雕刻制作的辟邪饰物。《后汉书·礼仪志中》："仲夏之月，万物方盛。日夏至，阴气萌作，恐物不楙。其礼：以朱索连荤菜，弥牟朴蛊钟。以桃印长六寸，方三寸，五色书文如法，以施门户。"《晋书·礼志上》："按汉仪则仲夏设之，有桃印，无磔鸡。"《后汉书·礼仪志》："五月五日，朱索五色桃印为门户饰，以止恶气。"

另外，桃木剑也是驱灾辟邪的方士法器，道士常用其做法以降妖伏魔。《博物志》云："桃根为印，可以召鬼。"桃根与桃木剑配合使用可以捉鬼杀鬼。《甄异传》云："鬼但畏东南枝尔。据此诸说，则本草桃之枝、叶、根、核、桃枭、桃橛，皆辟鬼祟产忤，盖有由来矣。"其中桃橛的作用，李时珍言道："人多钉于地上，以镇家宅，三载者良。"甚至连食桃树之虫的桃蠹，都可以辟邪恶不祥，可见桃树驱鬼辟邪功能被全面泛化。

2. 桃驱鬼辟邪的衍生

春联是由桃符发展衍生而来的，也是"厌胜"作用演化代替驱鬼辟邪作用的过程。与驱鬼辟邪相比，作为应用巫术的厌胜不再是仅仅针对鬼魅和邪物，而是面向所有对人有害的事物或力量，以达到人民心理的慰藉。

宋代王安石《元日》云："爆竹声中一岁除，春风送暖入屠苏。千门万户曈曈日，总把新桃换旧符。"该诗描写了民间用换桃符来迎接新春。所谓桃符，古人新年的一种辟邪门饰。最初的桃符形式是大门上的两块画着神荼、郁垒二神的桃木板，用以驱鬼压邪。汉代王允《论衡·订鬼》：《山海经》曰：'……黄帝乃作礼以时驱之，立大桃人，门户画神荼、郁垒与虎，悬苇索，以御凶魅。'"民间效仿该做法。《玉烛宝典》引《庄子》文曰："刘（杀）鸡于户，悬苇索于其上，插桃符其旁，连灰其下，百鬼畏之。"《淮南子》记载桃符是桃木刻制而成的，上面刻画灭灾降福的咒语，每年一换。[1] 由此可知，战国时期民间已有春节更换悬挂桃符的习俗。南北朝梁宗懔《荆楚岁时记》："正月一日……帖画鸡户上，县苇索于其上，插桃符其旁，百鬼畏之。"唐代韦璩《赠嫂》云："案牍可申生节目，桃符虽圣欲何为。"五代后蜀时期开始在桃符板上书写联语，据《宋史·蜀世家》记载，五代十国时，后蜀皇帝孟昶在除夕时心血来潮，令人将桃树削片，他提笔在上面题写联句"新年纳余庆，嘉节号长春"[2]。清代学者纪晓岚、梁章钜都认为，这是最早的楹联，并意识到桃符祈福纳吉的社会功能。到了宋代，关于桃符的形制，宋代陈元靓《岁时广记》引《皇朝岁时杂记》云："桃符之制，以薄木板长二三尺，大四五寸，上画神像狻猊白泽之属，下书左郁垒右神荼，或写春词，或书祝祷之语，岁旦则更之。"桃符从宫廷传到民间并在春节前进行贩卖，挂桃符已形成一种民间习俗。宋代孟元老《东京梦华录·十二月》记载："近岁节，市井皆印卖门神、钟馗、桃板、桃符及财门钝驴、回头鹿马、天行帖子。"宋代苏轼《除夜野宿常州城外》中有关于桃符的诗词，云："老去怕看新历日，退归拟学旧桃符。"到了明代，朱元璋非常喜欢对联，建都南京后便大力倡导推行，"公卿士庶之家，须写春联一副，以缀新年"。于是门联改为春联，并一律用红纸书写。相传朱元璋在一次微服私访时发现一家没贴春联，询问得知屠户阉猪，不识字，于是朱元璋提笔写道："双手劈开生死路，一刀割断是非根"。从明代开始，春联被推广成为一种风俗并延续至今，各家各户都要贴春联迎新春。随着门联改为春联，厌胜的象征意义取代了原有的驱鬼辟邪的功用。清代富察崇《兼京岁时记》云："春联者，即桃符也，自入以后即有文人墨客，在市肆下，书写春联，以图润笔。"

---

[1] 叶大兵，乌丙安.中国风俗辞典［M］.上海：上海辞书出版社，1990：75.

[2] 王丽娜.中华民俗通鉴：第8卷［M］.呼和浩特：内蒙古人民出版社，2006：36.

三、延续生命——桃主长寿的演变

（一）桃主长寿生成的背景

桃主人长寿观念的产生，与人类原始时期的采集经济有密切关系。在采集经济的时代背景下，植物果实是原始先民赖以生存的主要食物来源之一。《韩非子·五蠹》曰："上古之世……民食果瓜蚌蛤。"又言："古者丈夫不耕，草木之实是食也。"桃树遍布中华大地，桃实肉厚可饱腹，当为初民常用填腹果实。至今民间仍有"桃饱梨饥"之说即可为证。布林·莫利斯说："从荒野到原始人的肚子，随后又到了他的头脑，这之间的路程是非常短的。"费尔巴哈说："人的生命和存在所依靠的东西，对于人来说就是神。"可见原始先民对桃的喜爱情感和神秘崇拜是对它食用价值的高度重视。

这种"以食为天"的重视还表现在原始人类桃树的认识过程，人们希望掌握了桃树的生长规律，以期更好地获得食物。《夏小正》："正月启蛰……梅、杏、杝桃则华。"《汲冢周书·时训解》："惊蛰之日桃始华。桃不华，是谓阳否？"《礼记·月令》："仲春之月，始雨水，桃始华，仓庚鸣，鹰化为鸠。"原始人类对大自然的认识由浅入深，对桃的崇拜表现为一种集体的无意识积淀，进而传承下来。

（二）桃主长寿的产生及原因

我国古人在桃的食用过程中，认识到桃具有营养及疗愈作用，可改善体弱多病的状态，但是又无法正确理解其中的道理，于是遐想桃子是赋有灵力的"神果"。事实证明，桃不但具有养生作用，对治疗疾病也有很好的效果。《本草纲目》载桃实、桃仁、桃花、桃叶、桃茎白皮、桃胶、桃毛、桃寄生、桃蠹及木制品桃符、桃橛等，都有药用作用，可治疗内、外、妇、儿等科近百种常见疾病，在冥冥之中保护着原始先民的健康，这也让先民对它充满了崇拜敬畏之意，其功能被不断神化，渐渐形成了桃是延年益寿之物的观念。

古人对"桃主长寿"的认知，经历了三个阶段：从"食之不劳"到"不知饥渴"，再到"长生不死"。《山海经·西山经·西次三经》："不周之山……爰有嘉果，其实如桃，其叶如枣，黄华而赤树，食之不劳。"[1]南朝刘义庆《幽明录》

---

[1] 刘向，刘歆.山海经（图文版）[M].沈阳：万卷出版公司，2014：45.

卷一："刘晨、阮肇共入天台山……遥望山上有一桃树，大有子实……各啖数枚，而饥止体充。"[1]清代陈梦雷《古今图书集成·草木典》引《庆元县志》："黄十公，下管黄坳人。宋时樵于仙桃山，见二叟对弈，取其余桃啖之，遂不知饥渴。叟语曰：此后勿食烟火物。"[2]其中老叟告诫黄十公"勿食烟火"，表明他食桃成仙，已长生不死。又如宋代李昉《太平御览》引《神农经》："玉桃服之长生不死。"

此外，"桃主长寿"观念的产生还受到道教长生信仰的影响。道教是我国的本土宗教，它的前身是黄老道，是假托黄帝、老子的思想形成的宗教。道教发展到秦汉时期尤其是东汉时期，神仙方术与道教相融合，演变形成了道家长生成仙的宗教信仰。[3]从此长生成仙成为道教的核心内容，是其追求的最高目标和境界。东晋葛洪《抱朴子·内篇·黄白》云："我命在我不在天，还丹成金亿万年。"学者傅勤家对此评价道："儒畏天命，修身以俟；佛亦谓此身根尘幻化，业不可逃，寿终有尽；道教独欲长生不死，变化飞升，其不信天命，不信业果，力抗自然，勇猛何如也！"[4]不同于一直以来儒家"生死由命，富贵在天"、佛家"因果业力"的观念，提出只要善于修道养生、安神固形，就可以实现长生不死，这是道教的突出特点。道教不仅提倡修道养生，还炼制"外丹"或寻找长生之物。宋代苏颂《本草图经·果部》载仙方服胶法曰："桃胶入服食药，仙方著其法。取胶二十斤，绢袋盛，栎木灰汁一石中，煮三、五沸，并袋出，挂高处，候干再煮，如此三度止，曝干筛末，蜜和，空腹酒下梧桐子大二十丸。久服当仙去。"又如明代孙一奎《赤水元珠》载仙桃入药成仙方，方用仙桃一枚、金铅一鼎、汝粉五分二钱，为丸，空心服之，久服可为人仙。可见桃实也被认为是助人成仙之物，并出现在道教的故事和神话中。桃主长生、长寿的象征应运而生。

（三）桃主长寿的发展和衍生

桃的食用、养生保健与药用功能，让先民意识到桃在延年益寿、延续生命方面的重要性，并形成对桃崇拜的一种神化，加之道教长生信仰的影响，则桃衍生

---

[1] 刘义庆.幽明录［M］.北京：文化艺术出版社，1988：1.

[2] 陈梦雷.古今图书集成：草木典［M］.杨家骆，主编.高雄：鼎文书局，1977：2067.

[3] 吕有云.从"全生避害"到长生不死——论道家重生养生思想向道教神仙信仰的演进［J］.西南师范大学学报（人文社会科学版），2003（3）：32.

[4] 傅勤家.中国道教史［M］.上海：上海文化出版社，1989：241.

出天上仙果、人间寿桃的形象，被赋予长寿吉祥之物的意蕴。《说文解字》解释桃为果子，字形采用"木"为偏旁，"兆"为声旁。声旁"兆"字解释为被灼炙后龟甲上的裂痕，字形采用"兆"，为象形字。前人通过火灼龟甲出现裂纹（称为"兆"），依据"兆"的形状占卜吉凶。《礼记》记载："命大史衅龟筴占兆，审卦吉凶。"于是，"兆"被引申为预示征兆之义。此外，"兆"还有远、长远之义，可以更好地体现古往今来桃主长寿、避祸、平安长久的意蕴。[1]

桃主长寿，初始是指天上的仙桃、蟠桃或寿桃可以助人成仙、延年益寿，后经发展泛化到人间之桃。最早的"仙桃"形象出自传为班固所著的《王母降武帝》（也称《汉武帝故事》）："（王母）下车，上迎拜，延母坐，请不死之药。母曰：'太上之药，有中华紫蜜、云山朱蜜、玉液金浆，其次药有五云之浆、风实云子、玄霜绛雪，上握兰园之金精，下摘圆丘之紫奈。帝滞情不遣，欲心尚多，不死之药，未可致也。'因出桃七枚，母自啖二枚，与帝五枚。帝留核着前。王母问曰：'用此何为？'上曰：'此桃美，欲种之。'母笑曰：'此桃三千年一著子，非下土所植也。'留至五更，谈语世事，而不肯言鬼神，肃然便去。东方朔于朱雀牖中窥母，母谓帝曰：'此儿好作罪过，疏妄无赖，久被斥退，不得还天，然原心无罪，寻当得还。帝善遇之。'母既去，上惆怅良久。"[2]这个神话故事中汉武帝求王母恩赐长生不老药，不得，获五枚仙桃。之所以说它们是仙桃，是因为"此桃三千年一著子，非下土所植也"，故此桃绝不是凡品，虽不可使人长生，但可以使人增寿。晋代张华《博物志》记载了西王母赠桃汉武帝之后东方朔偷桃之事，东方朔窃从殿南厢朱鸟牖中窥母，母顾之谓帝曰："此窥牖小儿，尝三来盗吾此桃。"帝乃大怪之，由此世人谓东方朔是神仙也。因此，东方朔偷桃成为祝寿图美好的题材。

《搜神记》引南朝刘义庆《幽明录》中刘晨、阮肇误入"桃花源"而吃天台山仙桃的故事。汉明帝时期，剡县刘晨、阮肇二人入天台山采药，迷路山中，因饥饿难耐而食山中桃，立刻变得身体健壮、精力旺盛。后溪边饮水，遇两女，两女邀刘、阮二人家中食宿。半载后，刘、阮二人思念家人，离去。归家，七世后的人告知二人亲朋好友早已逝。刘、阮无家可归，返回桃源溪寻找两女，不

---

［1］刘芯彤.浅析桃的"长寿"文化［J］.语文学刊，2014（8）：88.

［2］赵松注评.细听鬼唱诗 志异小品赏读［M］.郑州：中州古籍出版社，2016：15.

可得。二人桃源溪旁边走边叹，唏嘘不已。这就是惆怅溪的由来。这个故事中，刘、阮二人应该是进入了仙境，食桃后身强体壮、延年益寿，逾人世间七世光阴。此外，明代胡文焕《类修要诀·吕纯阳祖师敲爻歌》："仙桃熟，摘取饵，万化来朝天地喜。斋戒等候一阳生，便进周天参同理。"清代柏鹤亭《神仙济世良方·金母娘娘降坛诗》云："云外翱翔片羽高，攀援仙驾醉仙桃。"清代《庆元县志》中有"黄十公食桃成仙"的完整故事：宋代人下管黄坳人黄十公，在仙桃山打柴时偶遇两老者对弈，吃了老者剩下的桃，不再有饥渴之感，老者告诫黄十公以后不要再食。黄十公离开，发现世间已过三年，才后知后觉知道遇到了神仙。《处州府志》载其后续的故事：黄十公在仙桃山东南十五里结庐二十余年，后坐化成仙，今坐化之石仍有刀痕。

又如唐代段成式《酉阳杂俎》载仙桃出椰州苏耽仙坛。清代姚元之《竹叶亭杂记》云苏仙公土桃出湖南郴州。苏仙公祠即东汉时苏耽也。祠旁往往掘得土球，状如桃核，大如橄榄而扁。其质似土之结成，而又似沙之凝固，文亦若桃核之文，摇之空，其中有物作响。蒲松龄《聊斋志异》有《苏仙》一则，乃撮取龙母传说与苏仙公传说而成，亦言苏母死后，苏仙归，植二桃于墓。后桃结实甘芳，居人谓之"苏仙桃"。

蟠桃作为仙桃之一，在中国的神话传说中也有很多记载。西王母有个蟠桃园，园内蟠桃前面一千二百株，花微果小，三千年一熟，人吃了成仙得道，体健身轻；中间一千二百株，层花甘实，六千年一熟，人吃了霞举飞升，长生不老；后面一千二百株，紫纹细核，九千年一熟，人吃了与天地齐寿，日月同庚。每当蟠桃成熟时，西王母会在瑶池举行众仙广聚的蟠桃会。元代无名氏取材该神话传说，创作了用于庆寿的杂剧《宴瑶池王母蟠桃会》，明代朱有燉也创作了类似的杂剧《群仙庆寿蟠桃会》。明代吴承恩创作的通俗小说《西游记》生动地演绎了孙悟空未被邀请却赴潘桃宴，偷吃仙桃、搅乱蟠桃会，并进而大闹天宫的故事。

上述仙桃是受到道教神仙方术的影响而产生，并在神话故事中传承，但是现实中终究无人得见。因此，人世间的桃慢慢地拥有了长寿的意蕴和象征，变成了"寿桃"。例如，《古谣谚》云："能得绥山一桃，虽不得仙，亦足以豪。"这里的人间绥山之桃成了寿桃、仙桃的象征。又如孙膑奉母贺寿献桃的故事：传说孙膑年幼时师从云梦山纵横家鬼谷子学习兵法，十几年如一日，十分刻苦，从未回家。在孙膑母亲八十大寿前，特向师傅辞别回家探望。鬼谷子赠桃于孙膑为其母祝寿。孙膑回到齐国家中，磕头拜寿奉桃，孙母甚是高兴，食桃几口，还未吃完，便感觉到容光焕发、返老还童，家人称奇。这件奇事很快在民间流传，于是人们纷纷效仿，在父母过寿时奉桃祝寿，以表达延年益寿的祝愿。又如麻姑献寿的故事：相传南北朝时期有位姑娘叫麻姑，为人善良，她于无意中救下了幻化成叫花子的黎山老母，并拾得黎山老母留给她的仙桃核。她将桃核种在院内，很快长成桃树并结出桃果，麻姑就用这些桃果救济逃难之人。食桃后，人会精神抖擞、疾病全无、益寿延年。于是，民间称麻姑送桃是"麻姑献寿"。

在中国民俗文化史上，桃还被看成吉祥之物，并发展衍生形成"吉祥长寿"的意蕴。该意蕴在陶瓷作品上展现得淋漓尽致。如图5-1，5-2，5-3所示。明代青花瓷以桃纹为展现内容，尤其是清代"云龙粉彩万寿盘"，盘心绘一折枝桃，桃心写有金彩篆体"万寿"二字，寓意"福寿双全"。

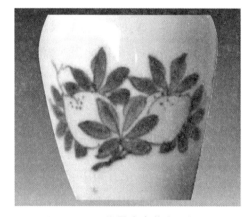

图5-1　明代景泰青花瓷之桃子

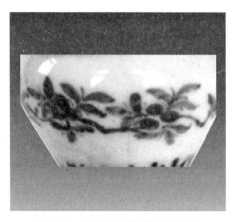

图5-2　明代万历青花瓷之双桃

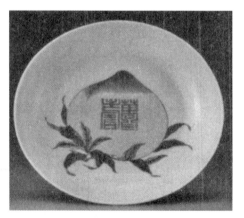

图5-3　清代乾隆年间胭脂水釉暗刻
云龙粉彩万寿盘

第三节　桃文化的传承发展与当代价值

桃文化是中华民族优秀传统文化，内涵底蕴深厚、魅力独特、世代传衍、历久弥新，更好地挖掘、传承、弘扬桃文化，与时俱进地丰富和发展桃文化，具有十分重要的现实意义。习近平总书记在纪念孔子诞辰 2565 周年国际学术研讨会上说道："使人类创造的一切文明中的优秀文化基因与当代文化相适应、与现代社会相协调，把跨越时空、超越国度、富有永恒魅力、具有当代价值的优秀文化精神弘扬起来。"[1]桃文化的现代传承与弘扬，应在实践中开发、利用，进而达到发展。开发、利用桃文化应包括两个方面：一是桃本身的资源，即桃的水果产业；二是与桃有关的人文资源，如陶渊明笔下的桃花源传说、李白桃花潭别汪伦的史实、崔护与绛娘"桃花运"的爱情故事等。开展桃文化经济实践应用，发展现代采摘与绿色观光旅游，对践行习近平总书记关于"绿水青山就是金山银山"的发展理念，传承和发扬桃文化精神文明价值，并发展赋予新时代的文化属性与内涵具有重要意义。

一、桃在水果产业中的地位及发展

在我国各类水果之中，桃素有人间寿桃、天上仙桃之说。从古至今，国人对桃格外青睐，一方面是因为果品资源中桃外形美观、果肉甜美柔软多汁，为色香味俱佳的嘉果，另一方面是因为桃具有绿色保健与营养价值。现代营养学研究发现，桃之所以甘甜多汁，是因为它是水含量较高的水果，多达 87%，且每 100 g 鲜桃含糖 8 g 左右，主要为蔗糖，所含热量大约 38 Kcal，在水果之中属于较低水平。它不含脂肪，含有丰富维生素、果酸及多种矿物质。因品种、产地差异，桃的维生素含量差别较大，多数桃的维生素含量一般，如每 100 g 鲜桃含维生素 C 含量在 4 ～ 25 mg。桃的果酸多为柠檬酸、苹果酸等有机酸，矿物质主要为钙、磷、铁、钾、铜、镁等无机盐，其中铁元素的含量很高，是苹果与梨的 4 ～ 6

---

[1] 杜骏飞. 领导干部思维方法论研究丛书：互联网思维［M］. 南京：江苏人民出版社.
2015：214.

倍，故桃是缺铁性贫血患者的理想辅助食物。再者桃的钾含量也较高，适合需要高钾、高钙、低钠的水肿与高血压患者食用。可见，作为五果（桃、李、杏、栗、枣）之首的桃，不仅能够有效平衡饮食，还可以起到养生之功，很好地诠释了"五果为助"的真谛。

人们对桃的青睐还表现在桃的种植、生产与消费数量上。中国是产桃与消费桃的大国。当前中国桃产量居世界首位，桃种植面积占我国水果种植总面积的6%，产量占水果总产量的8%，仅次于苹果、柑橘、梨的产量，为排名第四的水果。桃种植分布较广，经发展形成了东北高寒桃区、华北平原桃区、西北高旱桃区、青藏高原桃区、云贵高原桃区、长江流域桃区、华南亚热带桃区等7个生态区，共培育出800多个桃品种，其中河北、河南与山东等地是桃的主要产区，它们的桃种植面积与产量达到全国种植面积与产量比重的半数左右。[1]据统计，2018年我国鲜桃和油桃的产量为1350.0万吨，国内鲜食量为1121.5万吨，加工量为220.0万吨，可见我国桃的生产量和消费量都是名列前茅，且以鲜食为主，部分用于加工，如桃罐头、桃汁饮料、果脯、果酱、果醋等。2018年桃的出口量为10.5万吨，进口量为2.0万吨，[2]进口桃多在国产桃没有上市的时节。中国桃出口的主要对象为越南、俄罗斯等国家，尤以水蜜桃等桃品深受国外用户喜爱，赞不绝口。

在桃资源产业发展上，一些桃产区能够以桃为媒，抓住城乡结合点，将百家企业对接百个桃产专业村、百家超市对接百个合作社、百位名人对接百个科技示范户等一系列城乡交流活动贯穿其中，借助企业、商超、名人的资本优势、信息优势、科技优势、人才优势，充分发挥农村的资源优势、产业优势、生态优势，实施城乡联手，拓展新的发展空间，实现互利双赢，共同促进大桃产业的发展，加快推进城乡一体化。例如，北京平谷区桃园通过"三百对接"，企业团购、采摘等形式销售平谷大桃1000万千克，部分企业与村庄在新农村建设、贫困帮扶等方面进行深入合作，目前已有30多家商超在平谷建立大桃采摘基地。[3]

［1］北京东方艾格农业咨询有限公司.中国农产品商品年鉴（2011年）［M］.北京：东方艾格农业咨询有限公司，2011：118-120.

［2］2018/2019年世界桃及樱桃产销情况.［EB/OL］.［2021-9-1］.http：//www.pig66.com/2018/145_1222/17564661.html

［3］平谷区志编纂委员会.北京平谷年鉴（2012）［M］.2012：254.

二、桃文化的旅游开发与绿色发展

自古以来人们一向爱桃：观桃之花，美艳芬芳；赏桃之韵，世外仙境；尝桃之果，脆美香甜；用桃之药，活血祛瘀；信桃之道，驱鬼辟邪；意桃之蕴，美寿喜义。桃文化作为我国传统文化中的瑰宝，其旅游开发价值也逐渐被人们所关注和重视。多年来，各产桃区为促进本地经济发展，以桃文化为核心融合当地地理特色、工艺生产、饮食医药、民俗文化、书画艺术、健身等，打造桃文化观光采摘园、文化博览园景区等形式，并举办精彩纷呈的桃文化（旅游）节庆，以吸引全国各地游客，并取得了可喜的成绩。事实证明，开发以桃文化为主要内容的旅游事业，形成桃文化品牌，不仅对推介桃产品的知名度、打造城市名片以促进当地经济发展有益，而且对弘扬传统民俗文化也具有重要意义。

（一）桃文化观光采摘园方兴未艾

桃文化观光采摘园属于生态观光农业的一种，是桃文化旅游开发的主要形式之一。桃文化观光采摘园主要是基于自然桃树、桃花、桃实等农业景观，结合农村淳朴的田园风光，以多姿多彩的桃文化和乡村文化为内涵，通过科学的规划设计，集桃园生产、旅游生活与园林生态景观为一体，吸引游客游桃园、踏青观景、赏花品果、采摘体验，以满足人们的情感需求与精神享受，充分满足人们回归自然、返璞归真、修身养性等诉求的旅游开发形式。它是一种集经济效益、生态效益和社会效益相结合的综合产物。目前，桃文化观光采摘园建设发展较好的有：载入吉尼斯世界纪录、有世界第一大桃园之称的"北京平谷桃园"，桃醉天下的"佛桃之乡"山东肥城桃园，具有"天下第一桃"之称的中国水蜜桃故乡浙江奉化桃园，有"水做的骨肉"美誉的江苏无锡阳山水蜜桃园，以及中国第一生态桃园四川成都龙泉择区桃园等。

北京平谷桃园作为世界上最大的桃园，拥有 22 万亩桃林，油桃、白桃、黄桃、蟠桃四大系列 218 个桃品种，年总产量达 2.3 亿千克，年收入 12.54 亿元。[1] 北京平谷桃园以桃文化为核心，精心打造精品观光采摘园，举办桃采摘节活动，融合民间手工艺品现场展览互动、绿源桃木工艺品公司购物送礼等丰富多彩的内容，举办乡村旅游厨艺技能大赛（BTV《京郊大地》旅游节目播出），还打造富

---

[1] 叶晓彦.绝地求生，打开致富之门［N］.北京晚报，2018-8-8（35）.

有特色的现代农业以及极具地方风味的农家美食，吸引游客前来观光游玩。其中最具特色的当属"赏桃花品桃花养生宴"，该养生宴全部以平谷本地有机桃园的纯正鲜桃花和鲜桃为原料，通过珍贵特制工艺，保留桃花原有的芬芳纯净，使其入口清香、回味甘甜，并配以口味、色泽、营养与之相生相和的其他时鲜蔬菜、野菜等，组成一桌蕴含浪漫与吉祥之意的"桃花盛宴"。此宴营养丰富，具有益气养生的功能。这种桃花盛宴，丰富了桃的食用文化内涵。

（二）桃文化博览园景观特色纷呈

桃文化博览园是文化创意旅游的一种新兴景观形式，是以桃文化内涵为核心，进行多层次、多角度、多形式的展示的综合旅游功能区。当前具有代表性的桃文化博览园是无锡阳山桃文化博览园。江苏省无锡市惠山区阳山镇在上级政府的支持下，在重视水蜜桃的生产、销售的同时，也重视桃文化的建设与开发，截至2021年，已连续成功举办了25届中国无锡阳山桃花节，并充分利用独有的亿年火山地理条件和桃乡农耕文化、地质科普文化、佛教禅宗文化、儒家书院文化等资源，展示现代、高效、生态、特色农业发展成果，形成实体产业和生态农业旅游的互动发展，建成集科普展示、科技研发、会议商务、休闲旅游、健身娱乐和生态居家于一体的"中国无锡阳山桃文化博览园"，使阳山桃园成为高品位、高水平、高起点、高标准、高品质的世外桃源。阳山桃园以文化景观进入省文物局"第七批国家级重点文物保护单位"的入围名单，为不可移动文物中的"文化景观"类型。

中国无锡阳山桃文化博览园规划面积5.39 km²，经多年打造，具有四大特色功能板块：桃文化展示区，桃园农家生活体验区，桃花源宜居社区，桃源火山温泉休闲区。桃文化展示区以科研、展示为主题，总投资2.5亿元人民币，主要包括桃文化博览馆、桃林景区、桃文化科创社区、绿色无公害农产品交易园等。其中，阳山桃文化博览馆是国内第一座以多视角全方位展示桃文化为主的博览馆，其系统全面地展示了桃文化的诸多层面，是一处了解桃文化、欣赏桃文化、品味桃文化的场所。博览馆占地面积达33355 m²，建筑面积8000 m²，建筑古朴典雅，黛瓦粉墙，曲径回廊，具有江南园林建筑风貌。其仿明清式门楼最引人注目，是由中国著名古建大师薛福鑫设计。著名红学家冯其庸题写的"中国阳山桃文化博览园"门额，字体苍劲有力。门楼宽35 m，高21 m，深6 m；楼脊高耸，飞檐如翼；楼柱廊栏，石雕精巧，具江南园林建筑风格。该门楼堪称"江南第一楼"。博览馆内设"感觉桃花源""感受桃文化""感知桃科技"三大展示区，桃之初、桃花源、桃缘天下、桃与生活、桃与美丽、桃与情爱、桃与寿、火山与桃、桃的品种及种植栽培 9 个展厅；计有文物 146 件，图表 492 幅，其他展品 175 件，以书画、雕塑、摆件、摄影、多媒体及场景再现的手法，鲜活展现了桃的悠久种植历史及浓厚人文底蕴、阳山秀丽的四季风景，引领观游者进入梦幻般的桃源仙境，解读了中国传统桃文化的内在精髓。

此外，桃园农家生活体验区以农家生态项目为核心，展示自然风光秀丽的长腰山桃园；火山温泉休闲区全面展示地质运动对人类文明和地壳景观的影响，展示佛教文化交流的禅宗文化的历史，主要建设地质公园、朝阳禅寺、安阳书院、温泉度假区等项目，是集温泉度假、商务会议、娱乐餐饮于一体的综合旅游区；桃花源生态宜居社区主要建设国际生态宜居社区等项目。

（三）桃文化节庆旅游繁荣发展

节庆旅游已成为当下人们出行的一种潮流，其必然也是桃文化旅游开发的必备环节。各桃产区顺应时代脉搏，利用自身地理条件、资源与人文优势，在桃花盛开的时候举办桃花节，在桃子成熟之际举办采摘节等活动，增添了游客的游园情趣。据报道，我国已成功举办 30 届以上的桃花节的有北京植物园、四川成都龙泉驿区、上海南汇区、湖南常德市桃源县；20 届以上的有浙江绍兴吼山、江苏无锡阳山镇、北京平谷区、河北顺平县等；10 届以上的有浙江奉化、山东肥城、广西桂林恭城、山东莱芜黄庄镇、山东黄河口垦利、河南洛阳、江苏张家港凤凰镇。当然还有其他地方，只是届数不等，如安徽马鞍山园艺、安徽蚌埠李楼、浙江慈溪古窑浦村、安徽合肥长丰县、浙江缙云仙都、江西九江水修凤凰山镇、广西南宁、浙江临海市括苍镇、山东临沂李官镇、四川南充市、浙江宁海县东山镇、四川眉山市仁寿县、山东淄博、陕西礼泉县、广东油头市濠江、湖北随州（曾都）尚市、新疆石河子、湖北孝感、广西玉林、山东枣庄、广东珠海竹仙洞桃源仙境等。

例如，山东肥城第 18 届桃花节（2019 年），以"春满桃都，追梦幸福"为主题，活动设计强调雅俗共赏，注重与游客的心灵沟通，让游客在畅游花海的同时，共享文化盛宴。与往年相比，此次桃花节更具特色，更富内涵，更可品鉴。桃花节期间，2019 年全国桃木旅游商品创新设计大赛暨全国桃文化旅游商品评展活动、桃花节经济合作洽谈会顺利举办；"盛世花开"文旅嘉年华主题活动轮番上演，让游客眼前一亮、心情一亮；肥城非物质文化遗产传承人走进春秋古镇，带来桃木雕刻、火笔画等传统手工技艺，让游客参与其中，感受传统工艺的魅力。十里桃花健步走、自行车挑战赛、围棋比赛等活动，绿色健康、健身益智；更有"春满桃都"曲艺展演系列活动、书画交流系列活动让游客乐在其中，尽兴而归。[1]

综上，自古以来桃便具有很高的食用、医药与文化价值，其物质效应及文化效果更是渗透到人们的生产和生活的各方面之中，并发挥着重要的作用。从植物视角来看，桃树具有适应力强、分布广、种类多、发育快、易丰收的生物特性。从饮食视角来看，桃的果实色艳味美、芳香可口、营养丰富，果肉或柔软多汁或甜脆爽口，除鲜食外还可加工为桃脯、桃酱、桃汁、果醋等。从药物视角来看，桃种类丰富，不仅桃树的果、仁、花、枝、叶、根、皮、胶可入药，甚至连桃木制品桃符、桃橛及其附属物桃寄生、桃蠹虫都有一定的保健与药用效果，治疗疾病十分广泛，且疗效显著，是古代医家治疗多种妇产科病证的首选要药。从文化角度来看，桃实、桃叶、桃花、桃木都被神圣化，用于抒情表意，形成中华民族集体记忆和心理向往、追忆的文化积淀，蕴含着极其丰富且浓厚的生命意识，呈现出孕育生命、庇护生命与延续生命的生命观核心内涵，揭示桃崇拜与信仰的起源和流变，以期更好结合现实探索桃文化的当代价值，开展农业观光与文化旅游应用，践行"绿水青山就是金山银山"的绿色发展理念，既展示了传统桃文化的魅力，又发展延伸出新的时代精神和内涵，更开拓了桃文化研究的新思路。

---

[1] 山东画报：中国肥城第 18 届桃花节幕 .［EB/OL］.［2021-9-1］.http：//www. feicheng. gov. cn/art/2019/4/26/art_48421_5780148.html

第六章　桃的物质文化与精神文化的相互关系研究

第一节　物质文化与精神文化

从哲学本体论角度来说，人类社会文化可以分为物质文化和精神文化两大类型。它们由人类创造并同社会紧密相关，分别满足人们的物质需要和精神需要，为人们提供生产生活资料，确定人们活动和思想的公式、原则、方法与规范。同时作为人类创造性活动的结果，两类文化又是人类主体性的外在表征。两类文化同社会及其结构也是统一的，且不说它们是构成社会的重要内容，成为社会的重要参数，单就社会发展而言，正是在物质文化和精神文化的产生、矛盾、结合的过程中，社会有机体才得以维持和发展。[1]

朱立信等[2]指出，物质文化是指实际的物质生产过程及物质生产的实体性、器物性的成果，它主要包括由劳动者、劳动资料、劳动对象构成的现实生产力或物质文化财富、消费资料，以及物质生产实际过程。精神文化是相对于物质文化而言的，是人类意识与个观世界作用的印证反映，是由人们在日常生活中总结出来的经验理论。曾丽雅[3]认为精神文化属于精神、思想、观念范畴的文化，是代

---

[1] 涂可国.社会文化导论［M］.济南：山东人民出版社，2014：13.

[2] 朱立信，王国元，张践.哲学与当代文化［M］.北京：中国人民大学出版社，1998：40-41.

[3] 曾丽雅.关于建构中华民族当代精神文化的思考［J］.江西社会科学，2002（10）：83-88.

表一定民族的特点，反映其理论思维水平的思维方式、价值取向、伦理观念、心理状态、理想人格、审美情操等精神成果的总和。精神文明表现为智慧和道德两方面。就智慧方面而言，通常意味着人类在教育、文化、艺术、科学、卫生、体育、音乐等方面的发展规模及程度；就道德方面而言，指人类在理想、情操、纪律、信念、习尚及风俗习惯等发展方向和程度。

就两种文化的关系而言，物质文化和精神文化有着密切的联系性，是一个辩证统一的关系。一般而言，世界上没有脱离物质文化的精神文化，也没有脱离精神文化的的物质文化。任何物质文化都包含和折射出一定的精神文化，同时要求一定的精神文化的激励与正确导向。也就是说物质文化为精神文化提供物质条件，是精神文化发展的基础，任何时候都不可能有脱离物质文化而独立存在的精神文化；反之，精神文化又为物质文化提供智力支持、思想保证，决定物质文化如何发展、发展到什么程度。二者相辅相成，共同构成了完整的文化内容形态。

就桃文化而言，桃的饮食、医药等物质文化为桃的孕育生命、庇护生命与延续生命三方面精神文化的产生、发展提供了物质基础和条件；反之，涉及宗教礼仪、民间习俗、文学艺术等领域的桃的精神文化对桃的饮食与药用等文化发展有支持、影响与反作用。

第二节　桃的物质文化是精神文化的基础

桃的种植栽培及饮食、医药功能是其物质文化的重要组成部分，它们为孕育生命、庇护生命与延续生命等精神文化的生成提供了物质条件和基础，并将自身实用性印记深深地烙入精神文化之中。

一、桃的"易植"、药用功能与孕育生命

原始社会人口死亡率高，且生产力低下，"种"的繁衍生存是当时人类的头等大事。原始先民尤其是女性，在食桃后无形中受到桃类的药用保护，对治疗妇科疾病以促进生育有一定的作用。桃实主治妇人月经不调、闭经，桃毛主治妇人无子、带下诸疾、崩中、寒热积寒，桃枭主治妇女经闭、血闭血瘕、心腹血痛及男子遗精。此外，桃仁主治痛经、血滞经闭、产后瘀滞腹痛，桃叶主治妇人血闭

血瘀、阴疮，桃胶主治妇人血闭血瘕，产后下痢赤白。桃仁组方配伍，更可治疗无子、断续、难产及不产等。可以说桃类药物可促进生育是桃生殖崇拜的物质基础，是无形实用性的体现。

同时原始先民对人的繁衍和大自然植物繁殖无法做出科学的解释，便以一种原始思维崇拜"易植而子繁"的桃，希望将它的旺盛生殖能力转移到自身，这是一种有形实用性的体现。此后，在封建礼法和道德文明多方面的压迫下，桃的生殖崇拜开始向象征貌美女性、象征爱情、象征男女关系三个方面发展和衍生。

二、桃的巫医应用与庇护生命

驱鬼辟邪是巫术的一种应用。原始人类思维发展到一定阶段，当对一些现象无法进行科学解释时，主动寻求降魔辟邪之术，以达到心理的慰藉，此时巫的形象逐渐产生和发展起来。最初医、巫是同源，早期的医学活动及其理解属于巫术范畴，关于疾病的解释、预防与治疗是在巫术观念指导下进行的。医巫经发展分离出医学、风俗习惯及宗教迷信等。实际上，无论是巫的驱鬼辟邪术和厌胜术，还是中医的咒禁术，对舒缓人的心理以达到治疗疾病目的的确有一定的作用，这是桃可辟邪的物质理论基础，也是其实用性体现之一。

桃成为驱鬼辟邪的灵物，是灵力崇拜与巫医之术运用结合的结果。伴随鬼魂观念的出现，桃也发展出驱鬼的内涵，受到"神荼郁垒""羿死于桃棓"两则神话的影响，桃的力量被全面神化和衍生，从最初杀死羿的武器形式桃棓，发展出桃杖、桃殳、桃弧、桃茢、桃梗、桃印等，又演变出桃之枝、叶、根、核等灵物，最终形成了内容庞杂的与桃驱鬼辟邪功能相关的灵物系统。此后，桃符发展衍生出春联，这也是桃驱鬼辟邪向厌胜作用演化的过程。与驱鬼辟邪相比，作为应用巫术的厌胜不仅是针对鬼魅和邪物，而是面向所有对人有害的事物或力量，以达到对人们心理的慰藉。

三、桃的食用、药用价值与延续生命

原始先民在采食桃的过程中，模糊认识到桃的养生保健与药用医疗作用，桃可以改善体弱多病的状态，但又无法科学地解释其中的道理，于是遐想桃子是赋有灵力的"神果"。事实证明，桃不仅具有养生作用，对治疗疾病也有很好的效果。《本草纲目》卷二十九载桃实、桃仁、桃花、桃叶、桃茎白皮、桃胶、桃毛、

桃寄生、桃蠹以及木制品桃符、桃橛等，都有药用作用，可治疗内、外、妇、儿等科近百种常见疾病。桃在冥冥之中保护着原始先民的健康，让他们充满了崇拜敬畏之意。基于桃的食用、药用功能的物质基础，先民意识到桃在延年益寿、延续生命方面的重要性，逐渐形成神秘的"桃主长寿"观念，这是其实用性的又一体现。道教的养生修炼观念中视桃为仙果，认为食桃可以使人延年益寿甚至长生不老。如《神异经·东荒经》记载："东方有树名桃，其子径三尺二寸，和核羹食之，令人益寿。"北魏贾思勰《齐民要术·桃》称："玉桃服之长生不死。若不得早服之，临死日服之，其尸毕天地不朽。"因此，在道教长生信仰的影响下，人对桃的崇拜日渐神化，衍生出桃为天上仙果、人间寿桃形象，发展形成桃为长寿吉祥之物的意蕴。

第三节　桃的精神文化对物质文化的影响与反作用

一、精神文化对桃的饮食影响

其一，传统节日与桃的食俗。我国古代有服桃汤和桃花粥厌伏邪气的节日习俗，厌伏邪气是桃可辟邪（庇护生命）精神文化的一种应用。桃汤是用桃树叶、枝、茎三者煮作汤汁，多在元日（夏历元旦）饮用；桃花粥是以新鲜桃花瓣煮粥，多在寒食节食用。桃汤是汉族节日饮料，多流行于长江中游地区。南朝梁宗懔《荆楚岁时记》记载："正月一日……长幼悉正衣冠，以次拜贺，进椒柏酒，饮桃汤。"宋代李昉《太平御览》卷二十九记载："元日服桃汤。桃者五行之精，厌伏邪气，制百鬼。今人进屠苏酒，胶牙饧，盖其遗事也。"宋代之后饮桃汤的习俗逐渐消亡。寒食节是为纪念春秋时期的介之推，至明末食桃花粥的习俗犹存。唐代冯贽《云仙杂记》记载："洛阳人家，寒食节，装万花舆，煮桃花粥。"宋代《金门岁节录》记载："洛阳人家，寒食，食桃花粥。"清代孔尚任《桃花扇·寄扇》记载："三月三刘郎到了，携手儿下妆楼，桃花粥吃个饱。"医药典籍记载桃花粥具有消肿满、下恶气、利宿水、消痰饮积滞的作用，确能达到食疗功效。

其二，"福寿"信仰与"文化桃"。在桃的精神文化生命观中，桃意蕴着延续生命，是助人成仙、延年益寿的神物，其象征长寿、吉祥。孙悟空吃蟠桃、王母蟠桃宴、东方朔偷桃、麻姑献桃等一个个耳熟能详的神话故事，都充满了人们对"桃主长寿"的美好向往与信仰。正基于此，江苏省无锡市惠山区阳山镇光明村王仁伟、桃园村王唯平，利用日光照射等工艺，使桃皮上长出"寿福禄""吉祥如意""福如东海，寿比南山"等字样（图 6-1 至 6-3），正契合桃的长寿、吉祥意象，成为人们馈赠亲友的最佳礼品，深受消费者的喜爱与欢迎。人们把这种桃称为"文化桃"，它是桃精神文化应用于鲜桃的优秀范例。

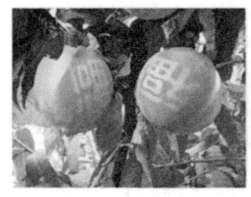

图 6-1 "福"桃

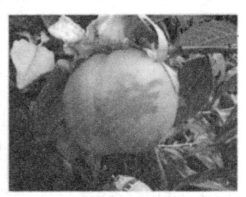

图 6-2 "寿"桃

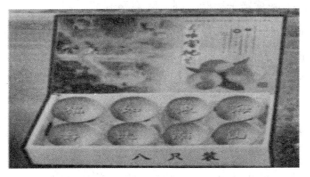

图 6-3 "贺寿"桃

二、"桃可辟邪"对桃类药物药效认识的影响

中药学是专门研究中药基本理论，论及中药的性味、归经、功效及应用的一门学科。从我国第一部本草学专书《神农本草经》之后，大多数药物药效都来源于

医疗实践，但囿于历史的局限性，也存在着唯心主义认识因素影响着药物药效的认识，如巫医之药、灵力之物、道家用药及风俗药性等。同样，桃类药物药效也不仅仅是源于医疗实践认识，还受到巫药、灵物等多源共同影响。

国内学者金景方等认为，医起源于巫或者医巫同源[1]。医学起源是一个漫长的过程，并受到很多因素的影响。在春秋之前，医、巫有着紧密联系，甚至是同一类人承担。《太平御览》引用《世本》曰"巫咸，尧臣也，以鸿术为尧之医"，成为论述医源于巫的理由之一。《周礼·夏官》载马医称"巫马"，也被看作是医源于巫的证据之一。正因为巫、医的密切关系，巫医对桃木辟邪巫术的应用仍有些许残留在桃类药物药效之中。又受先秦"神荼郁垒""羿死于桃棓"神话传说的影响，桃的"灵力"崇拜在汉之后被全面神化，古人不仅利用桃木驱鬼辟邪，还利用桃的力量来保佑自己。如桃、桃木及其制品桃符、桃橛等能厌伏邪气，桃仁、桃花、桃叶、桃枝、桃枭、桃蠹虫等都能治疗与鬼魅邪恶相关的疾病。

桃、桃木制品可厌伏邪气。隋代杜台卿《玉烛宝典》引《庄子》："斩鸡于户，悬苇（苇）炭于其上，插桃其旁，连灰其下，而鬼畏之。"唐代段成式《酉阳杂俎·木篇》记载一种仙桃，"破之，如有核三重，研饮之，愈众疾，尤治邪气"。明代李时珍《本草纲目》引《典术》云："桃乃西方之木，五木之精，仙木也。味辛气恶，故能厌伏邪气，制百鬼。今人门上用桃符辟邪，以此也。"《本草思辨录》卷三曰："陈藏器于桃橛，则云辟邪恶气。"

桃枝、桃叶、桃根等制成的桃汤，可以用于沐浴、饮用或泼洒等，以达到治疗鬼魅邪恶的作用。孙思邈《备急千金要方·伤寒方上·辟温第二》用桃枝治疗季节性瘟疫："凡时行疫疠，常以月望日，细锉东引桃枝，煮汤浴之。"丹波康赖所撰《医心方》卷二十二"如意方"记载人工流产术，即用桃树根煮成浓汤，让孕妇沐浴或浸泡膝盖，胎儿即下；卷二十三"龙门方"也记载了该法用于催出死胎；卷二十五"产经"载方，用桃根、李根、梅根三物加水煮汤，洗浴小儿，能辟除各种不祥之气，使小儿终身不生疮疥。相比治疗作用，以上药方可能更注重桃的驱鬼辟邪作用。《千金翼方·禁经上》记载："逢鬼精，桃汤击之。"《荆楚岁时记》曰："元日服桃汤，桃者五行之精，厌伏邪气，制百鬼。"李时珍《本草纲目·服器部·服器之一》引钱乙《小儿方》："桃符丸……用桃符汤下。无则以桃

[1] 严健民.远古中国医学史［M］.北京：中医古籍出版社，2006：31.

枝代之……兼取厌伏邪恶之义耳。"

　　桃花、桃枭、桃仁乃至桃树上的蛀虫桃蠹均可用于杀鬼,如《神农本草经·下经》曰:"桃花,杀注恶鬼……桃枭,主杀百鬼精物(《初学记》引云:枭桃在树不落,杀百鬼)……桃蠹,杀鬼邪恶不祥。"桃仁也可辟邪保平安。《本草纲目·果部果之一》记载:"妇人难产,数日不出,桃仁一个劈开,一片书'可'字,一片书'出'字,还和吞之即生。"

　　可见,多数桃类药物可以治疗邪气精魅引起的疾病,如心腹鬼痊、女人鬼交、飞尸蛊毒等。桃类药物是"女性要药",可以用于治疗癥瘕、血闭、漏下等妇科疾病。妇女的癥瘕血闭、漏下难产,也多为桃巫术用武之地。某些对后世影响较大的医著中也有桃类药物巫术方面的记载,例如上文《本草纲目》中关于妇人难产的记载,即劈开桃仁,两片分别书写"可""出",服用可催生。学者郑金生在《药林外史》[1]一书中对其作出大胆设想,张仲景应用桃仁方剂桃核承气汤、抵当汤等下瘀血、治血证漏下可能也是出于桃的灵物之效。虽然现代药理实验发现桃仁具有抗血栓、抗凝血、改善微循环、保护心血管的作用,但是郑教授列举桃仁、杏仁两味中药,两药材外形相似,原植物为同科属,属于亲缘关系,化学成分接近,但是桃仁被认为是活血祛瘀药,而杏仁为止咳平喘药,据此推测:历史上的文化使各方面极为近似的两味药物出现了不同的功效,而桃仁活血化瘀功效就具有这种文化特质,不仅出于医家实践之功,还源于巫术时代赋予的灵物之效。

三、桃文化旅游助力现代桃产业发展

　　桃文化旅游是以生态观光农业的功能为切入点,结合桃文化内涵进行的旅游活动,是国家倡导的"绿水青山就是金山银山"绿色发展理念的应用。桃文化旅游打造规模经济,弘扬传统文化,保护自然生态,丰富了游人享受体验,实现了经济、文化、自然、社会之间协调与可持续发展。各地观光休闲桃园,以桃文化为核心,通过详细的策划组织,开展桃花节、桃采摘节等各种节事旅游与体验活动。体验活动是观光休闲桃园果品资源的特殊性、唯一性的体现,如组织开展果品形态观察、品种辨认、果实采摘、果实品尝、果品的加工制作等体验性与创

---

[1]　郑金生.药林外史[M].桂林:广西师范大学出版社,2007:85.

新性活动，满足游客的娱乐体验、审美体验、学习体验、寻求新奇的体验、追求时尚的体验等，结合举办精彩纷呈的桃文化旅游节庆，不仅能够提高桃园的文化内涵和品位，使其保持长久生命力，还能提升桃园的知名度，提高桃品的品牌形象，扩大桃园的市场规模，增加销量。

例如，在桃花节举办期间，无锡阳山水蜜桃有限公司与泰国、中国香港、中国台湾客商签订了水蜜桃销售协议。除水蜜桃订单外，该桃花节还引来国内不少重量级地产投资商，给桃产业经济带来了多元化、多层次、立体式的发展。阳山水蜜桃自 2004 年起已批量出口到泰国等国家，2009 年出口到海外的阳山水蜜桃超过 50 吨。经过桃花节长期的宣传，阳山水蜜桃现在已成为太湖明珠的知名品牌，享誉海内外。2017 年，无锡阳山水蜜桃栽培系统入选第四批中国重要农业文化遗产名单；2018 年，阳山水蜜桃总产量增加到 21216 吨，总产值 40310 万元，每吨价值平均为 1.9 万元；[1] 2019 年，阳山水蜜桃获得绿色的"森林认证"品质标识，是阳山水蜜桃出口唯一性与产地真实性的"身份证"，经过"森林认证"的水蜜桃可顺利进入与国际"森林认证"组织互认的 40 多个国家和地区。

---

[1] 冯竹清，王思明.阳山水蜜桃的发展历史 [J].农业考古，2019（3）：170–177.

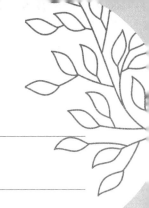

第七章　结语

自古人们素来爱桃，称其为"天下第一果"。观桃之花，美艳芬芳；赏桃之韵，世外仙境；尝桃之果，脆美香甜；用桃之药，活血祛瘀；信桃之道，驱鬼辟邪；意桃之蕴，美寿喜义。可见这种喜爱不仅展现在古人从观桃赏桃到精心栽培改良桃的品种进行食用上，还表现在历代医家对桃树各部分药用价值进行深入细致的研究上，甚至连桃树附属物桃寄生、桃蠹虫都进行了探究，真可谓是"爱屋及乌"。这种喜爱并没有止于食桃、药用桃的物质方面，古人又将精神向往和美好的愿望寄于桃之上，形成了桃崇拜和信仰，并以一种民族集体记忆积淀传承下来。桃在精神层面与人的生、老、病、死息息相关，具体体现在人们对生命的孕育、庇护与延续的渴望与追求上。

本书在系统搜集整理与桃相关的植物学、农学、考古学、民俗学、宗教学、文学、艺术学及医药学典籍文献内容的基础上，综合运用文献调查法、内容分析法、比较分析法、软件分析法等研究方法，一是对桃的起源与发展演变进行系统梳理；二是对桃仁的本草学进行文献考证，对其组方用药配伍与辨证治疗规律及化学成分与现代药理作用进行较为详细的揭示；三是对桃类其他药物的药用进行较全面的整理；四是对桃文化内涵与生命观进行归纳、分析与探讨。现将研究成果归纳概述如下。

其一，桃的饮食观——辅助粒食，以助生济，切实满足人们的食欲需求。桃起源于我国黄河流域，考古发现，桃树驯化栽培有 4000 多年的悠久历史。早在先秦时期，古人认识到桃在"五果为助"上的价值，后经人们重视、长期精心栽培和改良，逐渐形成不同类群和各地特有品种。与此同时，古人还摸索出桃的熟食加工、零食制作、饮料与果醋酿造等饮食制造工艺和利用方法。可见，桃实在地满足了古人的食欲，维持人类生存的物质需要，体现了"民以食为天"的重要与真谛。

其二，桃的医药观——桃类药物丰富，治疗疾病种类广泛。桃仁是中医常用中药材，具有活血祛瘀、润肠通便的功效，主治血瘀经闭、痛经、产后瘀滞腹痛、癥瘕、跌打损伤、胸胁疼痛、肺痈、肠痈及肠燥便秘等证，尤其在妇科瘀血证治疗上具有重要优势，可谓女性要药。现代药理研究发现，桃仁具有抗炎、抗肿瘤、抗凝血、抗肝纤维化、抗血栓形成、保护心血管、镇痛、镇咳及润燥滑肠与收缩子宫的作用。桃仁古代方剂超过2600首，涉及内、外、妇、儿、五官、时气等各科800余种病证。经数据挖掘分析，方剂配伍中"桃仁—当归"为常见药对组合。

自然状态的桃类其他药物的性味及毒性多为味苦、性平、无毒或微毒（除桃子、桃毛），且基本都入肝经，具有活血功效。其中桃子、桃花具有益气血、悦泽人面、通大便的作用，桃枝、桃叶、桃茎白皮具有杀虫、治疗心腹疼痛的作用，桃根、桃胶、桃枭、桃毛具有治疗血闭血瘕的作用，桃木制品及桃蠹虫具有厌伏邪气恶气、制百鬼的作用，是心灵抚慰之宝物。

其三，桃的文化观——桃文化"生命"内涵深厚，物质、精神文化互动发展。中国的桃文化源远流长，蕴含丰富的生命内涵和观点，凝聚了中华民族生命意识、审美情感与精神寄托，呈现出孕育生命、庇护生命与延续生命三方面核心内容。桃的物质文化表现为农学种植、饮食、医药等实用功能，而在精神文化方面表现为古人在栽培、食用、药用桃的过程中激发出的情感思维与精神崇拜，衍生出抒情表意的功能，并赋予其喜庆、福寿、美满、繁荣、仁义等寓意，更被视为驱邪避恶灵物。桃的枝木、花叶、子果都烛照着民俗文化的光芒，蕴含的浓厚的生命意识致密地渗透在中国桃文化的纹理中。

从桃的物质与精神两种文化互动关系视角而言，桃的种植栽培文化、饮食文化、药用文化为孕育生命、庇护生命与延续生命的生成提供了物质条件和基础，并将自身实用性印记深深地烙入精神文化之中；反之，节气食俗、福寿信仰、辟邪与灵物崇拜等精神文化力量又对桃的饮食、药效认识产生作用和影响。尤其是桃文化当代旅游开发价值，较完美地阐释了二者的关系，它形成规模经济，弘扬传统文化，保护生态自然，丰富了游人体验，实现了经济、文化、自然、社会之间协调与可持续发展，既践行了习近平总书记"绿水青山就是金山银山"的绿色发展理念，成功帮扶当地农民脱贫致富，又发扬、传承了桃文化，实现其当代价值并发展赋予了习近平新时代中国特色社会主义思想的文化属性与内涵。

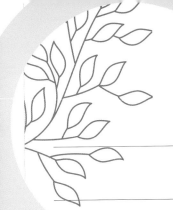

附　录

一、常见桃实

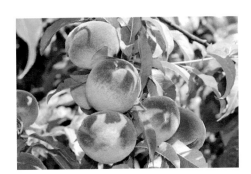

水蜜桃

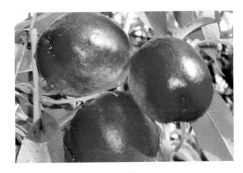

油桃

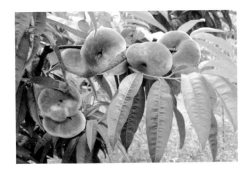

蟠桃

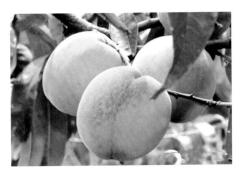

黄桃

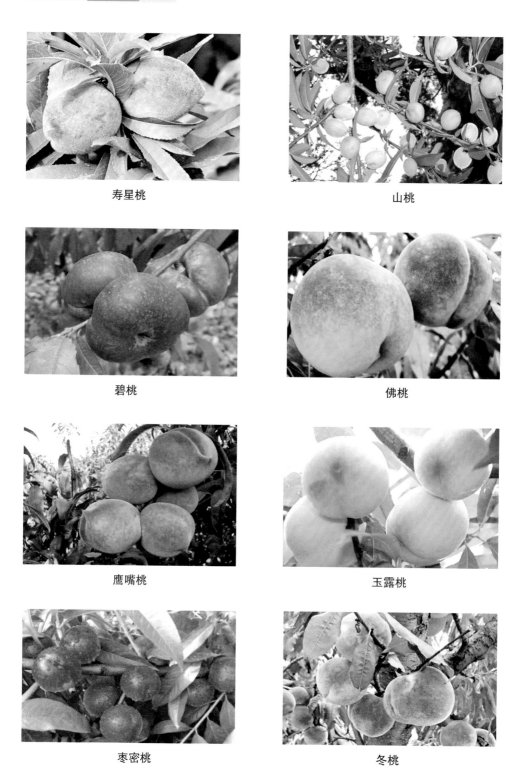

寿星桃

山桃

碧桃

佛桃

鹰嘴桃

玉露桃

枣密桃

冬桃

二、常见桃花

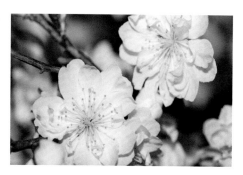

单白

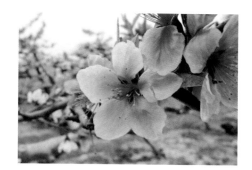

单粉

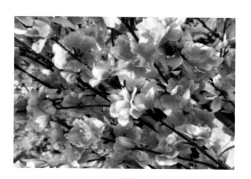

玫粉

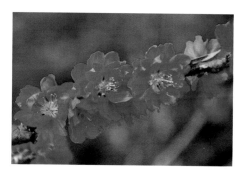

单红

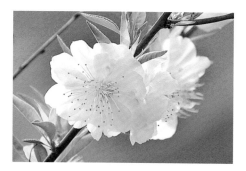

白碧

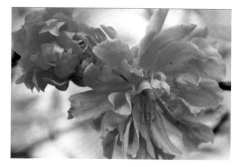

碧桃

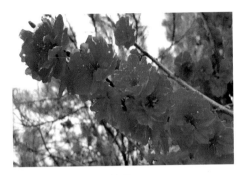

绛桃

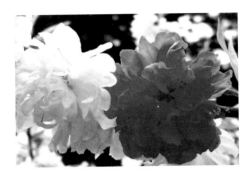

二色桃

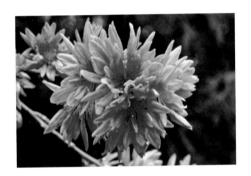

菊花桃

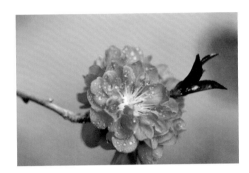

紫叶桃

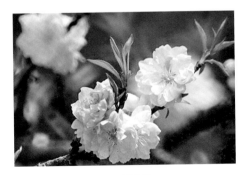

寿星桃

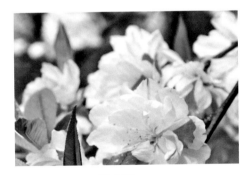

撒金碧